GEORG SCHERER

DAS PROBLEM DES TODES IN DER PHILOSOPHIE

1979

WISSENSCHAFTLICHE BUCHGESELLSCHAFT

DARMSTADT

CIP-Kurztitelaufnahme der Deutschen Bibliothek

Scherer, Georg:
Das Problem des Todes in der Philosophie / Georg Scherer. — Darmstadt: Wissenschaftliche Buchgesellschaft, 1979.
(Grundzüge; Bd. 35)
ISBN 3-534-07482-3

45

Bestellnummer 7482-3

Satz: Roddert Fotosatz, Mainz
Druck und Einband: Wissenschaftliche Buchgesellschaft, Darmstadt
Printed in Germany
Schrift: Compugraphic Garamond, 9/11

ISBN 3-534-07482-3

INHALT

EINLEITUNG: WARUM PHILOSOPHIE DES TODES?

Den Absichten der Reihe entsprechend, in der sie erscheint, soll diese Schrift über die Frage nach dem Tod in der Geschichte des philosophischen Denkens informieren und zum heute aktuellen Problemstand hinführen. Beiden Intentionen vermögen wir nur gerecht zu werden, wenn zunächst gefragt wird, warum es auch heute noch notwendig ist, sich philosophisch mit Sterben, Tod und den damit zusammenhängenden Problemen auseinanderzusetzen. Allein der Nachweis der bleibenden Aktualität des Bemühens um ein philosophisches Verständnis des Todes vermag einen vernünftigen Grund dafür abzugeben, daß wir uns auch in philosophisch-historischer Hinsicht mit dem Tod befassen. Ließe sich ein solcher Bezug zu unserer eigenen Situation nicht herstellen, so müßte die philosophiegeschichtliche Vergegenwärtigung der Frage nach dem Tod zum bloß gelehrten Registrieren von ehemals wichtigen, heute aber überlebten Spekulationen herabsinken.

Wollen wir im Hinblick auf die Gegenwart zeigen, warum es sinnvoll ist, sich dem philosophischen Problem des Todes zu stellen, so müssen wir zunächst klären, wie die Philosophie nach dem Tode fragt. Das philosophische Denken kreist hinsichtlich des Todes vor allem um folgende Grundfragen:

1. Was ist der Tod? Bedeutet das Sterben, um eine traditionelle Antwort als Beispiel anzuführen, den Vorgang der Trennung von Leib und Seele und daher das Ergebnis dieses Vorganges, der Tod, die „Entseelung" des Leibes? Oder ist der Tod als ein unvermeidliches, biologisch notwendiges Ende der Lebenskurve zu betrachten, wobei dann der sogenannte „natürliche" Alterstod und der vorzeitige durch Unfall oder Krankheit hervorgerufene Tod zu unterscheiden wären? Bedeutet der Tod das Ende der persönlichen Identität des Menschen? Ist dieses als Auflösung in das Nicht-sein schlechthin zu verstehen oder nur als das Ende des Hier- und Jetzt-seins, als die Aufhebung des

individuell bestimmten Daseins in Raum und Zeit, welches im Tode in das All-Eine, und damit in das einmündet, worin es auch seinen Ursprung hatte?

2. Gibt es für den Menschen eine Hoffnung über die Todesgrenze hinaus? Wie kann diese gedacht werden? Diese zweite Frage hängt mit der ersten unauflöslich zusammen. Wer fragt, was der Tod sei, fragt nicht nur nach dem Geschehen des Sterbens, sondern auch nach dem, was darin aus dem Menschen wird, wo er ist bzw. nicht ist, wenn er gestorben ist. Umgekehrt gilt:

Alles Denken über Fortleben und Unsterblichkeit, mag es sich positiv oder negativ entscheiden, impliziert zwangsläufig auch eine bestimmte Sicht des Todes; und das gilt ebenso für alle Skepsis und Urteilsenthaltung, ja bereits auch für jeden Abweis der Fragestellung.[1]

3. Wie sollen wir uns zum Tode verhalten? Der Mensch weiß um seine Sterblichkeit. Er ist daher mitten im Leben vom Tod gezeichnet. Wir können gar nicht leben, ohne unser Leben von unserer Einstellung zu der Gewißheit, daß wir sterben müssen, mitbestimmen zu lassen. Die Frage nach dem Tod bezieht sich also nicht nur auf das punktuelle Ende unseres Lebens, sondern ist stets in unserem Daseinsvollzug anwesend. Was wir tun und unterlassen, welche Ziele wir uns setzen, was wir für wertvoll oder nichtig halten, mit welcher Intensität wir leben, das alles hängt immer auch davon ab, wie wir uns selbst angesichts des sicher bevorstehenden Todes verstehen. Sollen wir das Wissen um ihn möglichst gründlich verdrängen? Oder sollen wir uns immer wieder bewußt machen, daß aller Sinn, den wir verwirklichen, und alles Glück, das wir erleben, durch die Vergänglichkeit gezeichnet ist? Sollen wir dieses wache Bewußtsein unserer Sterblichkeit realisieren, um uns in dem Leben diesseits der Todesgrenze auf das „eigentliche“ und wahre Menschsein vorzubereiten, das jenseits dieser Grenze beginnt? Oder sollen wir ganz im Gegenteil dasselbe Bewußtsein gegenwärtig halten, damit wir die Zeit, die uns verbleibt, zu nutzen lernen? Ist der Tod überhaupt ein zu fürchtendes Übel oder die Verheißung der Befreiung des Menschen? Offenbart er mit radikaler Endgültigkeit die Absurdität unserer ganzen Existenz, oder ist er der ständig in unserem Leben anwesende Anruf, das Wesentliche zu er-

greifen und zum eigentlichen Selbstsein (Heidegger) zu gelangen? Wie immer man sich in diesem Punkte entscheiden mag, deutlich ist, daß diese Entscheidung in jedem Falle eine Antwort auf die unter 1) und 2) namhaft gemachten Fragen einschließt. Daher dürfen wir sagen: Was wir vom Tod halten, das bestimmt ganz fundamental unser Leben. Was wir aber vom Tod halten, entscheidet sich an der Antwort, die wir auf die Fragen geben, was er ist und was uns in ihm erwartet. Damit ist zugleich aufgezeigt, daß die Frage nach dem Tod, obwohl sie theoretische Probleme grundlegender Art einschließt, zuerst und zuletzt eine Frage praktischer Philosophie ist, also eines Denkens, das den Lebensvollzug des Menschen, die Gründe, aus denen seine Handlungen entspringen, den Orientierungsrahmen für sein Selbstverständnis und seine Selbstverwirklichung angeht. Philosophie, welche die Frage nach dem Tod ausklammert, kann nicht mehr als Philosophie der Praxis angesprochen werden, sondern ist im schlechten Sinne des Wortes „abstrakt“, weil sie an einem Sachverhalt vorbeigeht, welcher jegliche Praxis mitbestimmt, ob man sich dieses nun eingestehen will oder nicht.

4. Woher und wie wissen wir um den Tod? Diese Fragerichtung, die, wie wir mit Max Scheler sagen können, auf eine „Erkenntnistheorie des Todes“ abzielt, ist erst in der Philosophie des 20. Jahrhunderts zum ausdrücklichen Thema geworden, obwohl es immer schon, z. B. bei Hegel, bemerkenswerte Aussagen zu diesem Problemkreis gegeben hat. Schließen wir von dem in unserer Umwelt erfahrenen Tod der anderen auf unseren eigenen, oder gibt es ein in unserer Selbsterfahrung mitgegebenes Bewußtsein der „Todesrichtung“ (Scheler) unseres Daseins? Auf welche Weise kommen uns Sterben und Tod in ihrem ganzen Ernst so zur Gegebenheit, daß wir einer Auseinandersetzung mit ihnen, die an die Wurzeln unserer Existenz greift, nicht mehr ausweichen können? Geschieht das durch das „Vorlaufen“ in den eigenen Tod (Kierkegaard, Heidegger), welches bereit ist, sich der Angst vor dem Tode auszusetzen? Oder ereignet sich solches Betroffensein vom Tode durch den Verlust geliebter Menschen, die uns durch den Tod entrissen werden (G. Marcel, P. L. Landsberg, F. Wiplinger)? Schließlich ist innerhalb einer Erkenntnistheorie des Todes auch danach zu fragen, wie es möglich ist, daß ein solches Be-

troffensein vom Tode ausbleiben kann und solches Ausbleiben zu einem bezeichnenden Symptom einer ganzen Epoche zu werden vermag, wie es z. B. Max Scheler für unser eigenes Zeitalter behauptet hat. In eine solche Erkenntnistheorie des Todes gehört auch die Frage, ob man den Tod überhaupt „verstehen" kann. Wilhelm Kamlah z. B. hat diese Frage mit einem klaren Nein beantwortet. Nach seiner Auffassung kann man den Prädikator „Verstehen" entweder gebrauchen, „wenn es um das Verstehen von gesprochener oder geschriebener Rede geht — Redeverstehen — " oder „wenn es um das Verstehen des Verhaltens, insbesondere des Handelns anderer Menschen geht — Verhaltensverstehen". Das Wort Tod vermögen wir ausschließlich im Sinne des Redeverstehens, nicht aber in dem des Verhaltensverstehens zu begreifen. Denn der Tod ist „keine Handlung, kein Sichverhalten, sondern pures Widerfahrnis", d. h. ein solches, welches uns „gänzlich ohne eigenes Zutun trifft, wie z. B. die unerwartete beglückende Liebe einer Frau oder ein Herzinfarkt". Ihn können wir als Naturvorgang zwar kausal erklären und auch in dem Sinne verstehen, „daß der Tod des Individuums zur Arterhaltung dienlich ist". Doch trägt nach Kamlah naturwissenschaftliches Verstehen nur soweit,

> wie wir die Natur als distanziertes Objekt der Forschung vor Augen haben, versagt aber, sobald wir philosophisch das menschliche Leben als ‚unser' Leben zu verstehen versuchen. Wer sich mit dem Tod eines geliebten Menschen, vor allem aber, wer sich mit seinem eigenen Tod konfrontiert sieht, dem hilft es gar nichts mehr zu wissen, daß der Tod des Individuums die Arterhaltung fördert.

Solche Widerfahrnisse wie den Tod können wir nicht verstehen, sondern müssen sie hinnehmen: „Zu verstehen gibt es dann nichts, hinzunehmen umso mehr."[2]

Die vier vorgenannten Frageaspekte stellen Auffächerungen einer einzigen Grundfrage dar, in welcher sie zusammengehören. Wir können sie als Frage nach dem Sinn des Todes bezeichnen. Sie macht den Kern des philosophischen Fragens nach dem Tode aus. Wer z. B. die eben angesprochene Frage stellt, ob man den Tod verstehen kann, zielt mit dieser Frage auf den Sinn des Todes. Denn in jedem Akt des Verstehens erschließt sich uns ein Sinn, während sich in jedem Nichtverstehen Sinn verschließt und entzieht. Da aber auch die Antwort, es gebe am Tode nichts zu verstehen, der Frage nach dem Verstehen entspringt, ist auch sie noch von der ursprünglicheren Frage nach dem Sinn des Todes geleitet. Allerdings müssen wir sehen, daß jede Sinnfrage nicht nur auf ein Verstehen zielt, sondern auch auf die Möglichkeit bzw. Unmöglichkeit einer Affirmation, einer Bejahung. Als sinnvoll erfahren wir, was wir zugleich verstehen und bejahen können.[3] Fragen wir also nach dem Sinn des Todes, so fragen wir gerade nach der Einheit dessen, was in der oben zitierten These Kamlahs über den Tod geschieden wird, Verstehen und Hinnahme, Verstehen und Affirmation. Wo wir diese Einheit nicht zu denken vermögen, da entgleitet uns das jeweils befragte Phänomen ins Absurde. Allerdings sei nachdrücklich darauf aufmerksam gemacht, daß wir an dieser Stelle unserer Untersuchung noch in keiner Weise für eine der beiden Überzeugungen, der Tod sei ein Sinngeschehen oder der Tod sei eine absurde Tatsache, Argumente vortragen wollen. Es geht nur um die formale Feststellung: wo philosophisch nach dem Tod gefragt wird, geht es um den möglichen oder unmöglichen Sinn des Todes. Das gilt für alle Fragen der Erkenntnistheorie des Todes, in denen es ja um den verstehenden Zugang zum Todesphänomen geht. Das gilt erst recht, wenn die Frage zur Diskussion steht, wie wir uns in unserem Leben zum Tod und eben darin zu unserem Leben selbst verhalten sollen. Daß die in bezug auf den Tod gestellte Sinnfrage mit den beiden Fragen zusammenhängt, was der Tod sei und was im Tode unserer wartet, bedarf wohl keiner besonderen Erläuterung.

Die genannten Fragestellungen sind als philosophische nur möglich, solange sich die Philosophie der Frage nach dem Sinn des Ganzen der Wirklichkeit stellt und sich bewußt bleibt, daß diese, im weitesten Sinne des Wortes „ontologische" Frage, im engsten Zusammenhang mit der Grundfrage der philosophischen Anthropologie „Was ist der Mensch?" zu sehen ist. Versuchen wir dieses Ineinander der Fragen nach dem Ganzen der Wirklichkeit, dem Menschen und dem Tod, deutlicher zu machen: Zunächst ist festzustellen: Die Frage nach dem Menschen läßt sich nicht zureichend ausarbeiten, wenn die Sterblichkeit des Menschen unberücksichtigt bleibt. Denn der

Mensch ist das einzige uns bekannte Wesen, welches nicht nur nach Selbsterhaltung strebt und biologisch bedingte Mechanismen der Abwehr des Todes betätigt, sondern um den Tod als das unvermeidlich eintretende Ende seines Daseins in dieser Welt weiß. In seinem Wissen um sich selbst, in welchem er sich als ein von allem anderen verschiedenes Ich diesem anderen gegenüber gestellt sieht, weiß er u.a. auch um seine eigene Zeitlichkeit. Dies besagt: der Mensch lebt nicht wie das Tier in der Gegenwart des jeweiligen Augenblicks, sondern muß sich aktiv mit den Möglichkeiten und der Last seiner Vergangenheit auseinandersetzen. Zugleich steht er in eine immer noch offene und unentschiedene Zukunft aus. Sie ist mit „tödlicher" Sicherheit begrenzt, eben durch den Tod. Wissen um sich selbst heißt immer auch Wissen um seine Zeitlichkeit. Wissen um die eigene Zeitlichkeit impliziert Wissen um den Tod. Er ist immer anwesend, sei es auch in der Gestalt der Verdrängung, des Versuches, dieses Wissen zu übergehen oder den Ernst des Todes auf irgendeine Weise zu verharmlosen. Menschliches Dasein wird immer im Horizont des Wissens um den Tod entworfen und gelebt. Im menschlichen Leben steht der Tod zur Frage, und der Tod befragt dieses Leben in ihm selbst. Darum ist es unmöglich, die Fragen philosophischer Anthropologie in Angriff zu nehmen, ohne das Grunddatum des Todesbewußtseins als Dimension des menschlichen Selbstbewußtseins und damit den Tod selbst in seiner entscheidenden Bedeutung zu thematisieren.

Der Mensch vermag aber nicht nach sich selbst zu fragen ohne zugleich alles andere, Natur und Geschichte, Gesellschaft und Mitmensch in sein Fragen einzubeziehen. Mit all dem hat er es in seiner konkreten Existenz zu tun, so daß die aus seinem Interesse am Sinn seines Daseins erwachsene Frage sich notwendig zur Frage nach dem Ganzen schlechthin ausweitet. Im Dasein des Menschen selbst steht das Ganze auf dem Spiel. Wir können als Menschen der Frage gar nicht ausweichen: Was ist der Sinn des Ganzen? Warum ist überhaupt etwas? Warum ist nicht nichts (Schelling)? Als was läßt sich die erste und letzte Einheit bestimmen, innerhalb derer sich die unendliche Mannigfaltigkeit der Dinge, Ereignisse und Beziehungen bewegt und in der wir uns selber vorfinden? Hier geht es um die Grundfrage unserer Lebenspraxis überhaupt. Ob wir nämlich unsere eigene Existenz als eine sinnvolle anzusehen vermögen, hängt zu allererst davon ab, ob wir dem Sein irgendeinen Sinn zusprechen können. Daher schließt die Frage nach dem Ganzen der Wirklichkeit die Frage nach dem ein, woran wir unser Handeln orientieren sollen und was wir uns vom Vollzug unserer Existenz erhoffen dürfen.

Wie wir aber die Frage nach uns selbst, welche mit der nach dem Sinn des Ganzen unlösbar verknüpft ist, nicht in angemessener Weise zu thematisieren vermögen, wenn wir unsere Sterblichkeit vergessen, so ist auch die Frage nach dem Sinn des Ganzen von der Frage nach dem Tod gleichsam infiziert. „Vom Tode, von der Furcht des Todes, hebt alles Erkennen des All an.“[4] Im Todesbewußtsein des Menschen steht nicht nur der Sinn unseres eigenen, menschlichen Daseins in Frage, sondern der Sinn alles Wirklichen und Möglichen überhaupt. In der Frage nach dem Tod kreuzen sich die Linien der Anthropologie und Ontologie, der Suche nach der Bestimmung des Menschen und der Suche nach dem Sinn von Sein.

Wir müssen noch kurz auf die erkenntnistheoretische Dimension der Philosophie zu sprechen kommen. Philosophie tritt mit dem Anspruch auf vernünftige Einsicht auf. Darum ist sie genötigt, zu interpretieren, was unter „Vernunft“ zu verstehen ist. Als vernünftige Einsicht muß sie zugleich erst einen Begriff von Vernunft erarbeiten. Verführe sie anders, so hätte sie es bereits aufgegeben, ein Wissen um das Ganze des Seins zu begründen. Denn die Vernunft gehört in dieses Ganze hinein, ja dieses Ganze ist der Philosophie nur im Denken der Vernunft gegeben. Darum gilt: Will die Philosophie das Ganze denken, muß sie Vernunft denken. Sie muß klären, wie es überhaupt möglich ist, daß sich Sein im Denken zeigt und worin die ursprüngliche Offenbarkeit gründet, aus welcher das Denken immer schon herkommt. Wir sind ja nicht einfach da, sondern unser Dasein hält sich immer schon in einer Erschlossenheit unserer selbst und der Welt auf. Selbst Irrtum und Lüge kann es nur geben, wenn wir Menschen in einer ursprünglichen Gelichtetheit stehen, unsere Vernunft immer schon beim Sein ist und sich dieses in ihr zeigt. Das alles besagt aber: Die Philosophie sucht ein Wissen, das sich selbst begründet. Denkt nämlich die Philosophie über die Vernunft nach, so denkt sie über das, kraft dessen sie selber ist und geschieht. In einer solchen denkenden Selbstbegründung ist eine Reflexion über die Möglichkeiten und Grenzen menschlichen Wissens eingeschlossen. Daher kommt der Philosophie sich selbst, aber auch dem Wahrheitsanspruch von Religionen, Weltanschauungen, Ideologien und Wissenschaften gegenüber eine kritische Funktion zu. Das will nicht sagen, die Philosophie sitze über dieses alles zu Gericht oder erkläre gar alles, was dort gesagt wird, für falsch. Sie fragt aber einen jeden, der mit irgendeinem Wahrheitsanspruch auftritt, wie er zu ihm komme, wie er sein angebliches oder auch wirkliches Wissen begründe. Um dabei nicht voreilig zu verfahren, wird es immer wieder notwendig sein, sich die Vielfalt menschlicher Erkenntnismöglichkeiten und die Legitimität der verschiedensten Arten sowohl von Erfahrung wie von methodisch geleiteter Forschung vor Augen zu führen. Das ist gerade auch im Hinblick auf die mit dem Tod zusammenhängenden Probleme von großer Bedeutung. Erschöpft sich unser Wissen um den Tod und um alles, was mit ihm zusammenhängt, in dem, was uns die heutigen Wissenschaften, vor allem die Naturwissenschaften, über ihn zu sagen haben? Oder besitzen Erfahrungen, wie wir sie in den Religionen, in Literatur und Kunst vorfinden, eine unüberschlagbare Bedeutung für eine durch Vernunft begründete Stellungnahme zum Tode? Wir verlieren allzu leicht das Bewußtsein, daß die Informationen der heutigen Wissenschaften über den Tod innerhalb der Grenzen bestimmter Methoden gewonnen werden, welche sich von begrenzten Perspektiven und Aspekten leiten lassen. Darum können sie uns nicht das Ganze des Wissens vermitteln, welches uns notwendig ist, wenn wir uns aus begründeter Einsicht zu unserer Sterblichkeit verhalten wollen.

Für die Philosophie selber ist es von entscheidender Bedeutung, die Frage nach ihrer eigenen Selbstbegründung als Frage nach der Vernunft und somit nach dem Menschen selber zu begreifen. Sie liegt den erkenntnistheoretischen Einzelproblemen zugrunde. Unter ihnen stellen die wissenschaftstheoretischen, die heute in der philosophischen Diskussion einen breiten Raum einnehmen, selber wieder nur einen Teilaspekt dar. So wichtig sie auch sind, sie verlieren ihre philosophische Relevanz, sobald man den Zusammenhang verlorengehen läßt, in welchem sie der Sache nach mit den alten und immer wieder neu zu stellenden Grundfragen der Philosophie stehen, von denen oben die Rede war. Philosophie vermag ihre eigene Identität nur zu bewahren, wenn sie auch in Zukunft aus dem Interesse des Menschen denkt, sich selbst im Ganzen der Wirklichkeit zu verstehen, wobei unser Wissen um unsere Sterblichkeit immer mit anwesend sein muß.

Nun stößt der Versuch der Philosophie, das Ganze der Wirklichkeit von einer letzten Einheit her zu denken, heute weithin auf große Skepsis. Man hält dieses Unternehmen zumeist von vornherein für aussichtslos. Man befürchtet außerdem, daß ein System, welches vorgibt, das Ganze begriffen zu haben, mit dem Anspruch absoluten Wissens auftreten und zur Aufhebung der Geschichtlichkeit, der Freiheit und der Offenheit für eine noch nicht festgelegte Zukunft führen könnte. Aus dem Denken, das die Totalität begreifen will, folgt allzu leicht eine totalitäre gesellschaftliche Praxis. Solche Bedenken, wie sie z. B. von den Vertretern des Kritischen Rationalismus vorgetragen worden sind, müssen durchaus ernst genommen werden, zumal es geschichtliche Beispiele für die Gefährlichkeit des „geschlossenen Systems" sehr wohl gibt. Dennoch bleibt bestehen: Der Mensch ist als Mensch durch seinen Bezug zum Ganzen der Wirklichkeit ausgezeichnet. Er kann gar nicht anders, als sich wissend und handelnd in diesem Bezug aufzuhalten. Auch wer erklärt, dieses Ganze sei für uns unerkennbar, hält sich eben damit in diesem Bezug. Jeder Gegenstand, mit dem wir umgehen, und jedes Wort, das wir sprechen, stehen in übergreifenden Zusammenhängen, welche irgendeine Stellungnahme zum Ganzen des Seins einschließen, ja zum Grunde haben. Niemand kann leben und handeln, ohne in diesem Leben und Handeln eine bestimmte Überzeugung vom Sinn oder Unsinn seines Daseins im Ganzen der Wirklichkeit zum Ausdruck zu bringen. Nur reflektieren wir zumeist darüber nicht, so daß uns unser vielleicht höchst ungeklärtes, von Vorurteilen besetztes oder manipuliertes Verständnis des Ganzen nicht mehr bewußt ist. Die kritische Aufgabe der Philosophie besteht immer auch darin, auf diesen Sachverhalt aufmerksam zu machen, um den Bezug des Menschen zum Ganzen, in dem er immer steht, zum Thema reflektierender Vernunft zu machen. Geschieht dies nicht, verfällt dieser Bezug leicht ideologischmanipulatorischen Verfremdungen, skurrilem Aberglauben und unausgewiesenen Behauptungen. So bleibt es dabei: Welche theoretischen Schwierigkeiten sich bei diesem Versuch auch immer einstellen mögen und welche Risiken für die Praxis zu berücksichtigen sind, wir müssen das Ganze, das All, die höchste Einheit zu denken versuchen. Allerdings ist die Vorstellung ganz und gar zu verabschieden, die Aussagen der philosophierenden Vernunft über die Totalität könnten je in einem abgeschlossenen System objektivierbaren Wissens dargestellt werden. Das ist schon deshalb unmöglich, weil jenes gesuchte Ganze, auf das wir verwiesen sind, nicht nach der Art der innerweltlich begegnenden Gegenstände gedacht werden kann, da es sie alle sowohl umgreift wie ermöglicht. Dasjenige aber, was alles umgreift und ermöglicht, kann nicht „neben" der Mannigfaltigkeit der Gegenstände als ein weiterer Gegenstand gedacht werden. Denn durch dieses „Neben" wäre es nur eines unter ihnen, wenn auch ein größtes und höchstes. Die Mitte und Einheit, welche alles durchstimmt, alles zusammenhält, alles zum Ganzen der Welt fügt, muß vielmehr von allen einzelnen Gegenständen völlig verschieden und zugleich nicht in der Weise abgrenzbar sein, wie ein Gegenstand von dem nächsten abgrenzbar ist. Sinnlich vorstellendes und begrifflich-verstandesmäßiges Abgrenzen sind aber die Weisen, in denen wir Menschen unser objektivierbares Wissen konstituieren. In dieser Sphäre von Gegenständlichkeit kann die Totalität, von welcher die Philosophie handelt, also nicht vorkommen. Sie kann für das Denken nur zum Thema werden, wenn es den Bereich abgrenzbarer Gegenstände übersteigt. Wie das möglich ist, welche Erkenntnisweise in diesem Transzendieren vollzogen wird, wie der Bezug des unabgrenzbaren Seins zur Mannigfaltigkeit der Gegenstände gedacht werden muß, das alles kann im Rahmen dieser Arbeit nicht dargelegt werden. Die Möglichkeit eines vernünftigen Argumentierens auf dieser Ebene wird freilich derjenige nicht zugeben, welcher seinen Begriff von Rationalität am Bereich abgegrenzter und daher objektivierbarer Gegenstände gewonnen hat. Nur muß er sich sagen lassen, daß die Vorentscheidung, Wirklichkeit erschöpfe sich in jenem Bereich oder menschliches Wissen sei ausschließlich in ihm zu Hause, selber eine schlechthinnige All-Aussage darstellt, die ihrerseits nicht mehr dem objektivierbaren Wissen zugehört, sondern eine Bestimmung der Totalität bzw. unseres Wissens von ihr gibt. Eine solche Behauptung impliziert ebenfalls ein Verständnis von Sein überhaupt und beweist nur noch einmal die Unumgänglichkeit der Frage nach dem Ganzen.

Beachten wir, daß die Frage nach dem Ganzen und die Frage nach dem Tod innerlich zusammengehören, so wird deutlich, daß die jeweilige Antwort, welche ein Denken auf die Todesfrage zu geben versucht, dieses Denken im Ganzen und in all seinen Dimensionen kennzeichnet. Deshalb stoßen wir auf methodische Schwierigkeiten, wenn wir es in dieser Schrift unternehmen, das Problem des Todes sozusagen als ein philosophisches Spezialproblem herauszugreifen. Diese Schwierigkeit, ein philosophisches Problem darzustellen, ohne das ganze Werk eines Philosophen bzw. ohne das Ganze der philosophischen Fragen überhaupt vorzubringen, ergibt sich allerdings keineswegs nur bei unserem Problem. In jeder philosophischen Frage stehen immer alle anderen Fragen mit zur Diskussion und werden bewußt oder unbewußt mit thematisiert. Es müßte eigentlich in jedem Falle immer der ganze Entwurf, aus dem heraus jeweils gedacht wird, zur Darstellung kommen. Das ist aber faktisch kaum möglich, so daß wir gezwungen sind, uns in einer unvermeidlichen Abstraktheit auf diesen oder jenen Aspekt zu konzentrieren.

Unter diesem Vorzeichen ergibt sich für unsere Überlegungen folgende Einteilung: Wir gehen von der gegenwärtigen Situation aus, d.h. wir versuchen aufzuzeigen, in welcher Gestalt sich die Todesfrage heute, unter den Bedingungen einer durch Wissenschaft und Technik bestimmten Gesellschaft also, zeigt. Dabei wird deutlich, daß die veränderte Situation eine ganze Reihe von neuen Fragen mit sich gebracht hat. Sie machen es allerdings, so hoffen wir zeigen zu können, keineswegs überflüssig, die alten Grundfragen, welche der Mensch angesichts des Todes immer schon gestellt hat, erneut aufzugreifen. Im zweiten Abschnitt sollen die wichtigsten Beiträge zur „Erkenntnistheorie des Todes" erläutert werden, durch die eine relativ neue Problemlage für das philosophische Fragen nach dem Tode geschaffen wurde. Dabei werden wir zugleich Gelegenheit haben, zentrale Positionen der Philosophie des Todes im 20. Jahrhundert kennenzulernen. Vor allem im ersten Teil wird die tiefgreifende Krise deutlich werden, in welche die metaphysische Auffassung von Tod und Unsterblichkeit heute geraten ist. Viele der im ersten Teil zur Sprache kommenden Gegenwartsprobleme, aber auch die philosophischen Ansätze unseres Jahrhunderts stehen im engsten Zusammenhang mit dieser Krise. Daher erweist es sich als sinnvoll, die im engeren Sinne des Wortes historischen Partien der vorliegenden Schrift im dritten Teil um die zentralen Motive und Theorien der metaphysischen Auffassung des Todes zu zentrieren. Im Schlußteil sollen dann die wichtigsten Versuche, ein neues, nachmetaphysisches Denken zu begründen, im Hinblick auf die Todesfrage zur Darstellung kommen.

Zweifellos wäre es möglich gewesen, auch ganz andere Gesichtspunkte bei der Auswahl und Einteilung vor allem des historischen Stoffes zur Geltung zu bringen. Was in den Mittelpunkt gestellt und was vernachlässigt wird, hängt immer auch vom eigenen Standpunkt ab. Ihn darzustellen würde Anlaß und Anliegen der vorliegenden Schrift überschreiten.[5] Es ist aber zu hoffen, daß er im Verlauf der Untersuchungen nicht unbemerkbar bleiben wird.

I. DIE FRAGE NACH DEM TOD IM ZEITALTER DER WISSENSCHAFT

1. Euthanasie, Freitod, Situation des Sterbenden in der heutigen Gesellschaft

Die Frage nach dem Tod ist in den letzten Jahren wieder stärker in das breitere Interesse der Öffentlichkeit gerückt. Ein Anlaß für das neue Fragen nach dem Tod ist die Diskussion um die sogenannte Euthanasie. Dieser vieldeutige, aus der Zeit des Nationalsozialismus mit schlimmen Erinnerungen belastete Begriff soll heute auf die Hilfe beim Sterben reduziert werden und die Tötung sogenannten „lebensunwerten Lebens" von vornherein ausschließen. Die neue Diskussion um die Euthanasie ist notwendig geworden, weil der Fortschritt der medizinischen Wissenschaft und Technik uns in die Lage versetzt hat, das Leben von Schwerkranken unter Bedingungen zu verlängern, die uns nach dem Sinn einer solchen Maßnahme fragen lassen. Es kann nämlich vorkommen, daß ein Patient im biologischen Sinne noch lebt, aber zu den spezifisch menschlichen Vollzügen der Selbstbestimmung, der vernunftgeleiteten Lebensführung und des sinnvollen Kontaktes mit seiner Umwelt nicht mehr fähig ist. Oft wird auch der Vorgang des Sterbens durch den Einsatz moderner medizinischer Mittel künstlich verlängert und damit menschliches Leiden, vielleicht völlig unnötigerweise, vermehrt. Außerdem besteht heute in manchen Fällen die Möglichkeit, Kranke, die man früher für tot erklärt hatte, durch die Hilfe der fortgeschrittenen Medizin ins Leben zurückzurufen. Unter diesen Umständen müssen Fragen formuliert und Antworten gesucht werden, welche für eine medizinische Ethik und für eine Rechtsordnung, die dem Stand unseres heutigen, durch Wissenschaft begründeten Könnens gemäß sind, unüberschlagbare Bedeutung besitzen. Ja wir müssen sagen: Jedermann kommt heute möglicherweise in eine Situation, in der diese Fragen und Antworten hinsichtlich seines eigenen Lebens und Sterbens oder hinsichtlich seiner Verantwortung für ihm nahestehende Menschen dringlich werden können. Wann dürfen und müssen wir alles tun, was in unserer Macht steht, um ein menschliches Leben zu verlängern? Wann dürfen wir, ja wann sind wir vielleicht verpflichtet, solche Hilfeleistungen zu unterlassen (passive Sterbehilfe)? Eine Antwort darauf wird man nur finden können, wenn man sich der Frage nach dem Sinn der menschlichen Existenz im Ganzen der Wirklichkeit stellt. Man darf auch der Frage nicht ausweichen, wie das biologische Leben, das offenbar dem menschlichen Dasein nicht einfach gleichgesetzt werden darf, zu den Sinnvollzügen steht, die wir als die spezifisch menschlichen ansprechen. Die Frage, was der Tod sei und ob wir ihn überhaupt verstehen können, wird auch deshalb wieder dringlich, weil wir aufgerufen sind, uns über den Eintritt des endgültigen Todes, aus dem es kein Zurück mehr gibt, zu verständigen. Wann der Tod unwiderruflich geworden ist, müssen wir wissen, weil wir die Technik der Transplantation der Organe von soeben Verstorbenen, die für noch lebende Kranke von Nutzen sein können, zu erlernen beginnen. Wird im Zusammenhang mit dem entwickelten Stand heutiger Medizin nach dem „guten" Tod (Euthanasie), also letztlich nach dem menschenwürdigen Tod gefragt,[1] so steht schließlich die Frage wieder im Raum, ob der Mensch selbstmächtig über seinen Tod, und damit über sein Leben, verfügen dürfe. Zunächst tritt sie heute unter dem Stichwort der „aktiven Sterbehilfe" auf. Die Frage lautet dann: Dürfen wir angesichts eines schweren, unheilbaren Leidens nicht nur eine solche medizinische Hilfe unterlassen, welche das Leiden dieses Menschen verlängern würde, sondern ist es uns auch, die Einwilligung des Kranken vorausgesetzt, erlaubt, aktiv Maßnahmen zu ergreifen, welche seinen Tod herbeiführen? Es ist aber sehr wichtig darauf hinzuweisen, daß sich das Problem der Euthanasie wohl kaum auf diese aktive Sterbehilfe eingrenzen läßt. Ist es uns nämlich erlaubt, unser eigenes Leben oder das anderer Menschen zu beenden, weil es durch eine schwere Krankheit sinnlos geworden zu sein scheint, so dürfen wir dasselbe auch dann tun, wenn andere angebliche oder wirkliche Absurditätserfahrungen uns so bedrängen, daß wir meinen, keinerlei Grund für eine uns weitertragende Hoffnung mehr vorweisen zu können. Ja, die Vollmacht des Menschen, seinem Leben ein Ende zu setzen, wenn er es von dem Sinnhorizont her für richtig hält, in dem er sein Dasein entworfen hat, erscheint heute bei manchen als eine Konsequenz der die Neuzeit bestimmenden Emanzipationsbewegung. Sie will den Menschen durch Überwindung naturwüchsiger Abhängigkeiten und gesellschaftlicher Zwänge zur vollständigen Autonomie, d.h. zu der nur sich selbst verpflichteten endgültigen Selbstbestimmung vorstoßen lassen. In diesem Sinne erklärt z.B. Herbert Marcuse: „Der Tod kann zum Wahrzeichen der Freiheit werden. Die Unvermeidlichkeit des Todes widerlegt nicht die Möglichkeit einer schließlichen Befreiung." Worin besteht nach Marcuse diese Befreiung? Zunächst darin, daß der Tod „gleich den anderen Notwendigkeiten... vernünftig gestaltet werden" kann, nämlich schmerzlos. Sodann: „Die Menschen können ohne Angst sterben, wenn sie wissen, daß das, was sie lieben, vor Elend und Vergessen bewahrt ist. Nach einem erfüllten Leben können sie es auf sich nehmen, zu sterben — zu einem Zeitpunkt ihrer eigenen Wahl."[2]

Versteht der Mensch seine Freiheit ausschließlich als Selbstbestimmung, ja Selbstsetzung, so muß der Tod, der uns überfällt, dem wir ausgesetzt sind, den wir nicht machen und bewirken, sondern der uns widerfährt, als äußerster Widerspruch zur Freiheit angesehen werden. Er vergegenwärtigt dem Menschen seine Abhängigkeit und Ohnmacht, der er sich gerade entziehen will. Diese Ohnmacht, ganz aus dem eigenen Selbst zu leben, kann er nur besiegen, wenn er den Tod zum „Freitod" macht. Jean Améry hat darauf aufmerksam gemacht, daß jeder, der, wie es schon Nietzsche gefordert hat, den Tod „frei, bewußt, ohne Überfall" will, sich in einen Widerspruch zur „Lebenslogik" setzt:

> Die Lebenslogik ist uns vorgeschrieben oder, wenn man will, „programmiert" in jeder Reaktion im Alltag. Sie ging in die Tagessprache ein „man muß schließlich leben", sagen die Leute, alles Miserable, das sie anstellten, entschuldigend. Aber: Muß man leben? Muß man da sein, nur weil man einmal da ist? Im Moment vor dem Absprung zerreißt der Suizidant eine Vorschrift der Natur und wirft sie dem unsichtbaren Vorschreibenden vor die Füße...[3].

Tötet sich also jemand, so bestreitet er, daß man leben muß und daß wir zum Leben verurteilt sind. Er bekennt auf seine Weise, das Leben sei der Güter höchstes nicht. Er befreit sich von einem Leben, das ihm auferlegt worden ist, um seines Selbstes willen, erhebt sich über es, weil es ihm nicht als wert gelebt zu werden erscheint. Dabei stürzt er sich allerdings in den Abgrund einer „Kontradiktion". Er „versucht den Urwiderspruch aufzuheben" den jeder erleidet, der sich als Lebender vom Tod bedroht weiß. Aber der „Suizidant stürzt in den Abgrund einer noch tieferen Kontradiktion, indem er nicht nur stirbt (oder zum Sterben sich anschickt), sondern sein Selbst selber entselbstet".[4] Mag der Freitod daher auch sinnlos sein, der Entschluß dazu ist es nicht. Ihn rechtfertigt Améry, weil er „nicht nur in Freiheit gefaßt" wird, sondern „er bringt auch reale Freiheit uns zu", nämlich die Befreiung von einer ekelhaften, quälenden und bedrückenden Existenz.

Im Augenblick, wo ein Mensch sich sagt, er könne das Leben hinwerfen, wird er schon frei, wenngleich auf eine ungeheuerliche Weise. Das Freiheitserlebnis ist überwältigend. Denn nun gilt nichts mehr. Die Last? Nur noch ein paar Meter ist sie zu tragen; ihr Abwerfen wird vorausgenommen in einem Rausch, der hoch über jeder anderen Art von Trunkenheit steht.[5]

Wieder sehen wir: Auch in der Frage nach dem „Freitod", einschließlich des Todes der „aktiven Sterbehilfe" geht es um das Ganze des Verständnisses unseres Daseins. Es geht um den Sinn menschlicher Freiheit. Es geht darum, ob wir als zu absoluter Selbstbestimmung Herausgeforderte uns selbst erst aus der Natur hervorzubringen haben, oder ob wir uns in unserer Freiheit einer anderen Freiheit verdanken, kraft derer wir sind und frei sind. Es geht darum, ob nicht auch die Widerfahrnisse, die wir hinnehmen müssen, ihren Ort in unserem Dasein haben und ob nicht auch sie in ihrer Weise gerade unsere Freiheit beanspruchen. Ja es geht um die Frage, ob nicht jede Sinnerfahrung den Charakter des Widerfahrnisses besitzt und ob es von daher so ausgeschlossen ist, daß sich uns im Widerfahrnis des Todes Sinn zuspielt, dann allerdings in einer Weise, die uns, bevor wir gestorben sind, unbekannt bleibt. Dies alles steht zur Frage, wenn über die Selbsttötung des Menschen diskutiert wird. Dies ist nicht nur um der Philosophie willen zu sagen, deren ursprüngliche Fragen verhandelt werden müssen, wenn wir in dieser Sache zu einem vernünftigen Urteil gelangen wollen, sondern vor allem um des Menschen selbst willen, der wissen muß, worum es geht und was auf dem Spiel steht, wenn er sich an solche Fragen wagt.[6]

Wir kommen zum zweiten Punkt, welcher für die derzeitige Aktualität der Frage nach dem Tod maßgeblich ist. Auch er hängt mit dem Thema „Sterbehilfe" zusammen. Mit Recht hat sich nämlich in letzter Zeit, vor allem als Reaktion auf die Veröffentlichungen von Elisabeth Kuebler-Ross,[7] das Interesse auf die Isolierung und Vereinsamung konzentriert, in welcher heute viele Menschen sterben müssen. Der Tod stellt ein Ereignis dar, auf welches die hochtechnisierten Krankenhäuser, in denen z.B. in Amerika 75 % der Menschen sterben, nicht eingestellt sind. „Der Kranke erfährt dort zumeist nicht die Wahrheit über seinen Zustand und wird — in seiner Verzweiflung sich selbst überlassen — zum bloßen Objekt medizinischer Behandlung degradiert." Auch gibt es „geheime Absprachen zwischen Ärzten, Pflegepersonal und Familienangehörigen, um dem Patienten die Wahrheit zu verbergen, so daß dieser, da er sie meistens ohnehin schon weiß oder zumindest ahnt, unter diesem Versteckenspiel noch zusätzlich leidet." Viele Menschen, auch Ärzte und Pflegepersonal, sind, weil sie selbst vor der Auseinandersetzung mit dem Problem des Todes fliehen, nicht in der Lage, Sterbenden „konkret zu helfen, daß sie leben können, bis sie sterben...".[8] Bei der so verstandenen Sterbehilfe geht es darum, Tod und Sterben begreiflich zu machen, also um ein Sinnverstehen, so daß auch hier die Fragen, welche die Philosophie im Zusammenhang mit dem Tod immer wieder gestellt hat, sofort zur Rede stehen: Wie der Mensch zu seinem Leben steht, das nun zu Ende geht; was im Tode dem Menschen widerfährt und was aus dem Menschen und all dem, was bisher sein Leben ausgemacht hat, wird. Wirkliche Sterbehilfe wäre erst möglich, wenn wir bereit wären, die Auseinandersetzung mit der Frage nach dem Tod schon bei Lebzeiten zu vollziehen, wobei all die genannten Fragen auf den Plan gerufen würden. Damit soll nicht geleugnet sein, daß Untersuchungen z.B. über die Abfolge mehrerer Phasen mit verschiedenen Stellungnahmen von Todkranken zu ihrem Tode, wie sie Frau

Kuebler-Ross angestellt hat, oder ihren Hinweise auf die Wichtigkeit des Verstehens der nonverbalen Sprache, mit welcher Sterbende um unsere Hilfe bitten oder sie auch zurückweisen, ein hoher Wert zukommt. Nur fragt es sich, ob wir nicht gerade mitten im Leben immer wieder das „memento mori" vollziehen müssen, nicht nur um sterben, sondern auch um menschenwürdig leben zu können. Ein solches „memento mori" vermag auch philosophische Besinnung zu leisten.

2. Der Tod als Frage des einzelnen Menschen

Wendet man sich den zuletzt genannten Fragen zu und hält man es für notwendig, eine noch weithin unbekannte Praxis zu begründen, welche menschenwürdiges Sterben ermöglichen soll, so steht der einzelne Mensch im Blickpunkt. Er muß seinen Tod erleiden, zu ihm Stellung nehmen, ihn in Beziehung zu dem Ganzen seines Daseins bringen und dieses in die Beziehung zum Tode. Im Tode wird deutlich, daß jeder sein eigenes Leben zu leben hat, weil jeder seinen Tod allein und für sich sterben muß. In dieser Einsamkeit des Sterbens, in der Unvertretbarkeit, in die ein jeder Sterbender gerufen wird, muß er das letzte Wort über sein Leben im Ganzen sprechen, ein letztes, alles zusammenfassendes Ja oder Nein in einem letzten, alles zusammenfassenden Verhalten zum Sinn oder zum Unsinn seines Lebens. Merkwürdigerweise fällt gerade im Tod bzw. in dem jederzeit möglichen, mitten im Leben vollziehbaren „Vorlaufen" (Heidegger) in den Tod das Leben dem Menschen als das unvertretbar Seine zu, weil es sich im Verhältnis zum Tode zu sich selbst verhält, im Verhältnis zum Tode als das erscheint, welches von dem jeweils sich selbst gehörenden Ich gelebt werden muß. Wo sich das Denken, die Wissenschaft und das öffentliche Interesse vornehmlich den Fragen der Gesellschaft, ihrer Kritik und ihrer möglichen Veränderung zuwenden, bleibt kaum Raum für das angeblich „rein private" und „gesellschaftlich" nicht besonders „relevante" Problem des Todes. Kollektives Denken depotenziert das Todesproblem, und die Rückkehr zum Todesproblem bedeutet eine Rückkehr zum einzelnen Menschen, der in den gesellschaftlichen Strukturen und Verhältnissen nicht einfach aufgeht. Eine solche Rückbesinnung wird häufig als Flucht vor den gesellschaftlichen Problemen angesehen. Es ist auch nicht von der Hand zu weisen, daß angesichts der Tendenz, alles und jedes auf Gesellschaft zu verrechnen, ein ebenso einseitiger Gegentrend in Richtung auf die wiederentdeckte Individualität einsetzt. Es muß aber gefragt werden, ob überhaupt eine dem Menschen gerecht werdende gesellschaftliche Praxis möglich ist, wenn wir nicht zur Kenntnis nehmen, daß der Mensch in seiner gesellschaftlichen Bedingtheit und seiner Verwiesenheit auf den und die anderen Menschen zugleich in all dem den Sinn seiner Existenz sucht, seine Freiheit realisieren will und in einem ursprünglichen Verhältnis zu sich selbst steht. Wahrscheinlich ist der Gedanke an den Tod — ähnlich wie das Ernstnehmen des Rufes des Gewissens oder wie eine persönliche Liebeserfahrung — eine der Möglichkeiten des Menschen, auf sich selbst zurückzukommen und die bleibende Differenz zwischen sich selbst und jeder möglichen sozialen Umwelt zu entdecken.

3. Zum Begriff des „natürlichen Todes"

Wir nähern uns jetzt dem zentralen Punkt, um den heute philosophische Auseinandersetzungen — im Gegenüber mit der heutigen Wissenschaft — um das Problem des Todes kreisen müssen. Es geht dabei um den sogenannten „natürlichen Tod". In diesem Stichwort kreuzen sich die Fragen der medizinischen Ethik mit gesellschaftspolitischen Forderungen, mit der Diskussion um den „Freitod" und auch mit der Isolation und Vereinsamung der Sterbenden, von der die Rede war. Das Verständnis des Todes als „natürlich" ist für eine immer größere Zahl von Menschen zum Inbegriff eines naturwissenschaftlich orientierten Verhältnisses zum Tod geworden und gilt für viele, auch für eine Reihe von Philosophen, zu den wichtigsten Kennzeichen eines aufgeklärten und progressiven Bewußtseins.

Der „natürliche Tod" wird heute weithin zunächst als Alterstod bestimmt. Es handelt sich um „jenen Tod, der sich aus der Entwicklung des alternden menschlichen Leibes heraus mit Selbstverständlichkeit als Ende einstellt. Dieser biologische Alterstod erklärt sich endogen, nicht pathogen". Daher läßt er sich vom vorzeitigen, durch Unfall, Krankheit, Krieg, Mord und durch gesellschaftliche Mißstände verursachten Tod als ein normales, biologisches Ereignis abgrenzen. Weil aber auch heute noch viele Menschen aufgrund solcher Störungen des natürlichen Ablaufs ihres Lebens zu Tode kommen, enthält die „Formel vom ‚natürlichen Tod' ... nicht selten eine polemische Brisanz. Der ‚unnatürliche Tod' wird den Medizinern angelastet", weil sie den Menschen noch nicht in jedem Fall

bis an sein natürliches Ende am Leben erhalten können. Er wird aber auch der Gesellschaft im Ganzen angelastet; sie habe jenen Zustand ... zu verantworten, der dem einzelnen das volle Ausleben seines Daseins unmöglich mache; sie habe es zu verantworten, wenn sich auch die Investitionen nicht auszahlten, die als gesellschaftliche Kosten für die Rentabilität eines Lebens aufgewendet worden seien (Schwangerschaft, Kinderpflege, Ausbildung usw.).[9]

Polemisch ist die Formel vom „natürlichen Tod" aber auch insofern, als sie eine radikale Absage an jede metaphysische Idee von Unsterblichkeit, aber auch an den christlichen Auferstehungsglauben enthält. W. Schulz erklärt, der Begriff des natürlichen Todes gehöre in den Bereich der Ablösung der Metaphysik durch die exakte Naturwissenschaft. „Von ihrem Erkenntnisideal her" ist „die Welt der Natur, die mechanisch, physiologisch und biologisch erforscht werden kann ... die wahre Welt. Und von diesem Ansatz her ist klar: der Tod ist der natürliche Tod des Ablebens — nicht mehr und nicht weniger." Da sich die Überzeugung durchsetzt, „daß der Mensch in der Natur, bei aller Beachtung der Unterschiede von Mensch und Tier, keine Sonderstellung einnimmt", muß auch der Tod „als rein natürlicher Vorgang betrachtet werden". Wird die „biologische Deutung des Menschen ... als wissenschaftlich gesicherte Grundlage" angesehen, so können wir uns nicht mehr der Einsicht „in den sogenannten natürlichen Tod, das heißt das biologisch bedingte Verenden" entziehen.[10]

So wichtig die Orientierung an der Naturwissenschaft für den Gedanken vom natürlichen Tod auch ist, so muß doch darauf hingewiesen werden, daß er auch seine philosophischen Wurzeln hat. Auf dem Hintergrund einer Anthropologie, welche den Menschen von seinen sinnlichen Bedürfnissen her zu verstehen sucht, hat nämlich schon Ludwig Feuerbach, dessen Kritik des Jenseitsglaubens wir später noch genauer darstellen werden, den Begriff des „naturgemäßen" und „gesunden" Todes gebildet. Das ist für ihn der Tod, „der im hohen Alter erfolgt, dann erfolgt, wann der Mensch das Leben satt hat, wie es im Alten Testament von den Erzvätern und anderen gottgesegneten Männern heißt". Dieser Tod, so meint Feuerbach, könne zum letzten Willen und „Wunsch des Menschen" werden, solange dieser „in seinen Wünschen und Vorstellungen der menschlichen Natur getreu bleibt. Schrecklich ist nur der unnatürliche, gewaltsame, grausame Tod".[11]

Im Stichwort „natürlicher Tod", so lautete oben unsere These, kreuzen sich die Linien der heute mit Vorrang zu erörternden Fragen hinsichtlich des Todes. Daß es so ist, wird uns deutlicher, wenn wir auf einen Widerspruch aufmerksam werden, der sich in diesem Begriff findet. Denn um den Tod solange hinauszuschieben, bis er, allein durch den biologischen Alterungsprozeß bedingt, eintritt, sind umfangreiche Maßnahmen des Menschen notwendig. Johannes Schwartländer erklärt mit Recht: „Der heute geforderte ‚natürliche Tod' ist in Wahrheit ja der künstlichste Tod, denn er ist die Frucht der kunstvollsten Selbstmanipulation des Menschen und seiner Lebensumstände."[12] Er tritt ja in den seltensten Fällen „von Natur aus" ein, sondern ist Ergebnis eines aktiven Verhaltens des Menschen zu seiner Natur. Steht es so, wird man folgern müssen, das Sein und Wesen des Menschen gehe nicht in seiner biologischen Natur auf. Es zeigt sich ja, daß der Mensch, wenn er auch nur im biologischen Sinne des Wortes weiterleben will, das Biologische übersteigen muß, um sich durch Wissenschaft, Technik, politische Maßnahmen usw. aktiv auf seinen Bios zu beziehen und an ihm zu handeln. Offenbar ist es des Menschen Natur, auf nichtnatürliche, nämlich kulturell-geschichtliche Weise zu existieren.[13]

Der „natürliche Tod" ist aber nicht nur ein Ergebnis des Umstandes, daß der Mensch auf nichtnatürliche Weise die Natur, vor allem im Verlaufe der geschichtlichen Prozesse, welche wir unter dem Namen Neuzeit zusammenfassen, in den Griff genommen hat. Er ist vielmehr auch eine Zielvorstellung mit weitreichenden politischen Implikationen, in welcher der Mensch zu sich selber, zu seinem Leben und Sterben, Stellung nimmt. Der „natürliche Tod", das ist ein Postulat, dem wir unsere Praxis unterstellen, und das wir realisieren wollen. Wir halten es nämlich im allgemeinen mit guten Gründen für sinnvoll, alt zu werden. Daß wir so denken, entspringt nun keineswegs einem Naturprozeß, sondern der freien Stellungnahme des Menschen zu sich selbst. Trifft das zu, so müssen wir einsehen, daß es unmöglich ist, das Natürliche des natürlichen Todes ausschließlich von biologischen Fakten her zu bestimmen. Was der für den Menschen natürliche Tod ist, kann nur gefunden werden, wenn man nicht nur auf die biologischen Strukturen des Menschen, sondern z. B. auf seine Freiheit, seine Verwiesenheit auf Sinn, seine Vernunft und auf die ethische Dimension seiner Existenz blickt.

Auch der sogenannte natürliche Tod gehört also in das Verhältnis des Menschen zu sich selbst hinein und ist ein Produkt seiner Selbstmanipulation. Es scheint, das Selbstverständnis des Menschen, das sich u. a. im Gedanken des „natürlichen Todes" ausdrückt, habe gerade die Manipulationsfähigkeit des Menschen zum zentralen Inhalt. Die heutige Gesellschaft, das ist oft genug dargestellt worden, untersteht einer für sie charakteristischen

> Tendenz zu einer totalen Operationalisierung und Funktionalisierung der Wirklichkeit, indem sie alle Gegenstände ... auflöst in letzte, als solche in der Natur nicht vorfindbare Elemente und diese dann frei von „naturhaften" Vorgegebenheiten zusammenfügt, und zwar allein nach dem Prinzip der höchsten Wirksamkeit.

Als „Richtungspunkt solcher funktionalistischen Synthesen bleibt nur noch die technische Effizienz. Wir treten, um das ... Wort von Einstein aufzugreifen, in ‚eine Zeit vollkommener Mittel und verworrener Ziele' ".[14] Es ist von entscheidender Wichtigkeit zu beachten, daß dieser Funktionalismus selber von einem überall gegenwärtigen, aber nur selten ausgesprochenen „Ideal" bestimmt ist, nämlich von der Leitvorstellung einer durchgängigen und alle Bereiche bestimmenden Verfügung des Menschen über sich selbst. Er löst die ihn umgebende Wirklichkeit auf, um sie, nachdem sie in der Analyse gleichsam durch den Menschen hindurchgegangen ist, so neu aufzubauen, daß er sie im Griff hat, um sich in ihr als er selbst setzen zu können. Die Tendenz auf allseitige „Bewältigung" schließt eine positive Stellungnahme zu „Widerfahrnissen" aus. Was nicht bewältigt werden kann, soll nicht sein. Es soll nicht sein, weil es uns daran erinnern würde, daß wir uns immer noch nicht zum alleinigen Bezugspunkt der gesamten Wirklichkeit haben einsetzen können, da uns im Widerfahrnis ein von uns unbewältigtes „Anderes" erreicht. Die dadurch geschaffene Problemsituation kulminiert im Tod, weil uns in ihm das von uns Menschen Uneinholbare überfällt. Dennoch versuchen wir auch noch den Tod zu „bewältigen" und soweit es geht, planbar und damit verfügbar zu machen. Das geschieht am radikalsten dort, wo der Mensch in Gestalt des Freitodes auch noch das, was ihn der tiefsten Bedrohung des Nichtseins aussetzt, zu einer Tat freier Selbstverfügung zu machen versucht. Aber auch der „natürliche Tod" zielt „bewußt oder unbewußt" auf „Bewältigung des Todes", weil er ja zur Voraussetzung hat, daß der Mensch die naturale Basis seines Lebens in den Griff bekommt, um den Tod soweit wie möglich hinauszuschieben. Vielleicht liegt darin gerade der Hauptgrund, warum „menschliches Sterben heute trotz klinisch vollkommener Betreuung immer mehr einer trostlosen Vereinsamung und radikalen Sinnzerstörung ausgeliefert sein kann". Denn wo sich die „Intention auf Bewältigung des Todes" richtet, konzentriert sich das Interesse auf die Lebensverlängerung häufig nur noch auf die medizinische „Erhaltung bloß partieller ‚Lebens-prozesse'".[15] Orientieren wir uns ausschließlich an diesem Ziel, so stehen der Tod und das Sterben selbst nicht mehr in unserem Blickfeld. Tritt der Tod dann doch ein, nachdem wir alles versucht haben, was wir vermögen, um das Leben zu verlängern, wissen wir mit dem Sterbenden nichts mehr anzufangen. Er ist dann aus den Rastern, in denen sich das heute gängige Vorstellen und Meinen aufhält, herausgefallen. Jetzt überlassen wir ihn dem Verfallsprozeß, den wir uns und ihm als ein unvermeidliches Naturgeschehen rational erklärt haben. Wir sind dem Sterbenden gegenüber gerade darum so hilflos, weil wir meinen, mit jener Erklärung bereits alles gesagt zu haben, was sich über den Tod sagen läßt. Wir wissen aber nicht mehr über ihn, weil wir nicht mehr wissen wollen. Und wir wollen nicht mehr wissen, weil wir den Tod nur noch bewältigen wollen. Und wir wollen ihn nur noch bewältigen, weil wir nicht mehr verstehen, daß sich Freiheit und Selbstbestimmung nicht nur in der Selbstverfügung ereignen, sondern gerade auch im Verhalten zu dem, was uns widerfährt. Es ist zuletzt das Ideal reiner Selbstbestimmung, welches uns veranlaßt, viele Sterbende in die Nacht ihrer Einsamkeit versinken zu lassen.

4. Das Interesse an Herrschaft und die Verdrängung des Todes (Scheler und Adorno)

Man begegnet häufig der These, der heutige Mensch und die Gesellschaft der Gegenwart verdrängten den Tod aus ihrem Bewußtsein. Der Urheber dieser Verdrängungsthese ist Max Scheler. Neuerdings wird diese Verdrängungsthese bestritten. Man behauptet, der Tod werde heute nicht einfach aus dem Bewußtsein abgeschoben, sondern es bilde sich ein neues, der auf Wissenschaft gegründeten, rationalen Gesellschaft angemessenes Verständnis des Todes heraus. Es ist genau jenes, welches wir unter dem Stichwort „natürlicher Tod" eingeführt haben.[16] Wir wollen zeigen, daß die Verdrängungsthese bzw. ihre Ablösung durch die Vorstellung vom „natürlichen Tod" mit den leitenden Interessen an Selbsterhaltung und Herrschaft zusammenhängt, die das moderne Bewußtsein und seine Weise, sich die Wirklichkeit erkenntnismäßig zu erschließen, weithin bestimmen.

Scheler geht bei der Entfaltung seines Gedankens von der „Verdrängung der Todesidee"[17] ebenfalls von einem Begriff des „natürlichen Todes" aus. Er verwendet ihn aber in anderem Sinne, nämlich als „eine langsame Erschöpfung einer als selbständiges Agens anzunehmenden Lebenskraft". Im Zusammenhang damit geht er von der Voraussetzung aus, die „Todesidee" sei ein konstitutives Element des Bewußtseins, das sich in einer intuitiven Gewißheit von unserer Sterblichkeit ausdrückt. Diese intuitive Todesgewißheit gehört „zum Wesen der Erfahrung, welche das Leben von sich selbst macht und ist daher in jedem Leben, also auch dem menschlichen, anwesend".[18]

Scheler ist der Überzeugung, das Verhältnis des modernen Menschen zum Tode und das Sinken des Glaubens an die Unsterblichkeit „innerhalb der Völker westeuropäischer Kultur" sei in einem veränderten Verhältnis zu dieser dem Leben immanenten Todeserfahrung begründet. Denn der

> moderne Mensch glaubt in dem Maße und soweit nicht mehr an ein Fortleben und an eine Überwindung des Todes im Fortleben, als er seinen Tod nicht mehr anschaulich vor sich sieht — als er nicht „angesichts des Todes lebt" — oder schärfer gesagt, als er die fortwährend in unserem Bewußtsein gegenwärtige intuitive Tatsache, daß uns der Tod gewiß ist, durch seine Lebensweise und Beschäftigungsart aus der klaren Zone seines Bewußtseins zurückdrängt, bis nur ein bloßes urteilsmäßiges Wissen, er werde sterben, zurückbleibt.

Wo das geschieht, „da muß auch die Idee einer Überwindung des Todes im Fortleben verblassen". Die Gründe für diese Zurückdrängung oder Verdrängung der intuitiven Todesgewißheit sieht Scheler folgendermaßen:

Das „große einheitliche Bild des ‚modernen westeuropäischen Menschen' — als Massentypus betrachtet —" welcher „sich seit dem Ende des 13. Jahrhunderts langsam" emporarbeitet, ist trotz seiner „nationalen und sonstigen Varietäten" durch eine einheitliche „Struktur seines Erlebens" bestimmt. Diese Struktur ist nach Scheler z.B. dadurch gekennzeichnet, daß „Arbeit und Erwerben für diesen Menschentyp triebhaft und, weil triebhaft, damit grenzenlos" werden. Die Folge ist, daß die grundlegende Art des Erlebens von der Operationalisierung und Funktionalisierung bestimmt wird. Bei Scheler heißt das: „Was und wie dieser Typus im Durchschnitt schaut und denkt von den Dingen, das wird eine Folge von dem, was und wie er an ihnen herumhantiert." Die Folge ist „eine Gesellschaft rech nender Interessen". Aus „Denken" wird „Rechnen", der „Leib" ein Körper unter anderen, nämlich „Teil des universalen Mechanismus der Körperwelt." Leben erscheint als „Grenzfall toter Komplikationen, und alle vitalen Werte haben die Tendenz, dem Nutzen und der Maschine in Moral, Recht untergeordnet zu werden". Weil die Erlebnisstruktur dieses Menschentyps von der Einstellung bestimmt ist: „Wirklich ist, was berechenbar ist", man aber „mit Qualitäten, Formen, Werten nicht rechnen kann", erklärt dieser Typus das alles für „unwirklich", „subjektiv", willkürlich. Sehr wichtig ist Schelers Hinweis, daß diese „Rechenhaftigkeit der Lebensführung" aus der Angst geboren wird und sie „das emotionale Apriori" ist, welches hinter dem „stolzen ‚cogito ergo sum' " steht. Diese Grundeinstellung läßt einen kontemplativen „Genuß Gottes und der Welt" nicht zu, da alles unter dem grenzenlosen Arbeits- und Erwerbstrieb zu einem kalten „Gegenstand der Berechnung und des Angriffs der Arbeit" wird. Derselbe Trieb „narkotisiert" diesen Menschentyp gegen den Todesgedanken in einer ganz besonderen Weise. Es kommt zu einem „Sturz in den Strudel der Geschäfte um der Geschäftigkeit selbst willen". Dadurch gelingt es dem modernen Menschentyp, „die Illusion eines endlosen Fortganges des Lebens" zu erzeugen und zur „unmittelbaren Grundhaltung seiner Existenz" zu machen. Diese Illusion eines endlosen Fortgangs erhält nach Scheler ihre Sinngebung durch die Fortschrittsidee. Sie tritt als „Surrogat" an die Stelle des Glaubens an ewiges Leben. Dabei geht es um einen Fortschritt „ohne Ziel", einen Fortschritt, „in dem das Fortschreiten selbst, wie Sombart gezeigt hat, der Sinn des Fortschritts wird"! Nach Scheler erzeugt nicht „irgendein Sinn und Zweck ... diese beispiellose Geschäftigkeit". Sie ist vielmehr „Folge eines tiefen Bewußtseins der Seinsunwürdigkeit und der metaphysischen Verzweiflung dieses Menschentyps". Sie schafft sich erst „hinterher als einen scheinbaren Sinn seiner Existenz den Trieb zu grenzenlosem Arbeiten und Erwerben". Weil Angst, Verzweiflung und das Bewußtsein der Seinsunwürdigkeit im Hintergrund der Fortschrittsidee stehen, kann Scheler behaupten, die „Bewußtseinsillusion" vom „Nichtdasein des Todes", welche sich gleichsam hinter dem Fortschrittsgedanken und seiner Endlosigkeit verborgen hat, beruhe darauf, daß die Idee des Todes „weggefürchtet" sei, und zwar „von derselben Lebensangst ..., welche zur Rechenhaftigkeit der Lebensführung führte".[19]

Scheler verweist also auf ein, wie man heute sagen würde, „Erkenntnisinteresse", durch welches vorbestimmt ist, was und wie etwas uns zur Gegebenheit kommt. Denn das „Axiom", welches darin besteht, „daß man faktisch an der Welt nur das als existierend ‚will' gelten lassen, was durch möglichen Eingriff eben noch veränderlich ist", beherrscht „die gesamte geistige Optik der Wissenschaft. Deren Sinn ist es nicht mehr, „die wahre Welt zu geben, sondern nur einen ‚Plan' zu ihrer Beherrschung und Lenkung". Weil es so ist, „kann sie ja auch den Tod gar nicht sehen", ja sie ist selbst „bereits mitgeboren

... aus jenem modernen Augenschließen vor dem Tode, aus seiner Verdrängung durch den Arbeitstrieb".[20]

Damit hat Scheler in den Jahren 1911—1916, in welche die Arbeiten zu ›Tod und Fortleben‹ zurückreichen, vorweggenommen, was Adorno und Horkheimer später „Kritik der instrumentellen Vernunft" genannt haben. Das Problem unseres Bewußtseins vom Tode im Blick, ist Scheler auf den Zusammenhang von Angst und Herrschaft bzw. Herrschaftswissen, wie er es in seiner Wissenssoziologie genannt hat, gestoßen.[21] Die Verdrängung, von der Scheler spricht, besteht ja gerade darin, daß aus der Angst vor dem Tode ein praxisbezogenes Ideal von Erkenntnis konstituiert wird, welches den Gesamtbestand der Wirklichkeit in ein Feld der „Bewältigung", der rationalen Effizienz verwandelt und alles, was sich diesem Entwurf nicht fügt, als unwirklich beiseite läßt. Vergegenwärtigen wir uns kurz, welche Gestalt dieser Gedanke bei Adorno annimmt. Für ihn ist der Name Auschwitz zur Manifestation einer Welt absoluter Negativität geworden. Auschwitz bezeichnet für ihn als historisches Faktum das Scheitern der emanzipatorischen Geschichte. An Auschwitz wird nämlich deutlich, daß die Mächte, welche den emanzipatorischen Fortschritt trugen, Aufklärung, Wissenschaft und Technik, so umgeschlagen sind, daß sie eine Welt totaler Verwaltung begründen, welche eine Welt des Todes ist. In der ›Negativen Dialektik‹ heißt es:

> Mit dem Mord an Millionen durch Verwaltung ist der Tod zu etwas geworden, was noch nie so zu fürchten war. Keine Möglichkeit mehr, daß er in das erfahrene Leben der einzelnen als ein irgend mit dessen Verlauf Übereinstimmendes eintrete. Enteignet wird das Individuum des Letzten und Ärmsten, was ihm geblieben war.

Dieses Auslöschen des Individuums, welches die Forderung nach dem „eigenen Tod", von welcher noch Rilke spricht, illusorisch werden läßt, hängt mit der Gleichmachung zusammen, der die auf Bemächtigung ausgehende Vernunft alles unterwirft. Nach Adorno gründet nämlich die Herrschaft des Menschen, die sich um der Selbsterhaltung des Menschen und der Abwehr einer feindlichen Natur willen diese unterwirft, in der Logik eines Denkens, dessen Kern das Identitätsgesetz ist. Es liegt aller Begriffsbildung zugrunde, welche darauf zielt, die Dinge gleich zu machen und ihre Individualität untergehen zu lassen, damit sie dem Begriff nach homogen werden und sich so dem Interesse des Menschen an Herrschaft fügen. Begriffe sind daher nach Adorno instrumentelle Vollzüge. Da sich die Begriffsbildung nur unter Voraussetzung des Identitätsgesetzes vollziehen kann, ist dieses ein Prinzip von Herrschaft, ja mit Herrschaft identisch. Für diese Logik kommt das Besondere nur noch in der Subsumtion unter das Allgemeine vor, gilt gerade dadurch als vernünftig und durch den Begriff bestimmt. Der geschichtliche Prozeß, der durch das in dem Interesse an Selbsterhaltung wurzelnde instrumentelle Herrschaftsdenken ausgelöst wurde, kommt dadurch zu seiner Vollendung, daß totale Gleichschaltung und totale Verwaltung, absolute Gleichgültigkeit des einzelnen und der Tod konvergieren, wie er in Auschwitz gestorben wurde und auch sonst das Sterben in unserer Zeit kennzeichnet. In den Lagern starb nach Adorno „nicht mehr das Individuum ..., sondern das Exemplar“. Das

muß das Sterben auch derer affizieren, die der Maßnahme entgingen. Der Völkermord ist die absolute Integration, die überall sich vorbereitet, wo Menschen gleichgemacht werden, geschliffen, wie man beim Militär es nannte, bis man sie, Abweichungen vom Begriff ihrer vollkommenen Nichtigkeit, buchstäblich austilgt.

Die Menschen werden heute „buchstäblich in Dinge verwandelt“ und werden in dieser Verdinglichung „ihres permanenten Todes“ inne. Vernichtet wird heute „ein an sich und vielleicht auch schon für sich Nichtiges“. Daraus entspringt für Adorno „die Dauerpanik angesichts des Todes“ und die heutige Verdrängung des Todes. Denn diese Dauerpanik ist durch nichts anderes „mehr zu beschwichtigen als durch dessen Verdrängung“. Für diesen Zusammenhang von Herrschaft, Verdinglichung und Tod steht der Name Auschwitz: „Auschwitz bestätigt das Philosophem von der reinen Identität als dem Tod.“ Denn was „die Sadisten im Lager ihren Opfer ansagten: morgen wirst du als Rauch aus diesem Schornstein in den Himmel dich schlängeln, nennt die Gleichgültigkeit des Lebens jedes einzelnen, auf welche Geschichte sich hinbewegt.“ Selbst Freiheit ist so formalisiert, daß sie den Menschen „fungibel und ersetzbar“ macht wie dann in den Lagern.

„Darum ist heute absolute Negativität absehbar geworden, sie überrascht keinen mehr. In dieser Dimension wird sogar die Furcht vor dem Tode abgeschafft." Das exponierteste Diktum aus Becketts ›Endspiel‹ sagt: „Es gäbe gar nicht mehr soviel zu fürchten ..." Denn „Furcht war ans principium individuationis der Selbsterhaltung gebunden ...". Jetzt schafft dieses sich ab, und zwar aus seiner eigenen Konsequenz heraus. Denn für Adorno sind „die diskontinuierlichen, chaotisch zersplitterten Momente und Phasen der Geschichte" in einer Einzeit „zusammengeschweißt, die von Naturbeherrschung, fortschreitend in die Herrschaft über Menschen" bestimmt wird. Es wäre nach den vergangenen Katastrophen und im Angesicht der künftigen zynisch, einen sich in der Geschichte „manifestierenden und sie zusammenfassenden" Weltplan anzunehmen, der fortschrittlich auf das Bessere hinzielte. „Keine Universalgeschichte führt vom Willen zur Humanität, sehr wohl eine von der Steinschleuder zur Megabombe." Die Geschichte, die durch ihre emanzipatorische Tendenz zusammengehalten wird und in welcher der Mensch sich vom Bann der Natur freigemacht hat, endet „in der totalen Drohung der organisierten Menschheit gegen die organisierten Menschen".[22]

Blicken wir auf die Gegenüberstellung der Gedanken Schelers und Adornos zurück, so drängt sich folgendes auf: Solange der Mensch der Überzeugung war, die Menschheit sei in ihrer Geschichte auf einem Wege unendlichen Fortschritts begriffen, konnte der Tod insofern verdrängt werden, als die Erklärung nahelag, der Tod des einzelnen sei im Vergleich zu der geschichtlichen Aufstiegsbewegung der Menschheit im Ganzen unwesentlich. Nach den Erfahrungen des 20. Jahrhunderts ist uns dieser Fortschrittsglaube äußerst fragwürdig geworden. Was wird aus der Verdrängung des Todes gemäß dem Verständnis Schelers, wenn die Fortschrittsidee zerbricht? Der Tod kann ja dann nicht mehr gleichsam im Strom der Fortschrittsgeschichte der Menschheit ertränkt und vergessen werden. Folgen wir dem Text von Schelers ›Tod und Fortleben‹, so kann man den Eindruck gewinnen, als wolle Scheler sagen, der Fortschrittsglaube sei schon dort wirksam, wo der Mensch sich besinnungslos in die Tätigkeit stürzt, nicht weiter nach den Zielen und Zwecken fragt, sondern so tut, als ob es mit seinem „Herumhantieren" an den Dingen endlos weiterginge. Diese

Rastlosigkeit der „Praxis", so erklärt Scheler, habe Pascal schon als eine äußerst fragwürdige Medizin angesehen, welche man neuerdings dem Menschen verschreibe. Wo der Mensch seinen Tod und seine Todesangst einfach im rastlosen Umtrieb seiner Tätigkeit zum Schweigen bringt, kann man am ehesten von der Verdrängung in gleichsam idealtypischer Gestalt sprechen. Sie ist auch ganz zweifellos ein heute weitverbreitetes Phänomen. Dafür wird man freilich keine statistischen Beweise antreten können, welche sich etwa auf Befragungsaktionen stützen, weil jede Antwort auf jede in diesem Zusammenhang gestellte Frage bereits voraussetzen würde, daß der Befragte willens ist, wenigstens für einen Augenblick seine Verdrängungstendenz zu durchschauen.

Dennoch müssen wir auf einen wichtigen Unterschied zwischen dem heutigen Verständnis des „natürlichen Todes" und Schelers Verdrängungsgedanken aufmerksam machen. Im „natürlichen Tod" meldet sich der Tod sozusagen zurück, nachdem die Fortschrittsidee fragwürdig geworden ist. Wo sie zerbricht, ist es nicht mehr so einfach, den Tod zu verdrängen. Nun zeigt sich der Tod in seinem Verständnis als „natürlicher Tod" ohne jeden Nimbus von Menschenwürde, heroischer Verschleierung und ohne jede auf Transzendenz zielende Hoffnung in seiner rationalisierten Banalität, eben als bloßes, biologisches Geschehen, das dem Menschen deutlich macht, daß er denselben Gesetzen unterliegt wie jedes Tier. Gerade als solcher soll er nun von den Menschen hingenommen, nicht verdrängt, sondern als wissenschaftlich erwiesene Tatsache vorausgesetzt und die Konsequenzen sollen daraus gezogen werden. „Der Mensch rechnet heute mit seinem natürlichen Tod." Diese Vorstellung vom Tod wird geradezu „propagiert" und zu einer Leitvorstellung erhoben, „unter der die Menschen unserer Gesellschaft ihr Verhältnis zum Tod und zum Sterben sehen". So wenigstens wird es von vielen Intellektuellen dargestellt, welche diese Auffassung als „progressiv" verstehen. Sie ordnen sich selbst „der geschichtlichen Bewegung zu, die wir als emanzipatorische Aufklärung bezeichnen". Sie behaupten, „daß der ‚natürliche Tod' die Vorstellung des modernen Menschen vom Tod sei und daß sie allein der wissenschaftlichen Zivilisationsgesellschaft entspreche, da sie rational gerechtfertigt"[23] ist.

Durch die Leitvorstellung vom „natürlichen Tod" muß Schelers Verdrängungsthese, vor allem auf dem Hintergrund der Krise des Fortschrittsglaubens, zweifellos eingeschränkt werden, ohne daß sie einfach falsch würde. Viele Menschen auch in unserer Gesellschaft verdrängen den Tod, vielleicht häufig auch solche, die sich mit der Antwort vom natürlichen Tod nicht zufriedengeben wollen, aber keine andere Antwort wissen und sich darum möglichst nicht mit dem unangenehmen Thema auseinandersetzen. Wer aber meint, die Auskunft vom „natürlichen Tod" sei der Weisheit letzter Schluß, wird kaum etwas über Sterben und Tod sagen können, sondern vor allem von der Lebensverlängerung durch rationale Maßnahmen reden, so daß es zu Verhaltensweisen kommt, welche mit denen der Menschen, die tatsächlich verdrängen, weithin konform gehen können.

5. Biologische Orientierung, Paradoxie des Todes und Ende der Metaphysik (W. Schulz, Kamlah, Weischedel, Cramer)

Wenn sich die Auffassung des Todes als eines natürlichen, biologischen Geschehens als progressiv und rational versteht, so vor allem, weil sie sich als Gegenposition der traditionellen, metaphysischen Unsterblichkeitslehre bzw. des Auferweckungsglaubens betrachtet. Diese Tendenz reicht heute weithin auch in die Philosophie hinein. Walter Schulz stellt fest, nachdem die Philosophie lange Zeit „vieles über den Tod zu sagen gewußt" habe, „und zwar wesentlich vom Aspekt der Unsterblichkeit her", sei das „heute jedoch anders geworden". Denn das „Thema Unsterblichkeit" ist „für die gegenwärtige Philosophie nicht aktuell". Da nach Schulz „philosophische Aussagen über den Tod ... nicht gegen oder unabhängig von den Einsichten der Wissenschaft aufgestellt werden" dürfen, muß auch der Philosoph heute

> von den Vorstellungen ausgehen ... durch die unser heutiges Verstehen des Todes bestimmt ist: Der Tod ist ein absolutes Ende des Lebens. Es wäre philosophisch nicht legitim, dieser Aussage ausweichen zu wollen, indem man erklärt, daß wir über den Tod nichts wissen können und alles offen sei.[24]

Schulz kommt zu diesen Aussagen, weil er ein bestimmtes Verständnis von Geschichte mit der zitierten Forderung nach „Wissenschaftsnähe" der Philosophie verbindet. Philosophie ist für ihn bestimmt durch ein methodisches „Spiel von abstrakter Aussage und möglichen Erfahrungen". Schulz hält es für das eigentlich Philosophische in der Philosophie. Unter Erfahrung ist dabei aber nicht nur „die subjektive Erfahrung des einzelnen zu verstehen, sondern auch die geschichtliche Erfahrung, durch die eine Epoche jeweilig im vorhinein und im Ganzen bestimmt ist". Das bedeutet für unser Problem: „Die Metaphysik mit ihren Vorstellungen von Fortleben und persönlicher Unsterblichkeit liegt hinter uns." Warum liegt sie hinter uns? Weil für uns „die biologisch orientierte Vorstellung vom Tod grundlegend" ist. Weil eine Epoche zu Ende gegangen ist, müssen wir uns wieder „mit der Möglichkeit und der Notwendigkeit" konfrontieren, die „einfache Tatsache der Vergänglichkeit anzuerkennen". Diese Epoche ist aber zu Ende gegangen, weil die Metaphysik durch die Wissenschaft abgelöst worden ist. Denn zu ihr gehört ja „die biologisch orientierte Vorstellung vom natürlichen Tod".[25] Allerdings will Schulz verhindern, daß die Vorstellung vom natürlichen Tod dahingehend ausgelegt wird, „daß der Mensch nichts anderes als ein naturhaftes Exemplar seiner Gattung" ist. Denn der Mensch „ist ein Wesen, das sich zu sich selbst verhalten kann". Darum ist er der Todesangst ausgesetzt. Sie gründet „eben in seiner widersinnigen oder — um ein Fremdwort zu gebrauchen — in seiner paradoxen Struktur". Diese „Mißlichkeit" bedeutet, daß der Mensch „um seinen Tod weiß und daß dieses Wissen eine Belastung darstellt, von der ihn weder die Metaphysik des Geistes noch die Erkenntnis seiner Natürlichkeit befreit. Das ist der entscheidende Sachverhalt".[26]

Wer sich der Gedankenführung von Schulz aussetzt, wird kaum folgende Frage unterdrücken können: Warum soll, wenn doch zugegeben wird, daß der Mensch das Biologische übersteigt, sein Ende, der Tod, als etwas ausschließlich Biologisches interpretiert werden? Ist es von vornherein ausgemacht, daß die Spannung zwischen den biologischen Strukturen des menschlichen Seins und dem Signum des Menschlichen, daß der Mensch sich zu sich selbst verhalten kann, „widersinnig" ist, wie Schulz sagt? Stellt nicht die Aussage, sie sei „widersinnig" durchaus eine Bewertung dar, obwohl Schulz erklärt, daß es angesichts der paradoxen Struktur des Menschen überflüssig sei, „zu klagen und überhaupt zu werten, weil diese Struktur nicht zu ändern ist"?[27] Müßte nicht die Überzeugung, wir seien von „epochalen" Erfahrungen abhängig, selber philosophisch ausgewiesen werden, oder sind die Wandlungen des epochalen „Zeitgeistes" positivistisch als unableitbare Letztgegebenheiten einfach hinzunehmen? Auch ist an Schulz die Frage zu richten, ob die Philosophie so einfach das Wirklichkeitsverständnis der Wissenschaft hinzunehmen habe, oder ob ihr nicht auch den heutigen Wissenschaften gegenüber eine kritische Funktion zukommt. Philosophie fragt nach den die Gegenstände der Wissenschaft konstituierenden Erkenntnisinteressen und untersucht, in welcher Hinsicht die Methoden, aber auch die Weise von Erfahrung, welche die Wissenschaften bestimmen, in sich legitim, vielleicht aber auch durch andere Weisen des Erfahrens und andere methodische Konzeptionen zu ergänzen sind.[28]

Im Anschluß an das Verständnis des Todes bei Schulz kommen wir noch einmal auf W. Kamlahs Beitrag ›Kann man den Tod „verstehen"‹ zurück. Für ihn gibt es ein „katastrophisches" Todesverständnis. Es läßt sich in dem Satz formulieren: „Der Tod ist eine Katastrophe, durch die ein Lebewesen, das eine Zeitlang gelebt hat, für alle Zukunft zu leben aufhört, und diese Katastrophe vernichtet irgendwann jedes Lebewesen, den Menschen nicht ausgenommen." Dieses Todesverständnis steht demjenigen gegenüber, welches den Tod des Menschen im Unterschied von dem der Pflanzen und Tiere als „Durchgang von einem vorläufigen, leidvollen, irdischen zu einem neuen, leidlosen, ewigen Leben" ansieht. Dieses Todesverständnis hat viele Jahrhunderte vorgeherrscht, wird aber heute „in der profanisierten modernen Welt" durch das katastrophische Todesverständnis verdrängt. Heute findet „jegliches Leben nach dem Tode kaum noch Gläubige", weil „an der Vorherrschaft des katastrophischen Todesverständnisses ... nicht mehr zu zweifeln ist". Wenn auch heute noch viele Menschen dazu neigen, das katastrophische Todesverständnis „nicht für das letzte Wort in dieser Sache" zu halten, so erklärt sich das für Kamlah „unschwer" daraus, daß die Wahrheit des katastrophischen Todesverständnisses, „einmal obenhin gesagt, viel zu unerfreulich, eben viel zu katastrophal" ist, als daß man sie nicht „immer wieder durch Ewigkeits- oder Auferstehungshoffnungen zu überwinden versucht hat". Denn auch nach Kamlah ist der Mensch „das einzige Lebewesen, das vom Tode weiß, das damit auch seinen eigenen Tod voraus weiß und das daher versuchen muß, mit dieser Todeslast irgendwie ‚fertig zu werden' ".[29]

Für Wilhelm Weischedel muß das heutige Denken aus der „Grunderfahrung" der „radikalen Fraglichkeit" kommen. Darin kommt „das Philosophieren völlig zu sich selbst", weil es zu einem solchen Fragen geworden ist, „das alles in den Wirbel des Fraglichmachens hineinzieht. Jede sich als gewiß anbietende Wahrheit wird in diesen Strudel hineingesogen. Alles als sicher und fest Erscheinende wird zum Einsturz gebracht". Dabei gilt das radikale Fragen nicht als ein „leichtfertiges Spiel", sondern „ist von einem äußersten Ernst". Dieses Philosophieren als radikales Fragen bestimmt Weischedel als Vollendung des Skeptizismus, dessen Geschichte er bis in die Gegenwart verfolgt, um festzustellen, daß unsere Zeit als „Zeitalter des sich vollendenden Skeptizismus" verstanden werden muß. Dieser Skeptizismus darf sich nicht selbst wieder „auf die skeptische Position" als auf eine „sichere Basis" versteifen, weil er dann nur „zu einer neuen negativen Form des Dogmatismus" würde. „Er muß in jeder Hinsicht offener Skeptizismus sein." Als solcher, das ist für unseren Zusammenhang wichtig, tritt der Skeptizismus als Gegenposition zur Metaphysik auf und gerade darum als heute gegenwärtiges Philosophieren: „Je mehr sich das Philosophieren der Gegenwart nähert, umso reiner tritt im Gegenzug zu aller Metaphysik der grundsätzliche Skeptizismus hervor."[30] Weischedel leitet aus dem vollendeten Skeptizismus als dem heute zeitgemäßen Philosophieren als radikalem Fragen verschiedene Grundhaltungen ab, welche für die „skeptische Ethik" von zentraler Bedeutung sind. Zu ihnen gehört auch die Grundhaltung der „Abschiedlichkeit". Darunter versteht Weischedel „die zur Haltung gewordene Tätigkeit des Abschieds. Wer abschiedlich existiert, der nimmt ständig von dem Abschied, worin er sich aufhält: von der Situation, in der er fraglos der Welt und sich selber verhaftet ist". Abschiedlichkeit ist „durchgängige Distanz". Sie schließt in sich, daß der Skeptiker weiß, daß alles Engagement, obwohl sich auch der Skeptiker auf Dinge und andere Menschen einlassen muß, fraglich bleibt. Diese Distanz bezieht sich auch auf ihn selbst. Der Skeptiker wird sich selbst fraglich „in seinen Wünschen, in seinen Leidenschaften, aber auch in seinen Einsichten und in seinen ehrgeizigen Plänen, die ihm ständig das Leben verwirren. In der Grundhaltung der Abschiedlichkeit wird er sich also „nicht auf sich selbst ... versteifen", sondern „den Mut zur Selbstaufgabe in sich wachhalten. Hier kommt die radikale Fraglichkeit, die der Mensch in sich selber erfährt, zu deutlichstem Ausdruck".[31]

Uns interessiert hier vor allem: Die Abschiedlichkeit ist nach Weischedel „die gemäße Antwort des Skeptikers auf den Anblick der Vergänglichkeit, die alles Wirkliche bestimmt und durchherrscht". In ihr kommt die Fraglichkeit von allem ganz besonders zum Ausdruck. Weil der Skeptiker sieht: „Nichts bleibt, nichts ist beständig, alles ist dem schließlichen Untergang verfallen", kann er sich nicht der Illusion hingeben, „es gebe etwas wahrhaft Beständiges; er wird keine Träume von Ewigkeit und Unsterblichkeit träumen. Er ist der Mensch, der in seiner ganzen Existenz der Vergänglichkeit Rechnung trägt". Im Tod tritt die Vergänglichkeit am eindringlichsten für uns Menschen hervor. Der Skeptiker weigert sich, wie es „der Mensch im Alltag" häufig tut, vor ihm die Augen zu verschließen. Auch Weischedel betont das Wissen des Menschen um den Tod, der, weil er nicht nur „der mehr oder weniger ferne Abschluß des Lebens" ist, „in jedem Moment in dieses" hereinragt.

Dem sieht der Skeptiker unerschrocken ins Auge. Abschiedlich ist er für den immer anwesenden Tod offen. Er begreift jeden Augenblick als einen Schritt auf dem Weg zum Sterben. Von daher erscheint ihm alles Gegenwärtige als jetzt schon nichtig; es legt sich für ihn ein Schleier über die Wirklichkeit. Damit gewinnt er eine wesentliche Anweisung für sein Leben. Er weiß sich vor die große Aufgabe gestellt, mit dem Tod einig zu werden, schon im Leben das Sterben zu lernen.[32]

Die Gewißheit, „daß alles hinfällig ist, daß Tod und Vergänglichkeit das letzte Wort behalten", fordern den Skeptiker zur Entsagung, Selbstbescheidenheit, Demut und Selbstaufgabe auf. Die Einsicht in die Vergänglichkeit lehrt uns, daß uns nichts als fester Besitz gehört und alle Gegenstände unserer „selbstsüchtigen Begehrungen höchst fraglich sind". Erfahren wir uns im Zusammenhang mit unserer Vergänglichkeit als radikal Fragliche, so kommen wir „notwendig zum Abschied" von uns selber, d. h. „zur Selbstbescheidung und zur Demut", ja zur „Selbstaufgabe", in welcher der Mensch „nichts mehr für sich" verlangt.[33] Dieser Abschied von der Welt und von sich selbst bringt dem Skeptiker „seine innerste Freiheit". Freiheit bedeutet in diesem Zusammenhang „soviel wie unabhängig sein, weder an der Welt noch an sich selber hängen".[34]

Im Unterschied zu Kamlah, bei dem der Begriff des „natürlichen Todes" deutlich im Hintergrund seines „katastrophischen" Todesverständnisses steht, spricht Weischedel ohne Bezugnahme zu naturwissenschaftlichen Aussagen über den Tod von der allgemeinen Vergänglichkeit und deren radikaler Erscheinung, eben dem Tod. Als Grund für seine Annahme, der Tod stelle das unwiderrufliche und schlechthinnige Ende des Menschen dar, gilt Weischedel nur die logische Unmöglichkeit metaphysischer Positionen, welche sich seiner Meinung nach von unausgewiesenen Voraussetzungen tragen lassen. Wie kann Weischedel aber seinerseits behaupten, daß Tod und Vergänglichkeit das letzte Wort behalten und man sich keine Illusionen und Träume bezüglich der Unsterblichkeit machen dürfe? Müßten nicht auch solche Aussagen, wenn Skeptizismus radikale Offenheit des Fragens bedeuten soll, was doch gerade den Kern des Verständnisses von Philosophie bei Weischedel ausmacht, selber noch einmal fragwürdig werden, falls sich nicht der Skeptiker den Vorwurf gefallen lassen muß, auf seine Weise doch wieder Dogmatiker geworden zu sein? Wie Schulz vertritt Weischedel die These vom „Ende der Metaphysik". Dieses Ende ist für ihn aber weniger von der Ablösung der Metaphysik durch die Wissenschaft bestimmt als vielmehr von einem Prozeß ihrer eigenen, inneren Auflösung, der in den Skeptizismus hineinführt. Dennoch muß gefragt werden, ob die Sicherheit, mit der Weischedel den Tod als das Ende schlechthin ansetzt, nicht die Überzeugung zur Voraussetzung hat, der Gedanke vom „natürlichen Tod" sei richtig. Trifft dies zu, muß noch einmal mit verschärfter Radikalität gefragt werden, warum dieser Gedanke nicht auch, wie die metaphysischen Unsterblichkeitslehren, mit dem skeptischen Fragezeichen versehen wird. Schließlich ist zu beachten, daß bei Weischedel der Tod, der uns allen festen Bestand und gesicherten Besitz, ja sogar uns selbst raubt, als Befreier erscheint, weil uns das Ernstnehmen des Todes zur Unabhängigkeit zu führen vermag. Der Mensch gewinnt sich als ein Selbst, gerade wenn er im Blick auf den Tod sich von allem löst, woran dieses Selbst hängt. Dieser Selbstverlust, der paradoxerweise Selbstgewinn ist, also ein bestimmtes, durch den Tod vermitteltes Verhältnis des Menschen zu sich selbst, scheint den Kern der Position Weischedels auszumachen. Damit erscheint der Tod nicht mehr, wie bei Schulz, als Widersinn, sondern wird in eine Möglichkeit von Freiheit verwandelt. Auch bei Weischedel dient der Tod zuletzt der Autonomie des Menschen.

Es ist hier nicht der Ort, die Fragen, welche wir soeben an Weischedels Position gerichtet haben, zu beantworten. Es ging ja im wesentlichen um den Hinweis, daß bei den Vertretern der These vom „natürlichen Tod", ja selbst beim Skeptizismus der radikalen Fraglichkeit Weischedels ein gewisser Dogmatismus bezüglich des menschlichen Todes als des Endes schlechthin mit im Spiel ist. Er steht im Zusammenhang mit der Überzeugung, die Zeit der Metaphysik sei endgültig vorbei. Ganz anders denkt Wolfgang Cramer. Sein Sohn Konrad Cramer hat in seiner Rede am Grabe seines Vaters am 9. April 1974 einen Gedanken mitgeteilt, welcher Wolfgang Cramer, „in den letzten Monaten seines Lebens, den Monaten der Krankheit und des Verfalls, beschäftigt hat". Cramers Gedanke besagt:

> Der bloße Umstand, daß der Mensch dessen fähig ist, an seinen Tod zu denken, sich mit dem Gedanken an seinen Tod vertraut zu machen und ihn in dieser Vertrautheit am Ende zu erleiden, ist schon der Beweis dafür, daß der Tod zwar ein Ende, aber nicht das Ende ist.

Wolfgang Cramer hat den Leugnern der menschlichen Freiheit entgegengehalten, „daß sie gerade das verneinen, was noch die Bedingung aller Verneinung ist". Ähnlich hat er auch denen, „die dem Absoluten seiner rationalen Theorie mit der überlegenen Geste des Aufgeklärten begegneten", geantwortet, „daß es sich kaum der Mühe verlohne, den Nachweis zu erbringen, daß das Absolute die Bedingung der Möglichkeit alles Endlichen ist".[35] So wollte Cramer „aus der bloßen Tatsache, daß der Mensch sich als endliches Wesen versteht und dann, wenn er stirbt, stirbt und nicht verendet, die Einsicht in etwas ziehen, was man nicht mehr eine Tatsache nennen kann: daß nämlich der Tod der Menschen zwar deren Ende ist, aber ein anderes Leben eröffnet". Wichtig ist es zu vermerken, daß Cramer „dem Denken die Kraft zugetraut" hat, „diese Einsicht in der Form des Wissens aussprechen zu können. Nicht der Glaube, sondern die Vernunft selber muß diesen äußersten Satz wagen, soll sie sich selbst verstehen können". Cramer nimmt also die Transzendenz über alles Physische hinaus, die darin gegeben ist, daß wir Menschen um unseren Tod wissen, so ernst, daß ihm dieser einfache und nicht zu leugnende Sachverhalt sozusagen zur Einbruchstelle wird für den Gedanken an eine Seinsweise des Menschen, welche dem Physisch-Biologischen entrückt ist. Schulz erklärt, die Gewißheit des Todes führe den Menschen in eine paradoxe, d. h. für ihn widersinnige Situation. Sie erscheint aber nur als widersinnig, wenn das Denken davon ausgeht, der Tod sei auf alle Fälle das endgültige Verenden des Menschen, und doch daran festhalten muß, der Mensch wisse um seinen Tod und müsse sich zu ihm verhalten. Entsteht nicht jener Widersinn erst durch den Zusammenstoß dieser beiden Sachverhalte? Hat vielleicht das Denken diese Widersinnigkeit erst erzeugt, weil es eine Tatsache, daß wir uns nämlich wissend zu unserem Tod verhalten müssen, mit einer bloßen Annahme verbindet, die keine Tatsache ist, daß es nämlich im Tode mit uns schlechthin aus und vorbei ist? Folgt man Cramer, so verschwindet dieser Widersinn: daß wir uns wissend zum Tode zu verhalten haben, bekommt dann durchaus einen guten Sinn, wenn der Tod die Eröffnung einer anderen Dimension von Leben ist, wie immer man diese auch zu denken hat. Sind also die metaphysischen Theorien von Unsterblichkeit so ohne weiteres als irrational zu verwerfen, oder haben wir vielmehr in ihnen Versuche der Vernunft vor uns, auch in der Frage nach dem Tod Vernünftiges zu denken, und Vernunft nicht einfach untergehen zu lassen in blinder Naturkausalität?

Freilich, auch für Cramer blieben schwerwiegende Probleme zurück. Zunächst eins:

Mein Vater .. dachte zu groß von der natürlichen Bestimmtheit des Menschen — der Bestimmtheit, die ihn jäh und grausam zerstört hat —, als daß er hätte meinen können, die aus diesem Leben allein zu ziehenden Vorstellungen über das andere Leben könnten uns erschließen, wie das andere Leben beschaffen ist. Von dieser Beschaffenheit können wir hier nichts wissen.

Sodann: Cramer konnte den Gedanken nicht teilen, „Gott sei ursprünglich die Liebe". Noch in einem letzten philosophischen Gespräch, das der Todkranke mit seinem Sohn geführt hat, erklärte er

> mit der ihm eigenen Härte und Konsequenz .., daß der Gedanke, Gott sei die Liebe, ein grundfalscher Gedanke ist. Wenn Gott Liebe ist, so ist er diese aufgrund dessen, daß er unendliches Belieben, absolute Macht ist. Es hat ... Gott in seiner absoluten Macht beliebt, den Menschen in seinem Dasein an etwas Sinnloses und Unverstehbares, die Natur zu ketten, und er hat ihn für würdig befunden, die Schwere dieser Ketten bis auf den Grund, den Tod zu spüren.

Somit verbleibt auch für Cramer im Todesschicksal des Menschen eine lastende Absurdität, ja in ihm kulminiert das Sinnlose und Unverstehbare der Natur. Wenn die Natur und der Tod aber sinnlos sind, so möchten wir fragen, wie kann eine Würde darin liegen, diese Ketten zu tragen? Warum hielt Cramer den Gott, der eine solche Macht hat, für größer als den Gott der Liebe? Sein Sohn berichtet nämlich: „er dachte ... zu groß von dem Gott seiner Philosophie, von dem, was auch noch der Gott der Offenbarung sein muß, soll dieser überhaupt sein", als daß er mit dem Gedanken hätte übereinstimmen können, Gott sei ursprünglich Liebe. Cramer kann uns diese Fragen nicht mehr beantworten. Denn der Tod hat ihm die Möglichkeit genommen, seine Gedanken zu Ende zu bringen und zu veröffentlichen. Hätte er eine letzte philosophische Arbeit vollenden können, so hätte Cramer auch davon gesprochen, daß es demselben Gott, der ihn den Tod spüren läßt, auch beliebt hat, „dem Menschen ein sinnliches und ihm eben deswegen allein noch greifliches Zeichen zu setzen", daß er der Ketten der Natur und des Todes

> frei sein und in einen anderen Zustand gesetzt werde. Mein Vater hat dies Zeichen nicht in der Kreuzigung und Auferstehung, davon die christliche Botschaft spricht, gesehen. Diese Ereignisse sind noch nicht Zeichen, die wir verstehen können. Das Zeichen ist vielmehr, daß der auferstandene Christus den Jüngern in leiblicher Gestalt erschienen ist: der Gestorbene lebend den lebendigen. Die für das Denken noch faßbare Bedeutung dieses Zeichens darzutun, das war die letzte Absicht des Philosophen. Ihr hätte eine Arbeit gegolten, die

er vor allen anderen noch abzuschließen hoffte, als er erfuhr, daß ihm das Ende gesetzt ist. Ihr Titel wäre gewesen: Philosophie und Evangelium. Diese Hoffnung hat sich ihm und uns nicht erfüllt.[36]

Auch Cramer entgeht keineswegs dem Paradox. Nur verlagert es sich für ihn auf die Natur, die er als sinnlos und unverstehbar bezeichnet, weil sie uns in Ketten hält und uns, sofern wir Naturwesen sind, dem Tod verfallen läßt. Was also ist widersinnig, daß wir als Naturwesen um den Tod wissen und uns zu ihm verhalten müssen, oder daß wir als Vernunftwesen, die um sich wissen und sich zu sich selbst verhalten müssen, zugleich der Todverfallenheit der Natur angehören? Die Metaphysik hat zumeist im Sinne der zweiten Alternative geantwortet, allerdings im Rahmen beträchtlicher Akzentverschiebungen bei den einzelnen Denkern. Damit zeigt sich zugleich: Wenn heute das Modell vom „natürlichen Tod" uns dazu drängen will, den Tod als bloßes Naturgeschehen zu interpretieren, und zwar unter Hinnahme der nicht weiter hinterfragbaren Paradoxie unseres Wissens um den Tod, so muß darin nur die dialektische Umkehrung des metaphysischen Verständnisses des Todes gesehen werden, nach welchem der Tod als die Befreiung von derselben Natur gedeutet wird, die nach heutigem Verständnis im Tod ihre erbarmungslose Herrschaft über den Menschen erweist. So ist der „natürliche Tod" weit davon entfernt, einen originären Einsatz des Denkens in Richtung auf ein neues Verständnis des Todes darzustellen. Dieses Interpretationsschema gehört vielmehr als nachmetaphysisch selber noch in die Epoche der Metaphysik und bleibt an sie gebunden. Eben darum können wir uns auch mit ihm nicht zufriedengeben, sondern müssen über es hinaus fragen.

II. ZUR ERKENNTNISTHEORIE DES TODES

Im vorstehenden war schon wiederholt die Rede davon, daß der Mensch um seinen Tod weiß und sich zu ihm verhalten muß, so daß der Tod allein dadurch nicht mehr als ein bloß biologisches Geschehen verstanden werden kann, so sehr er natürlich immer auch biologisch bedingt ist. Man kann von daher den Menschen in der Fragwürdigkeit seines menschlichen Wesens geradezu bestimmen. Das zeigt sich sehr deutlich in der Archäologie und ihrer Erforschung des Frühmenschen. Denn

> das eigentliche Leitfossil für die früheste Zeit ist das Bestattungsrelikt; dies jedenfalls beweist eindeutig die vorauszusetzende Hominisation. Hier also fassen wir am deutlichsten den Unterschied von Mensch und Tier,

während ein „handlich zurechtgeschlagener Feuerstein allein ... auch noch von einem Pitheziden stammen" könnte.[1]

Wir alle sind uns gewiß, daß wir sterben müssen. Wir alle halten den Satz „alle Menschen sind sterblich" für wahr. Dabei bedeutet „sterblich" in diesem Satz: Alle sind gestorben und alle werden sterben, jeder stirbt, auch wir selbst. „Sterblich" heißt hier also nicht möglicherweise sterben können, sondern eines Tages wirklich sterben. Der Satz stellt eine Prognose auf, die alle Menschen angeht. Der Tod ist gewiß, ungewiß nur der Zeitpunkt seines Eintretens. Wie kommen wir zu diesem Wissen, wie zu seiner Gewißheit? Das ist die Kernfrage der „Erkenntnistheorie des Todes", auf welche Max Scheler das philosophische Fragen gelenkt hat. Ohne ihre Untersuchung ist eine Antwort auf die Frage „Was ist der Tod?" kaum möglich.

Wir sind geneigt, die Frage nach der Herkunft unserer Todesgewißheit zunächst mit dem Hinweis auf die allgemeine Erfahrung zu begründen. Von allen Menschen, die je gelebt haben, heißt es, sie seien gestorben. Daß dieses zutrifft, bestätigt uns das Sterben der mit uns Lebenden. Unser Wissen vom Tod, so denken wir zunächst, beruht

„auf der Beobachtung einer Reihe von Todes-‚fällen'", stellt sich uns als ein „auf Induktion gegründetes Erfahrungswissen" dar.[2] Diese Induktion wird der naturwissenschaftlich aufgeklärte Mensch unserer Tage wahrscheinlich noch mit Hinweisen aus Biologie und Medizin bezüglich der natürlichen Alterungsvorgänge unterstützen, z.B. im Blick auf die Verschlechterung der Zellreproduktion oder auf molekularbiologische Vorgänge, welche uns das Alter vielleicht als ein Naturgesetz vorstellen.[3] Scheler dagegen lehnt eine solche auf bloßer Induktion begründete, sich auf Empirie stützende Behauptung unserer Todesgewißheit ab. Nach ihm kommt man durch Induktion nur zu „jenem ein wenig kindischen Syllogismus: Herr N. wird sterben, weil der Herzog von Wellington und noch einige starben". Das notieren wir uns dann in der Form „alle Menschen sind sterblich".[4] In der Tat führt das bloße Erfahrungswissen zwar zu einer hohen Wahrscheinlichkeit, könnte aber, mindestens solange, als wir das zum Tode führende Altern nicht als Naturgesetz erkannt haben, die Gewißheit des Todes keineswegs begründen. Außerdem macht Elisabeth Ströker mit Recht darauf aufmerksam, daß die bloße Induktion kein „zuverlässiger Anhaltspunkt für meinen Tod" zu sein vermag, sofern ich ihn wirklich und im Ernst als den meinen zu denken versuche. Denn in meiner Erfahrung ist mir immer nur der Tod anderer gegeben. „Höchstwahrscheinlich ereilt ... der Tod sie ‚alle' — aber als andere." Schließe ich daraus, daß auch ich sterben werde, so würde

> ich mir nur vorstellig ... als einer der anderen, unter denen ich mich doch niemals finde, da ich ja der andere nie sein kann. In solcher Art der Erfahrung wäre mir also mein Tod nicht nur niemals ganz gewiß; er bliebe mir auch als meiner völlig fremd, wäre als meiner nur zu fassen in Analogie zu dem der anderen. Und daß ich überhaupt von ihm weiß, bliebe dann überdies gebunden an die Zufälligkeit der Erfahrung fremden Sterbens.[5]

Meine Todesgewißheit wäre sozusagen nur von außen begründet, erreichte gar nicht mich selbst in meinem Selbstverständnis, so daß es schwer wäre, zu erklären, wie es möglich ist, daß Menschen sich durch die Todesgewißheit radikal in Frage gestellt sehen, in der Angst vor dem Tode mitten im Leben schon gleichsam den Boden unter den Füßen verlieren können und entwurzelt werden. Dieses Ineinander von

Gewißheit und Fraglichkeit, von Notwendigkeit, die uns doch immer wieder fragen läßt „Muß das sein"?, macht doch die charakteristische Betroffenheit aus, mit der uns die Todesgewißheit überfällt, sobald wir sie wirklich ernst nehmen. Diese ihre Struktur ist aus einem bloßen, auf Empirie gegründeten Induktionsschluß unableitbar. Wir müssen noch hinzufügen: Mein eigener Tod kann mir überhaupt nie Gegenstand der Erfahrung werden. Erfahren hätte ihn nur, wer schon gestorben ist und dennoch lebte. Nur er wüßte, was das Sterben und was der Tod ist. Auf diesem Hintergrund ist die Frage, um die es hier geht, jetzt genauer zu stellen: Wie ist einem Lebenden ein wissender Zugang zum Tode und eine Todesgewißheit möglich, welche die Betroffenheit in sich trägt, von der die Rede war?

1. *Intuitive Todesgewißheit: Scheler*

Wir folgen zunächst dem Gedankengang Schelers: Für ihn gibt es eine „intuitive Todesgewißheit"[6], kraft derer ein Mensch ganz unabhängig von äußerer Erfahrung in irgendeiner Form weiß, daß ihn der Tod ereilen wird, auch wenn er das einzige Lebewesen auf Erden wäre. Er wüßte es, selbst wenn er niemals andere Lebewesen jene Veränderungen hätte erleiden sehen, die zur Erscheinung des Leichnams führen. Dieses Wesenswissen um den Tod gründet „in einer besonderen Bewußtseinsart", die mit dem zusammenhängt, „was wir ‚Leben' im biologischen Sinne nennen". In ihr ist uns der Leib als „Hintergrund für alle sog. Organempfindungen" gegeben. Diese Bewußtseinsart ist wie das Leben selbst Prozeß. Er läßt sich als eine Art von „Abfluß" mit einer wesenseigentümlichen „Form und Struktur" charakterisieren. In ihr ist auch „das Wesen des Todes bereits ... enthalten", so daß der Tod nicht erst am Ende des Prozesses steht. Am Ende steht nur „die mehr oder weniger zufällige Realisierung dieses ‚Wesens' Tod, ... nur sein zufälliges Gestorbenwerden, seine Verwirklichung von diesem oder jenem Individuum". In dieser seiner intuitiv erfahrenen Wesenhaftigkeit ist der Tod „ein Apriori für alle beobachtende, induktive Erfahrung von dem wechselnden Gehalt eines jeden realen Lebensprozesses". Der Tod ist im Wesen des Lebens und in der

Erfahrungsart, die das Leben von sich selbst hat, mitgegeben. Darin gründet die Todesgewißheit. Ungewiß sind nur Art und Zeitpunkt seiner Verwirklichung. Mors certa, hora incerta. Der Tod selbst aber bringt in dieser ungewissen letzten Stunde dem Menschen nur die Bestätigung dessen, was ihm als Lebewesen schon immer intuitiv gewiß war und sein ganzes Erleben mitbestimmte.

Scheler denkt hier in deutlicher Verwandtschaft mit Husserls „Phänomenologie des inneren Zeitbewußtseins" einen Zusammenhang zwischen der intuitiven Todesgewißheit und den drei Erstreckungen des als zeitlich erfahrenen Lebensprozesses. Diese Erstreckungen sind nach Scheler: unmittelbares Gegenwärtigsein, Vergangensein und Zukünftigsein, denen die drei qualitativ verschiedenen Aktarten „unmittelbares Wahrnehmen, unmittelbares Erinnern und unmittelbares Erwarten" entsprechen. Sie sind nach Scheler in „jeder möglichen Auffassung von einem Dinge, einem Vorgang, einer Bewegung, einer Veränderung der Natur, aber auch in jeder inneren Erfahrung von einem sog. psychischen Erlebnis ... enthalten". Alle drei sind also in jedem Moment anwesend und gliedern jederzeit den „Gesamtgehalt" unserer Erfahrung. Damit stoßen wir auf das für unseren Zusammenhang Entscheidende: Das Verhältnis der genannten Erstreckungen der Zeit verteilt sich

mit dem objektiven Fortschreiten des Lebensprozesses in einer charakteristischen Richtung ... neu. ... Der Umfang des Gehalts in der Erstreckung der Vergangenheit ... wächst und wächst, während zugleich der Umfang des Gehalts in der Erstreckung der unmittelbaren Zukunft ... abnimmt und abnimmt.

Dabei wird das Gegenwärtigsein zwischen Vergangenheit und Zukunft

sozusagen „zusammengepreßt" ... für das Kind ist die Gegenwart eine breite und helle Fläche des buntesten Seins. Aber diese Fläche nimmt mit jedem Fortschritt des Lebensprozesses ab ... Für den Jüngling und Knaben steht seine erlebte Zukunft da wie ein breiter, heller, ins Unabsehbare sich erstreckender glänzender Gang, ein ungeheurer Spielraum in der Erlebnisform „Erlebenkönnen", in den Wunsch, Verlangen, Phantasie tausend Gestalten malt. Aber mit jedem Stück Leben, das gelebt ist, und als gelebt in seiner unmittelbaren Nachwirkung gegeben ist, verengert sich fühlbar dieser Spielraum des noch erlebbaren Lebens. Der Spielraum ... nimmt ab an Reichtum und Fülle, und der Druck der unmittelbaren Nachwirksamkeit wird größer.

So steht der Lebensprozeß im „Erlebnis der Todesrichtung“, d. h. der stetigen „Aufzehrung des Erlebbaren, als zukünftigen Lebens durch gelebtes Leben“. Das ist „das Richtungserlebnis“ des „Wechsels“, also von einer weiten, vor uns liegenden Zukunft und eines geringen Umfangs von Vergangenheit zugunsten eines Anwachsens der Vergangenheit und einer stetigen Verkürzung der noch zur Verfügung stehenden Zukunft. Ist die Gesamtmenge des jeweils gegebenen Lebens so verteilt, daß der Umfang der Zukunftserstreckung zu null wird, so tritt nach Scheler der Tod ein. Daß er auf uns zukommt, wissen wir, weil er „wesensnotwendig“ in dem spezifischen Richtungserlebnis der Todesrichtung des Lebensprozesses selbst mitgegeben ist. Oder, wie Scheler auch sagen kann, weil „das Grundphänomen des Alterns, das Wesen ‚Altern‘ “ im Lebensprozeß und seiner Erfahrung selbst mitgegeben ist. Von daher kann auch Scheler vom „natürlichen Tod“[7] sprechen. Allerdings versteht Scheler den natürlichen Tod als ein nur vom Wesen des Lebendigen her zu verstehendes Phänomen. Weil das Bewußtsein des mit der Neuzeit heraufgekommenen Menschentyps das Leben in seiner Eigenart nicht mehr zu sehen vermochte, sondern auf den Mechanismus reduzierte, und zwar im Zusammenhang mit den im vorhergehenden Kapitel erörterten Erkenntnisinteressen, mußte es auch den Tod verdrängen. Nach Scheler steht die These von der Verdrängung des Todes durch den neuzeitlichen Menschentyp auf dem Hintergrund der These, dieser Menschentyp habe das Leben verdrängt. Schelers Thesen zum Tod, zum Wissen um den Tod und zur Verdrängung des Todes haben einen lebensphilosophischen Hintergrund. Scheler, so fundamental für sein Denken auch der Dualismus von Leben und Geist ist, hat doch auch immer wieder für die Rehabilitierung des Lebens als eines eigenständigen Wesensbereiches gestritten.

Mit diesen Bemerkungen ist bereits der Übergang zur Kritik an Schelers Theorie der Todesgewißheit eingeleitet. Man hat gemeint, so P. L. Landsberg, Scheler schildere allein die Erfahrung des Alterns und der Tod erscheine in seinen Darlegungen „als eine äußerste Grenze, die man voraussehen kann, wenn man den Vorgang des

Älterwerdens in Gedanken weiterverfolgt"[8]. Dagegen behauptet Scheler:

> Unser Leben ist uns ... innerlich in jedem Zeitpunkt als eine geschlossene Totalität gegenwärtig, auf deren Hintergrund alle besonderen Erlebnisse und Schicksale erscheinen. Und selbst unabhängig vom Altern ist uns, wenn auch nicht der Zeitpunkt und die Art seines Endes, so doch dieses Ende selbst gegenwärtig.

Obwohl das Erlebnis der Todesrichtung unseres Lebens auch als Erlebnis des Alters gedeutet werden kann, betont Scheler, daß die erlebte „Todesrichtung" und das „Sphärenverhältnis", das zwischen der „unmittelbaren Erinnerungs- und Erwartungssphäre besteht ", erst „die letzte intuitive Grundlage für den Begriff des ‚Alters' überhaupt" abgebe. Für ihn folgt also die Einsicht, alt oder älter geworden zu sein, aus der wachsenden Einsicht in die Todesrichtung des Lebens. Nicht etwa wird bei Scheler die Todesgewißheit aus der Erfahrung der „faktischen Alterserscheinungen" wie wachsender Ermüdung, Krankheit, Abnahme der Fähigkeit zu reagieren, graue Haare usw. geschlossen.[9] Scheler gegenüber muß aber gefragt werden, ob die Verlagerung der Anteile von Vergangenheit und Zukunft innerhalb des Gesamtumfangs unseres Zeitbewußtseins wirklich zum Wissen um den Tod führen könnte, wenn wir nicht doch empirisch und durch Induktion um den Tod anderer wüßten. Daß im Fortgang unseres Lebens Vergangenheit wächst und Zukunft abnimmt, setzt das Wissen um den Tod bereits voraus. Wüßten wir nicht, daß wir sterben müssen, so wüßten wir auch nicht, daß der „Vorrat" erlebbarer Zeit, in der wir noch unsere Möglichkeiten ergreifen können, immer geringer wird. Diese Gewißheit hat ja etwa z. B. das Kind noch nicht, obwohl sich auch in seinem Leben jene Richtungstendenz schon durchsetzt. Wir kommen zu der Einsicht, daß wir dem Tod verfallen sind, doch wohl nur, wenn wir die Erfahrung der Todesrichtung unseres zeitlichen Daseins mit der Erfahrung verbinden, daß andere sterben. Allerdings muß Scheler zugegeben werden: Indem wir den Tod der anderen im Licht der Gewißheit von jener Richtungstendenz, welche unserer Selbsterfahrung angehört, sehen lernen, „verinnerlicht" sich unser Wissen um den Tod, geht uns auf, womit wir es zu tun haben und womit wir selber zu tun bekommen werden, wenn wir andere sterben sehen.

Die Hauptschwierigkeit, in welche Schelers Versuch sich verstrickt, liegt wohl darin, daß er den Tod zum Gegenstand einer „Wesenserkenntnis" gemacht hat. Immer wieder betont er, die intuitive Todesgewißheit sei als Wesenserkenntnis völlig unabhängig von allen konkreten Situationen, aller leiblich erfahrenen Todesferne oder Todesnähe, allen faktischen Umständen des konkreten Sterbens. Schelers „Todesgewißheit" darf dabei auf keinen Fall verwechselt werden mit in bestimmten Situationen erlebter Todesangst oder einer Ahnung des herannahenden Todes, sondern entspringt der Erfahrung des Lebensprozesses und seiner Gerichtetheit als solcher. Mag „diese Art der phänomenologischen Reduktion ihr methodisches Recht im Absehen von allen situativ bedingten — persönlichen, soziologischen, historischen — Besonderheiten des Todeserlebens" haben, so überschreitet sie doch „ihre methodischen Kompetenzen, wenn sie nicht nur von je verschiedenen faktischen Verhaltensweisen des Menschen, sondern von seinem Verhalten zum Tode überhaupt absieht".[10] Ja man muß sich fragen, ob der Tod nicht in einer solchen, auf phänomenologisch faßbare Wesensverhalte gerichteten Erkenntnisweise den Charakter der Wesensnotwendigkeit empfängt, der nicht mehr verständlich machen kann, warum wir Menschen uns vor ihm ängstigen, immer neu nach ihm fragen und gerade seine Notwendigkeit so schwer einsehen. Hat Scheler nicht die Wesensnotwendigkeit, wie sie z.B. logischen Sachverhalten zukommen mag, mit der faktischen Notwendigkeit des Sterbenmüssens verwechselt? Treffend bemerkt E. Ströker, es mangle uns nicht einfach an einem „Fehlen der Einsicht, warum der Tod sei", sondern wir litten vielmehr an der mangelnden Einsicht in die zureichenden Gründe dafür, „warum der Tod nicht auch nicht sein könne. Deshalb ist im Todesbewußtsein, wo es aktual gegenwärtig ist und nicht verdrängt gehalten wird, stets eine Unruhe des Fragens und Suchens, die an kein Ende gelangt".[11] Auch ist darauf hinzuweisen, daß Schelers Theorie nicht deutlich zu machen vermag, daß wir den Tod immer wieder „als ein Gegensinniges zur spezifisch menschlichen Lebendigkeit"[12] erfahren. Kann der Tod einfach aus dem Wesen des Lebens verstanden werden oder ist er nicht vielmehr der wesenlose Widerspruch zum Leben überhaupt, zumindest zum Leben des Menschen? Weiter muß gefragt werden, ob uns nicht der Tod gerade kein intuitiv-anschauliches „Was", keinen Wesensgehalt entgegenhält, sondern gerade den Entzug jeder anschaulich gegebenen Qualität bedeutet und wir so, wenn wir überhaupt von einem „Wesen des Todes" sprechen wollen, sagen müssen, sein „Wesen" bestehe gerade darin, uns jedes erfahrbare Wesen zu entziehen.[13] Vor allem ist aber auf folgendes hinzuweisen: Scheler versucht den Tod im Bereich des Lebens anschaulich und die Gewißheit von ihm als ein Lebensphänomen verständlich zu machen. Muß sich aber der Mensch zum Tode verhalten, so steht er in einem einzigartigen Bezug zum Tode, den wir sonst bei keinem anderen Lebewesen finden. Wir betonten schon: Schelers Gedankengang gehört dem Umkreis der Lebensphilosophie an, also jener durch Nietzsche, Bergson, Simmel, Klages u. a. vertretenen Bewegung, die das Eigenständige und Eigentümliche des Lebens gegenüber der mechanistischen Richtung betont, dabei aber Gefahr läuft, auch das Geistige, Personale, Kulturell-Soziale und Existentiale einseitig aus dem Wesen des Lebens her zu denken. Gewiß schließt sich Schelers Denken nicht im Rahmen der Lebensphilosophie ab. Gerade den Tod versucht er aber als ein „Lebensphänomen" zu deuten. Es scheint jedoch, daß das Spezifische des Menschentodes und des menschlichen Wissens um den Tod einem ganz anderen Bereich zugehören als dem des bloßen Lebens. Damit soll natürlich nicht geleugnet werden, daß der Tod durch unsere biologische Verfassung bedingt ist und ohne die Tatsache nicht gedacht werden kann, daß der Mensch auch ein Lebewesen ist.[14]

Trotz der vorgetragenen Bedenken kommt dem Schelerschen Ansatz eine bleibende Bedeutung zu. Sie liegt in seinem Hinweis auf die Todesrichtung unseres Lebensgangs. Damit hat Scheler zweifellos eine Zeiterfahrung getroffen und in die philosophische Diskussion eingebracht, welche zwar nicht als die Quelle der Todesgewißheit angesehen werden darf, wohl aber, zusammen mit anderen Momenten, die im folgenden erörtert werden müssen, zu den Strukturen unserer Existenz zählt. Scheler hat mit seiner Analyse einen wichtigen Beitrag zur philosophischen Erhellung der Struktur der Zeitlichkeit überhaupt geleistet, in der sich die menschliche Existenz vollzieht, indem er im

Zusammenhang mit der Frage nach der Todesgewißheit die eigentümliche „Gerichtetheit der ursprünglichen Zeit“[15] aufzeigt.

2. *Vorlaufen in den Tod (Kierkegaard und Heidegger)*

Einen anderen Weg, die Gewißheit des Todes über alles bloß empirisch-induktive Wissen hinaus in ihrer Bedeutsamkeit für die menschliche Existenz aufzuschließen und eine Weise des Wissens um den Tod freizulegen, stellt das Denkmodell des „Vorlaufens“ in den Tod dar. Es ist erstmals von Kierkegaard entwickelt worden, wobei vor allem seine fiktive Rede ›An einem Grabe‹[16] von Bedeutung ist. Martin Heideggers existentiale Analyse der Zeitlichkeit des menschlichen Daseins, wie sie in ›Sein und Zeit‹[17] vorgetragen wurde, ist mit dem Ansatz Kierkegaards aufs engste verwandt.

Folgen wir zunächst Kierkegaard: Für ihn ist der Tod Gegenstand des Ernstes. Der Ernst steht bei Kierkegaard immer in einer Beziehung zum „Selbst“ des Menschen. Ein Selbst zu gewinnen, ist für Kierkegaard der eigentliche Gewinn, das, worum es in der Existenz des Menschen geht. Das Selbst gewinnt der Mensch gemäß der Bestimmung zum Selbst in Kierkegaards Schrift ›Die Krankheit zum Tode‹[18], wenn er sich so zu sich selbst verhält, daß er sich als die Synthese von Unendlichkeit und Endlichkeit, Zeitlichem und Ewigen, von Freiheit und Notwendigkeit realisiert. Außerdem muß er sich, indem er sich zu sich selbst verhält, zugleich zu dem verhalten, welches ihn in das ganze Verhältnis eingesetzt hat. Das ist für Kierkegaard Gott, so daß er das Selbst auch als ein Selbst vor Gott oder als „theologisches Selbst“ bezeichnen kann. In das Verhältnis, zu welchem sich der Mensch verhalten muß, gehört auch das Verhältnis von Zeit und Ewigkeit. Damit sind wir auch schon an dem Punkt angelangt, an dem wir einsehen können, daß der Ernst, welcher auf das Selbstsein zielt, notwendig mit dem Tode zu tun hat und in dem Verhalten zum Tod sozusagen kulminiert. Denn durch den Tod erhält das Verhältnis von Zeitlichem und Ewigem seine Schärfe. Der Tod kann aber nur dann zum Gegenstand des Ernstes werden, wenn von ihm nicht „im allgemeinen“ geredet wird, wie das der Fall ist, wenn wir sagen, „alle

Menschen sterben" oder meinen, der Tod sei nun einmal das Geschick des Menschengeschlechtes. So zu reden wäre nach Kierkegaard nicht Ernst, sondern Scherz. Für ihn ist der Ernst auch noch nicht erreicht, wenn wir philosophische Betrachtungen über Werden und Vergehen anstellen, uns in wehmütigen Stimmungen ergehen und „seufzen über den Hohn des Lebens".[19] Selbst das Trauern und Klagen um den Tod des Geliebten bleiben dem von Kierkegaard geforderten Ernst noch äußerlich. Der Ernst kommt in unser Verhältnis zum Tod erst, wenn wir den Tod in einen ausgezeichneten Bezug zu uns selbst setzen, wenn er uns zum „Gedanken im Innern" wird. Das geschieht dann, wenn wir uns selbst als tot denken, mit dem Tod in eins denken, also durch das Vorlaufen in den Tod. Wir werden dann, wie Kierkegaard sich ausdrückt, zu Zeugen des eigenen Todes. Dieses Vorlaufen macht ernst damit, daß im Tode alles Weltliche und Irdische, welches jetzt unseren Sinn erfüllt, aufhört. Der je persönliche Tod ist für Kierkegaard „Weltuntergang", ein Gedanke, der uns immer wieder beschäftigen wird. Dabei ist für ihn das Entscheidende, daß wir den auf uns zukommenden Weltuntergang, die noch ausstehende Zukunft des Todes, jetzt in unsere Existenz hineinnehmen. Das können wir nur im Gedanken an den Tod. Darum ist für Kierkegaard nicht eigentlich der Tod, sondern der Gedanke an den Tod die Spitze des Ernstes. Dieser Gedanke ist aber eben kein „bloßer Gedanke", der keine Folgen hat. Wir verhalten uns in diesem Gedanken ja zu uns selbst und ergreifen uns selbst. Dabei haben wir zu realisieren, daß der Tod jederzeit möglich ist und daß er uns gewiß ist. Er wird mit Gewißheit kommen, aber wir wissen nicht wann. So gibt es „in der Gewißheit des Todes dessen Ungewißheit und in der Ungewißheit die Gewißheit"[20]. Denn der Tod ist „unbestimmbar: das einzige Gewisse und das einzige, worüber nichts gewiß ist"[21]. An dieser Struktur des Todes entfaltet sich der Ernst:

Wird der Gewißheit erlaubt, dahingestellt zu bleiben als das, was sie nun sein kann, als eine allgemeine Überschrift über das Leben, nicht, wie es vermöge der Ungewißheit geschieht, als die Unterschrift, welche die Anwendung unter das Einzelne und Tägliche setzt, dann lernt man den Ernst nicht. Die Ungewißheit tritt hinzu und verweist als der Lehrer ständig auf den Gegenstand der

Lehre und sagt zum Lernen: Achte wohl auf die Gewißheit: so entsteht der Ernst.[22]

Dieser Ernst mahnt den jetzt und hier Lebenden in seiner heutigen Gegenwart zu denken, „daß eine Zeit kommt, da es vorbei ist"[23], und zugleich, daß sie in jedem Augenblick hereinbrechen kann. Die Unbestimmtheit einer Zukunft, in der alles verloren sein wird, erlangt im Ernst des Vorlaufens in den Tod eine die Gegenwart bestimmende Mächtigkeit. Im Vorlaufen in den je eigenen Tod, in „seinen" Tod, gewinnt der Mensch aber seine Gegenwart. Es geht Kierkegaard gerade um dieses Sichergreifen im Heute, welches durch das Vorlaufen in den Tod ermöglicht wird. Kann es nämlich jeden Augenblick mit uns vorbei sein, so ruft uns das Vorlaufen in den Tod zum Handeln in der unmittelbaren Gegenwart auf. Einmal wird alles vorbei sein, aber heute ist es nicht vorbei, im Gegenteil, die Tatsache, daß einmal alles vorbei sein wird, wirft den Menschen darauf zurück, daß es heute nicht vorbei ist: „So ist es also doch nicht vorbei, und trotz alles Todesschreckens, nein, unterstützt vom ernsten Gedanken des Todes, sagt der Ernste: Es ist nicht vorbei." Jeder Tag kann der letzte sein, das sagt uns die gewisse Ungewißheit des Todes. Von daher wird es dann „der Ernst, jeden Tag zu leben, als wäre er der letzte und zugleich der erste in einem langen Leben".[24] Der Tod hat eine „rückwirkende Kraft"[25], indem er es vermag, den Menschen aus seiner Todeszukunft auf die Gegenwart zurückkommen, ja so erst eigentlich Gegenwart erlangen zu lassen. „Der im Ernst gedachte Gedanke an den Tod ermöglicht erst wahres, wirklich gelebtes und gerichtetes Leben."[26]

Heidegger hat das Vorlaufen in den Tod aus der „Sorge" gedacht, welche für ihn „die Ganzheit des Strukturganzen des Daseins bildet". Die Sorge gründet darin, daß es dem Dasein, das ist der existentialontologisch gedachte Titel für den Menschen, in seinem Sein immer um dieses Sein geht. Es existiert „je umwillen seiner selbst", indem es sich „bis zu seinem Ende ... zu seinem Seinkönnen" verhält. Verhält sich das Dasein zu sich selbst, dann ist in diesem Verhältnis immer ein Verständnis eingeschlossen. Dieses muß, da ja das Verhalten auf das Seinkönnen zielt, ein ursprüngliches Verständnis von Sein bedeuten. So ist Dasein an ihm selbst erschlossen, gelichtet, ja der Titel „Dasein“ meint gerade diese Erschlossenheit des Seins im „Da“ des Menschseins. In diesem Verhältnis zu seinem Seinkönnen ist es „sichvorweg“. Denn im „Wesen der Grundverfassung des Daseins liegt ... eine ständige Unabgeschlossenheit“. Uns steht immer noch etwas bevor. Solange wir sind, haben wir unsere Ganzheit nie erreicht. Dabei bedeutet diese Unganzheit „einen Ausstand an Seinkönnen“. Selbst wenn wir meinen, wir hätten nichts mehr vor uns und unsere Rechnung sei abgeschlossen, bleiben wir noch durch das „Sichvorweg“ bestimmt. Denn die „Hoffnungslosigkeit z.B. reißt das Dasein nicht von seinen Möglichkeiten ab, sondern ist nur ein eigener Modus des Seins zu diesen Möglichkeiten. Nicht minder birgt das illusionslose ‚Gefaßtsein auf alles‘ das ‚Sichvorweg‘ in sich.“ Das Gezeichnetsein durch den „Seinsausstand“ bestimmt uns bis zum Tod. Erst wenn er uns erreicht, haben wir nichts mehr vor uns. Denn mit dem Tode endigt unser In-der-Welt-Sein, wird uns der Spielraum genommen, in dem wir allein uns zu unseren Möglichkeiten verhalten und sie ergreifen können, nämlich die Welt. Auch für Heidegger ist der Tod „Weltuntergang“ und eben damit, weil wir alle unsere Möglichkeiten nur im In-der-Welt-Sein realisieren können, zugleich das Ende unseres Seinkönnens. „Die Behebung des Seinsausstandes besagt“ für den Menschen die „Vernichtung seines Seins. Solange das Dasein als Seiendes ist, hat es seine ‚Gänze‘ nie erreicht. Gewinnt es sie aber, dann wird der Gewinn zum Verlust des In-der-Welt-Seins schlechthin. Als Seiendes wird es dann nie mehr erfahrbar.“ Steht es so, dann ist zu befürchten, daß die Erfassung der ontologischen Seinsganzheit des Daseins „ein hoffnungsloses Unterfangen“[27] bleibt.

Löst sich das Dilemma vielleicht im Blick auf den Tod der anderen? Wird uns in ihnen, wenn sie im Tod das Sichvorweg hinter sich gelassen haben, eine Ganzheit des Daseins erfahrbar? Das ist nach Heidegger deshalb nicht möglich, weil die Verbleibenden zwar unter dem Verlust des Verstorbenen leiden können und im „trauernd-gedenkenden Verweilen“ mit ihm „zu sein vermögen, wobei aber der Verstorbene selbst faktisch nicht mehr“ da ist. Denn „Mitsein meint ... immer miteinandersein in derselben Welt“. Sie hat der Verstorbene im Tode ja gerade verlassen, während die Hinterbliebenen noch in ihr sind. Dennoch können sie „aus ihr her ... noch mit ihm sein“. Sie erfahren aber in einem solchen Mitsein mit dem Toten gerade nicht den „Seinsverlust", welchen der Sterbende an sich „erleidet", nämlich „das eigentliche Zuendegekommensein des Verstorbenen". Keiner kann den Tod eines anderen erfahren, jeder muß seinen Tod selbst sterben. Der Tod als „existentiales Phänomen" ist immer der je meinige und nie der Tod der anderen. Wir können uns in mancherlei Hinsicht von anderen vertreten lassen. „Indes scheitert diese Vertretungsmöglichkeit völlig, wenn es um die Vertretung der Seinsmöglichkeit geht, die das Zu-Ende-Kommen des Daseins ausmacht und ihm als solche seine Gänze gibt. Keiner kann dem anderen sein Sterben abnehmen. Eben das verkennt man, wenn „das Sterben Anderer als Ersatzthema für die Analyse der Ganzheit",[28] die unauflöslich mit dem Tode verbunden ist, vorgeschoben wird. Auch hier stimmt Heidegger völlig mit dem überein, was wir bei Kierkegaard über die den Menschen vereinzelnde Macht des Todes fanden.

Heidegger versucht seine Frage, auf welche Weise das Ganzsein des Daseins vom Tode her verstanden werden kann, einer Lösung näherzubringen, indem er die besondere Weise des „Endens" untersucht, mit der wir es im Tod des Menschen zu tun haben. Dieses Enden bedeutet kein Aufhören, wie es etwa aufhört zu regnen. Es bedeutet auch kein Enden im Sinne des Fertigwerdens oder des Verschwindens von etwas. Es kann auch nicht einfach als „Vollendung" gedacht werden, da auch unvollendetes Dasein endet. Ja der Mensch endet zumeist „in der Unvollendung oder aber zerfallen und verbraucht". Würde man das Enden des menschlichen Daseins als Aufhören, Fertigwerden oder Verschwinden verstehen, „dann wäre das Dasein hiermit als Vorhandenes bzw. Zuhandenes gesetzt", gerade aber nicht in seiner ontologischen Eigenart als Dasein, also als Seiendes, das sich zu seinem Sein verhalten muß und seinem eigenen Zu-sein überantwortet ist. Was immer über den Tod gesagt werden kann, muß von dem Grundthema her in Sicht kommen, um welches es dem Dasein geht, indem es sich zu sich selbst verhält: „Das Sein ist es, darum es diesem Seienden je selbst geht."[29] Nun ist aber dieses Dasein „ständig, solange es ist, schon sein Noch-nicht ...". Es existiert ja immer im Vorsichweg. Ist es aber als Dasein immer ein Noch-nicht, dann ist es „auch schon immer sein Ende". Daher bedeutet das „mit dem Tod gemeinte Enden ...

kein Zu-Ende-Sein des Daseins, sondern ein Sein zum Ende dieses Seienden. Der Tod ist eine Weise zu sein, die das Dasein übernimmt, sobald es ist. ‚Sobald ein Mensch zum Leben kommt, sogleich ist er alt genug zu sterben' ".[30] Damit zeigt sich, daß das Noch-nicht, durch welches das Dasein bestimmt ist, nicht als Ausstand, d. h. als „Nochnichtbeisammensein des Zusammengehörigen"[31] verstanden werden darf, weil es eben nicht um ein Zuendesein geht, welches eintritt, wenn eine Summe beieinander oder eine Schuld getilgt ist, sondern um eine Seinsweise, kraft derer wir Menschen uns zu unserem Tode verhalten müssen. Damit zeigt sich erneut die Übereinstimmung zwischen Kierkegaard und Heidegger. Beiden geht es darum, daß der Mensch, aus der Todeszukunft auf sich zurückkommend, seine Gegenwart ergreift, diese Gegenwart aber versteht als das jetzt schon geschehende Hineingehaltensein in den Tod. Diese Seinsweise, „in der das Dasein zu seinem Tode ist", nennt Heidegger „Sterben" im Unterschied zum „Verenden", womit das „Enden von Lebendem" bezeichnet wird. Sofern auch das Dasein „seinen physiologischen, lebensmäßigen Tod ‚hat', jedoch nicht ontisch isoliert, sondern mitbestimmt durch seine ursprüngliche Seinsart", kann von einem „Zwischenphänomen" des „Ablebens" gesprochen werden. Heidegger leugnet also die physiologische Seite des Todes, die heute im Begriff des „natürlichen Todes" ganz einseitig in den Vordergrund geschoben wird, keineswegs. Er vermutet sogar, daß die „medizinisch-biologische Untersuchung des Ablebens ... Ergebnisse zu gewinnen" vermag, „die auch ontologisch von Bedeutung werden können". Dies gilt aber nur unter der Voraussetzung, daß „die Grundorientierung für eine existentiale Interpretation des Todes gesichert ist". Ja, er stellt die Frage, ob nicht Krankheit und Tod auch im medizinischen Sinne „primär als existentiale Phänomene begriffen werden" müssen.[32]

Dürfen wir den Tod, weil sich das Dasein zu ihm verhält, und darin zu sich selbst, nicht als einen Ausstand verstehen, um nicht in den Bereich des Vor- oder Zuhandenen abzugleiten, so läßt er sich doch als ein „Bevorstand" bezeichnen. Ja, er ist ein „ausgezeichneter Bevorstand", weil sich in ihm das Dasein selbst in seinem eigensten Seinkönnen bevorsteht. Wir nähern uns nun dem entscheidenden Punkt:

Ist der Tod ein Seinkönnen, ja sogar das eigenste Seinkönnen, so ist er eine Möglichkeit der Existenz, d.h. eine Weise des Sichverhaltens, des Sichergreifens, des Selbstseins. In dieser Möglichkeit ist der Mensch ganz „auf sein eigenstes Seinkönnen verwiesen". Er fällt darin ganz auf sich selbst zurück, so daß „alle Bezüge zu anderem Dasein" sowie alles Besorgen des Zuhandenen gelöst sind. Außerdem vermag keine andere Möglichkeit die des Todes zu überholen. Sie ist daher zugleich die äußerste. „So enthüllt sich der Tod als die eigenste, unbezügliche, unüberholbare Möglichkeit. Als solche ist er ein ausgezeichneter Bevorstand." Ergreift das Dasein diese seine ausgezeichnete Möglichkeit, so verhält es sich zu seiner eigenen Unmöglichkeit. Heidegger wagt den paradoxen Satz: „Der Tod ist die Möglichkeit der schlechthinnigen Daseinsunmöglichkeit."[33] Es ist das eigentümliche dieser eigensten Möglichkeit des Daseins, daß es für sie nichts zu verwirklichen gibt. „Die nächste Nähe des Seins zum Tode als Möglichkeit ist einem Wirklichen so fern als möglich." Der Tod ist ja gerade „die Möglichkeit der Unmöglichkeit jeglichen Verhaltens zu ..., jedes Existierens". Laufen wir in diese Möglichkeit vor, so enthüllt sie sich als solche, „die überhaupt kein Maß, kein Mehr oder Minder kennt, sondern die Möglichkeit der maßlosen Unmöglichkeit der Existenz bedeutet".[34] Dieser Maßlosigkeit sich zu stellen, ist der eigentliche Sinn der „Freiheit zum Tode" im Sinne Heideggers. Wir werden später im Blick auf die weiteren Veröffentlichungen Heideggers sehen, daß jene maßlose Unmöglichkeit für ihn zum zentralen Punkt der Frage nach dem Tode wurde. Denn im Vorlaufen in diese Maßlosigkeit enthüllt sich für Heidegger der Zugang zu dem, was für sein Denken das einzig zu Bedenkende ist, zum Sein.

Weil der Tod die unüberholbare Möglichkeit ist, erschließt er „alle ihr vorgelagerten Möglichkeiten mit". Darum „liegt in ihm die Möglichkeit eines existentiellen Vorwegnehmens des ganzen Daseins, d.h. die Möglichkeit als ganzes Seinkönnen zu existieren".[35] Ausstehend auf die Maßlosigkeit, nichts „Wirkliches" in der Welt mehr zu verwirklichen zu haben, also gerade im vorlaufenden Überstieg über alle übrigen Möglichkeiten, schließt sich das Dasein zur Ganzheit seines Seinkönnens zusammen. Das Seinkönnen in der Welt gibt sich ihm gerade im Vorlaufen in den Abgrund des

Todes, in welchem es unendlich über das In-der-Welt-sein hinaus ist.

Nur im Vorlaufen in die eigenste, unbezügliche und unüberholbare Möglichkeit des Todes gelangt das Dasein zur Todesgewißheit. Daß die Möglichkeit des Todes eine gewisse ist, ermöglicht sich das Dasein selbst, indem es sich im Vorlaufen in den Tod in der Wahrheit (Erschlossenheit) hält, die dem Tode entspricht: „Die Erschlossenheit der Möglichkeit gründet in der vorlaufenden Ermöglichung."[36] Eine Möglichkeit „verstehen" heißt für Heidegger, zu ihr „entschlossen" zu sein, d.h. sich in ihr zu halten im „Sichverstehen aus dem eigensten Seinkönnen".[37] Möglichkeit geht dabei nicht in Wirklichkeit über, so daß Möglichkeit in Wirklichkeit verwirklicht wäre. Ein solcher Übergang gehört vielmehr ausschließlich dem Feld des „Besorgens" zu, d.h. dem Bereich des Zuhandenen und Vorhandenen, in welchem es das „Erreichbare, Beherrschbare, Gangbare gibt, d.h. die Möglichkeiten des ‚Umzu'". Das ist das Möglichsein im Sinne des „Wofür-möglich". Von solcher Art kann das Sein zum Tode nicht sein. Wollte nämlich das Dasein die Möglichkeit des Todes verwirklichen, so müßte es sein Ableben herbeiführen und sich damit den Boden „für ein Existieren des Seins zum Tode" entziehen.[38] Darum kann die Gewißheit des Todes nur entspringen, wenn das Dasein sich im Sein zum Tode die Möglichkeit als Möglichkeit erschließt, sich in ihr versteht und die Möglichkeit als solche aushält.

Damit zeigt sich, daß die Gewißheit des Todes nicht in die Reihe der Gewißheiten über Sachverhalte und Vorkommnisse, über vom Menschen entdeckte Seiende gehört. Sie sind zwar auch vom Dasein, also vom Menschen, entdeckt. Denn die Entdecktheit des Seienden geht aus einer „Verhaltung des Daseins" hervor, nämlich dem „Erschließendsein". In der Gewißheit des Todes aber vollzieht es ein ausgezeichnetes Verhalten zu sich selbst, das von einer ausgezeichneten „Daseinsgewißheit" erfüllt ist.[39] In diesem Zusammenhang spricht Heidegger über den Tod als eine „unleugbare ‚Erfahrungstatsache'". Diese „empirische Gewißheit", daß alle Menschen „soweit man weiß, ‚sterben'", bezeichnet nur etwas „im höchsten Grade" Wahrscheinliches, das aber „doch nicht ‚unbedingt' gewiß" ist. Solche Gewißheit bleibt „notwendig hinter der höchsten Gewißheit zurück, der apodiktischen, die wir in gewissen Bezirken der theoretischen Erkenntnis erreichten". Diese Art von Gewißheit vollzieht aber im Grunde ein Ausweichen vor dem Tode. In ihr spricht sich das „alltägliche Sein zum Ende" aus, welches sich den Tod als eigenste Möglichkeit gerade verdeckt und den Tod darum von der eigenen Existenz wegschiebt in die empirisch vorkommenden „Todesfälle". Diese

mögen faktische Veranlassung dafür sein, daß das Dasein zunächst überhaupt auf den Tod aufmerksam wird. In der gekennzeichneten empirischen Gewißheit verbleibend, vermag das Dasein aber gar nicht des Todes in dem, wie er „ist", gewiß zu werden.[40]

Weil wir uns zumeist an Sachverhalte verloren haben, halten wir die Evidenz, in welcher uns Sachverhalte gegeben sind, für die ursprüngliche Weise von Erschlossenheit oder Wahrheit. Solche Evidenzen gelten aber nach Heidegger nur vom „Vorhandenen", aber gerade nicht vom Dasein und der ihm von seiner Seinsart her zugehörigen Erschlossenheit, welche im Verstehen des Todes kulminiert.

Um sich das Vorlaufen in den Tod als eigenste Möglichkeit zu ermöglichen, muß sich der Mensch von der alltäglichen Auslegung des Todes befreien. Sie verdeckt das uns mögliche Wissen um den Tod, die oben angesprochene Todesgewißheit. Das alltägliche, durchschnittliche Sein zum Tode versucht nämlich gerade den Möglichkeitscharakter und damit zugleich die Momente der Unbezüglichkeit und Unüberholbarkeit des Todes zu verdecken. Diese Auslegung kennt den Tod als „Todesfall" und läßt den Tod als „bekanntes, innerweltlich vorkommendes Ereignis" erscheinen. „Man stirbt" eben, man und gerade nicht ich. „Das ‚Sterben' wird auf ein Vorkommnis nivelliert, das zwar das Dasein trifft, aber niemandem eigens zugehört." Die Unvertretbarkeit des Todes wird so verdeckt. So weicht das alltägliche Dasein dem Tode aus und ist ständig auf der Flucht vor ihm. Indem der Tod in ein „immer schon ‚Wirkliches' " umgefälscht wird und er als ständig vorkommender Fall auftritt, beruhigt man sich über den Tod. Alle diese Versuche, dem Tod auszuweichen, entfremden „das Dasein seinem eigensten, unbezüglichen Seinkönnen". Das darf uns aber nicht darüber hinwegsehen lassen, daß es dem Dasein auch in der durchschnittlichen Alltäglichkeit ständig um dieses eigenste, unbezügliche und unüberholbare Seinkönnen geht. Wenn auch nur im „Modus des Besorgens einer unbehelligten Gleichgültigkeit gegen die äußerste Möglichkeit seiner Existenz".[41] Dabei raubt es dem Tod seine Unbestimmtheit. Sie liegt darin, hier zeigt sich wiederum die Übereinstimmung mit Kierkegaard, daß der Tod als das Gewisseste jeden Augenblick möglich ist und wir den Zeitpunkt des Todes doch nicht kennen. Diese Unbestimmtheit verdeckt sich das „alltägliche Besorgen", indem es vor die jederzeit mögliche Unmöglichkeit des Existierens die „übersehbaren Dringlichkeiten und Möglichkeiten des nächsten Alltags schiebt".[42] Dadurch rückt es den Tod in eine allerdings selber unbestimmt bleibende Ferne.

Wichtig ist noch, daß für Heidegger das Verstehen des Todes notwendig mit der Stimmung der Angst verbunden ist. Denn im Vorlaufen in den Tod öffnet sich das Dasein für eine Bedrohung, die daraus entspringt, daß es da ist und im Dasein ständig vor der eigensten, unbezüglichen, unüberholbaren und gewissen, in dieser Gewißheit aber zugleich unbestimmten Möglichkeit seiner Unmöglichkeit steht. Dieser Unbestimmtheit wird es in der „Befindlichkeit" der Angst inne. Denn die Angst hat nach Heidegger kein bestimmtes Etwas, vor dem sie sich ängstet, wie die Furcht. In ihr befindet sich das Dasein vor dem Nichts der möglichen Unmöglichkeit seiner Existenz. Die Angst wirft den Menschen auf seine Faktizität zurück, d. h. darauf, daß er sich immer schon in die Welt geworfen sieht, in ihr zu sein hat und dieses In-der-Welt-Sein übernehmen muß. So kann Heidegger sagen, das „Wovor" der Angst sei das In-der-Welt-Sein des Menschen selber. Dabei ist das Wovor der Angst mit dem, worum die Angst sich ängstet, identisch, nämlich dem In-der-Welt-sein-Können. In dieser Angst vor und um das In-der-Welt-sein-Können ängstet sich die Angst „um das Seinkönnen" des Menschen. Sie muß in der Bedrohung durch den Tod kulminieren, weil er ja, wie gesagt, die mögliche Unmöglichkeit unserer Existenz ist. Vor sie bringt uns die Stimmung der Angst, d. h. sie stellt uns vor das Nichts. Auch hierin zeigt sich wieder eine Gleichsinnigkeit zwischen Kierkegaard und Heidegger, da auch Kierkegaard den Bezug zwischen Angst und Nichts in seinem berühmten „Begriff der Angst" vorweggenommen hat. Angst vereinzelt und auch der Tod vereinzelt. Weil das Vorlaufen in den Tod den Menschen vereinzelt, „gehört zu diesem Sichverstehen des Daseins aus seinem Grunde die Grundbefindlichkeit der Angst. Das Sein zum Tode ist wesenhaft Angst".[43] Den Tod verstehen heißt darum immer auch, Mut zur Angst zu besitzen, die in der Angst sich aufdrängende Bedrohung des Daseins auf sich zu nehmen und die Flucht vor der Angst zu durchstoßen, die dem alltäglichen, verfallenden und entfremdenden Verhältnis des „Man" zum Tode eigentümlich ist. Nur in der Angst ist die „Freiheit zum Tode" möglich.

3. Todeserfahrung im Horizont der Interpersonalität

a) G. Marcel

Heideggers und Kierkegaards Auffassungen vom Vorlaufen in den Tod müssen mit einer anderen konfrontiert werden, welche die Betroffenheit des Menschen durch den Tod nicht aus dem Vorlaufen in den je eigenen Tod zu interpretieren versucht, sondern gerade vom Tode des anderen her. Damit ist freilich nicht irgendein anderer gemeint, sondern es geht um den Tod dessen, den wir lieben, wie es bei Gabriel Marcel heißt. Er ist als Wortführer derer zu betrachten, welche die Erfahrung des Todes von dem her zu interpretieren versuchen, was sich zwischen Personen ereignet. Er berichtet von sich selber, er habe

> schon in frühester Kindheit durch den Tod des Nächsten ein Trauma erhalten", nämlich durch „das Hinscheiden meiner Mutter, die ich verloren habe, als ich noch nicht ganz vier Jahre alt war. Ich stelle ohne Zögern fest, daß sich mein Leben schlechthin — und auch mein geistiges Leben — unter dem Zeichen des Todes des Nächsten entwickelt hat."

In diesem Zeichen sieht er auch den Ursprung einer Kontroverse, die ihn im Jahre 1937 auf dem Descartes-Kongreß mit Léon Brunschvicg zusammengeraten ließ.

> Als er mir vorwarf, ich messe meinem eigenen Tod mehr Bedeutung bei als er dem seinen, antwortete ich ihm, ohne zu zögern: „Was zählt, ist weder mein Tod noch der Ihre, sondern der Tod dessen, den wir lieben", mit anderen Worten: das Problem, das einzige wesentliche Problem wird durch den Konflikt von Liebe und Tod gestellt.[44]

Das Getroffenwerden durch den Tod eines anderen kann offenbar etwas völlig anderes sein als das Verfallen an die Uneigentlichkeit des Verhältnisses zum Tode, von welcher das „Man-selbst" im Sinne Heideggers beherrscht ist. Dieses geht auf Beruhigung der Lebenden und deswegen um das Abrücken der Todeserfahrung in eine beliebige, uninteressierte Objektivität. Der jetzt und hier erfahrene Tod eines Menschen, den ich liebe, trifft mich u.U. zentraler als der noch so ernst genommene Gedanke an meinen eigenen Tod. Marcel erklärt:

Ich habe nämlich einsehen müssen ..., daß ich angesichts des Abgrundes, der durch das Verschwinden eines geliebten Wesens geöffnet wird, eine ganz andere und wahrscheinlich tiefere Bestürzung als vor meinem eigenen ‚Sterbenmüssen' empfinde.

Der Tod eines anderen kann uns selbst so treffen und angehen, daß es zur „Tragödie des Überlebens" kommen kann. Sie tritt ein, wenn wir beim Tod eines anderen Menschen sagen: „Sein Tod ist mein Tod." Nach Marcel ist dieser „Schrei ... ein Funke, der dem absoluten Schmerz entspringt". Das „vom Tod zertretene Wesen scheint weiter zu leben", weil es den Zurückgebliebenen mit seiner Gegenwart erfüllt. In seiner Trauer ist er ja ganz durch den Verstorbenen bestimmt. Diese Gegenwart ist aber gerade die Gegenwart eines Abwesenden. Denn der Tod entzieht den Toten in eine Abwesenheit, welche die Überlebenden von sich her nicht zu überbrücken vermögen. Daher trägt der Tod in der Sicht der Zurückgebliebenen einen „Widerspruch in sich", ja er „ist dieser Widerspruch".[45]

Eine solche Erfahrung tiefster Betroffenheit durch den Tod eines anderen ist nur möglich, wenn der andere Mensch als ein um seiner selbst willen würdiges Wesen angesehen wird, das ein ihm zu eigenes und mit seinem Sein verknüpftes Recht besitzt da zu sein, welches mit einem unbedingten Sinn zusammenhängt, so daß ein Anruf von ihm ausgeht. Dieser wird nur in der Offenheit gehört, welche Marcel „Intersubjektivität" nennt. Damit bezeichnet er nicht, wie heute weithin üblich, die Geltung von Sätzen, in denen alle vernünftigen Subjekte übereinstimmen können, also Objektivierbarkeit durch allgemeine Geltung. Intersubjektivität besagt bei Marcel — um sie von dem heute üblichen Sprachgebrauch abzuheben, spricht man besser von Interpersonalität — „wesentlich Öffnen, Offen-sein. Ich habe oft gesagt, daß die von Bergson in den ›Beiden Quellen der Moral und der Religion‹ eingeführte Unterscheidung zwischen dem Offenen und dem Geschlossenen zweifellos von größerer Wichtigkeit ist, als er glaubte"[46]. Diese Unterscheidung hängt für Marcel mit der zwischen „possessiver" und „oblativer" Liebe zusammen. In der possessiven Liebe ist das Ich egozentrisch um sich selbst geschlossen und betrachtet den anderen Menschen als Gegenstand z. B. der Begierde oder des Gebrauchens. Da das Ich über ihn zu verfügen sucht, ihn beherrschen will, in den Griff des Machens zwingt, bleiben hier das Ich und der andere voneinander geschieden. Die so entstehende Welt sich voneinander isolierender Subjekte, die sich in der Subjekt-Objektspaltung bewegen, hat Marcel als die Welt des Habens gekennzeichnet.[47] Sie ist sowohl die Welt der Begierden wie auch der Angst. Das Ich versucht sich nämlich, indem es sich der Menschen und Dinge bemächtigt, zugleich durch sie zu sichern, gleichsam Mauern der Selbstsicherung aufzurichten. Dabei wächst die Tendenz, sich in dieser Weise zu sichern in dem Maß, als wir uns vom Tode bedroht fühlen und in unserer Angst, gleichwohl ohnmächtig, beginnen, jene Sicherungswälle um uns her aufzubauen. Wir sehen: Auch bei Marcel spielt der Zusammenhang von Selbsterhaltung, Todesangst und Herrschaft eine Rolle. Wir wurden auf diesen Zusammenhang schon bei Scheler und Adorno bzw. Horkheimer aufmerksam.[48] Die Welt des Habens und die Welt der Bemächtigung stellt sich uns heute im Zeichen der Funktionsidee vor. Diese besteht darin, „sich selbst und auch anderen wie ein einfaches Bündel von Funktionen vorzukommen ... sich mehr und mehr als Anhäufung von Funktionen zu behandeln". Unter der Herrschaft dieser Idee geht „der ontologische Sinn, der Sinn für das Sein ... oder genauer ... das Bewußtsein, ihn zu besitzen, verloren".[49] Eine solche Welt, „ausgerichtet auf die Idee der Funktion, ist der Verzweiflung offen ... weil diese Welt in Wirklichkeit leer ist, weil sie hohl klingt". In ihr erwecken die Menschen den Eindruck „Verabschiedete des Lebens zu sein". Auch der Tod erscheint in ihr „unter einem praktischen und funktionellen Gesichtspunkte" und daher „als ein Ausrangieren, ein Sturz ins Unbrauchbare ...". Daher erweist sich gerade die Welt universeller Funktionalität und technologischer

Machbarkeit im besonderen Maße als eine Todeswelt. In ihr ist, weil der Mensch apriori von seinen Funktionen her bestimmt wird, sowohl den sozialen wie den vitalen, für eine Hoffnung über den Tod hinaus von vornherein kein Platz und der Tod eine letzte Bestätigung für eine Nichtigkeit des Lebens selbst. Sie wurzelt darin, daß die im Prinzip des Habens begründete Funktionsidee die Fülle und das Unauflösliche nicht zuläßt, welche Marcel jenem Überbegrifflichen zutraut, auf welches der Schnittpunkt der Sinnlinien von Worten wie „Sein" und „Liebe" verweist. Schließlich bezeichnet Marcel die Welt des Habens und der Herrschaft der Funktionsidee auch als die Welt des „Problematischen". Dabei versteht er unter Problemen die Fragen, welche „aus bestimmten praktischen Betätigungen" erwachsen und aufgrund des theoretischen Wissens gelöst werden können.[50] Die Welt des Problematischen wird von Marcel immer wieder als die Welt der Objektivität beschrieben, als die Welt verfügbarer und damit isolierter Einzelgegenstände, welche das Wissen und Machen des Menschen in seinen Griff zu bekommen sucht. Nach Marcel steht dieser Welt die des Mysteriums gegenüber, d. h. jener Erfahrungen, aber auch jener Fragen, die mich als Fragenden und Erfahrenden einbegreifen, die ich mir nicht objektivierbar gegenüberstellen kann, ohne sie zu verfälschen. Das Mysterium im Sinne Marcels übersteigt uns, indem es uns einbegreift, und fügt zugleich die Welt in „etwas" ein, wofür uns nach Marcels Überzeugung das geeignete Substantiv fehlt, obwohl durch es die Welt ihre Einheit und Totalität wiederfindet, indem sich uns das erschließt, worin wir alle sein können — als „wir".

Der Übergang, die „Schwerpunktverlagerung", wie es bei Marcel auch heißt, in diese Welt des Seins kann mit dem Übergang zur oblativen Weise der Liebe gleichgestellt werden. In ihr bringt sich, dem Wortsinne von „oblativ" entsprechend, ein Mensch dem anderen dar. Das heißt, jeder der beteiligten Personen durchbricht den Autozentrismus der possessiven Liebe, tritt in die Offenheit für den anderen ein und wird so „heterozentrisch". Dies bedeutet für Marcel keineswegs einen Selbstverlust oder eine Aufgabe des eigenen Seinsverlangens. Dieses kommt vielmehr gerade darin zu sich selbst, indem der Mensch für den anderen „verfügbar" wird, wie Marcel in einem leicht mißverständlichen Sprachgebrauch zum Ausdruck bringt. Was

Marcel meint, kann vielleicht so umschrieben werden: Jeder wird für den anderen zum Anruf, sich zu offenbaren, sich in leibhaftiger Präsenz als der zu zeigen, der er ist, in der Bereitschaft, den anderen an sich teilhaben zu lassen, übrigens keineswegs nur an der eigenen Positivität, sondern gerade auch an der Bedürftigkeit und Armut. Jeder sagt sozusagen zum anderen: Sieh mich — höre mich, denn ich rede zu dir — nimm mich ernst, komm aus dir heraus, indem du auf mich zugehst. Der andere aber, indem er das tut, läßt sich in seine Freiheit, seine Fähigkeit zu sprechen, sich mitzuteilen, schöpferisch zu werden, nämlich für den anderen, hervorrufen und gewinnt sich gerade, indem er beim anderen ist und sich nicht mehr intentional zum Gegenstand der eigenen „Selbstfindung", der eigenen Wünsche, Ängste und Begierden macht. Auf diese Weise entsteht „eine Wechselseitigkeit, die so tief ist, daß sich der Heterozentrismus verdoppelt", weil nämlich jede Person „zum Mittelpunkt für die andere wird".[51]

Die Offenheit füreinander, welche in der Intersubjektivität vollzogen wird, kann im Sinne von Marcel auch als eine gegenseitige Präsenz, ein Dasein bei- und füreinander, als ein füreinander Gegenwärtigwerden bezeichnet werden. In diesem „Präsentiellen" wird das Ich sozusagen „entpartikularisiert". Dies besagt: Das Ich ist nunmehr weder für sich noch für den anderen ein vom anderen abgetrenntes Objekt, das vorgestellt, begrifflich durchgearbeitet und nach Ursache und Wirkung befragt gegenübergestellt werden kann. Indem nämlich die beteiligten Personen sich auf den anderen hin übersteigen, realisieren sie eine „Ko-Präsenz", die nicht auf die Art von Nebeneinanderstellung zurückführbar ist, die bei unserem täglichen Umgang mit anderen Menschen im Spiel ist. Wir erkennen dann, daß es „eine illusorische Topographie" voraussetzt, anzunehmen, „daß ich ein abgegrenztes Gebiet darstelle" und etwa mit einem Wasserlauf verglichen werden könne,

> der seine Quelle diesseits oder jenseits einer bestimmten Grenze hat. In Wirklichkeit ist die Idee eines Territorium-Ichs eine fiktive Idee, die man auch dann nicht nennenswert berichtigt, wenn man den Begriff eines Unterbewußten zu Hilfe nimmt, das gewissermaßen die unterirdische Ergänzung oder die Grundmauer dieses Territoriums wäre.[52]

Die Möglichkeit einer solchen Entgrenzung des Ich, wie sie in der gegenseitigen Verbundenheit der Intersubjektivität oder Interpersonalität stattfindet, kann nach Marcel nicht nur in dem Verhältnis der beteiligten Personen zueinander begründet sein. Gewiß führt die Liebe, die nach Marcel im Ernst nur einem Wesen gelten kann, das auch selber zu lieben vermag, die Menschen über ihre in sich verschlossene Subjektivität hinaus. Aber es gilt zu beachten, daß die Menschen, indem sie einander gegenwärtig werden und den Status gegenseitiger Verdinglichung überschreiten, nicht nur füreinander offen werden. In ihrer Offenheit öffnet sich vielmehr ein „Worin" ihrer Offenheit und Verbundenheit. Alles Wirkliche erscheint nun in einem neuen Horizont. Die Realität verliert ihre angstmachende Bedrohlichkeit. Die tödliche Fremdheit verschwindet, wie sie sich zwischen Mensch und Mensch, aber auch zwischen Mensch und Natur erheben kann. Es stellt sich eine Übereinstimmung her, in welcher erfahren wird: Indem wir Menschen einander präsent sind, befinden wir uns in dem, was wir den Sinn des Seins nennen können, „lichtet" sich die Wirklichkeit auf das hin, was alles immer schon durchstimmt, trägt, umgreift und an sich zieht, obwohl es in unserer normalen Alltagswelt zumeist verdeckt ist. Wird es aber in der gegenseitigen Verbundenheit der Liebe erfahren, so erscheint diese normale Welt als eine zerbrochene, unwahre, entwirklichte, in der es für uns aber Erfahrungen einer schöpferischen Erneuerung geben kann. Marcel hat wiederholt darauf hingewiesen, daß jede objektivierende Sprache, wenn sie versucht, dieser Erfahrung Ausdruck zu verleihen, an ihre Grenzen kommt. Es geht um die „Verwirklichung der Präsenz im Schoße der Liebe ..., die unendlich alle begriffliche Beglaubigung übersteigt; denn sie vollzieht sich im Schoße eines Unmittelbaren, das sich jenseits aller gedankenhaften Vermittlung befindet".[53] Unmittelbarkeit, das muß hier sehr genau beachtet werden, meint hier die Unmöglichkeit der begrifflichen Fixierung einer Erfahrung, keineswegs aber eine Art von intellektueller Anschauung. Es geht um die Offenheit von Menschen füreinander, in der die Ursprünglichkeit der Liebe so erfahren wird, daß sich diese Menschen in ihrem Vollzug von einer absoluten Liebe erreicht wissen. Darum kann Marcel schreiben: „Ins Licht gerückt werden muß auch der Umstand, daß die Liebe, im vollsten und konkretesten Sinne des Wortes, die Liebe eines Wesens zu einem anderen, vom Unbedingten auszugehen scheint ..."[54] In ›Gegenwart und Unsterblichkeit‹ heißt es ganz einfach: „Die Intersubjektivität, könnte man sagen, ist die Tatsache, zusammen im Licht zu sein."[55]

Der vorstehende Versuch, das Verständnis von Intersubjektivität bei G. Marcel zu vergegenwärtigen, war notwendig, um deutlich machen zu können, auf welcher Erfahrung die Überzeugung aufruht, im Tod derer, die wir lieben, werde vom Überlebenden eine Todeserfahrung gemacht. Von ihr her wird eine Bestimmung des Todes möglich, nämlich: „Tod ist Trennung von dem, den wir lieben", wie Fridolin Wiplinger sich Marcel anschließend schreibt.[56]

Diese These hat wohl als erster P. L. Landsberg vertreten. Er geht von der Voraussetzung aus, wir seien in der Liebe mit dem nächsten zu einem „Wir zusammengeschlossen". Stirbt einer der Partner, wird die Verbindung mit ihm abgebrochen. Da ich selbst „in gewissem Maße ... diese Verbindung" war, „spüre ich den Tod im Herzen meiner eigenen Existenz".[57] Das stimmt genau mit der Auffassung von Marcel überein. Auch er spricht von einem Wir, in welchem sich der Seinsvollzug der beteiligten Partner bewegt, wenn sich die Offenheit der Intersubjektivität ereignet.

Der interpersonalen Erfahrung gemäß wird der Tod primär nicht mehr, wie es der überlieferten metaphysischen Auffassung des Todes entspricht, als Trennung von Leib und Seele, sondern als Trennung vom geliebten Menschen erfahren. Da Liebe Verbundenheit im Wir und in einer gemeinsamen Welt bedeutet, zeigt sich der Tod innerhalb des Horizontes der Interpersonalität auch als Weltverlust. Weil das eigene Selbstsein als Mitsein, als Mitsein in der Liebe und in der von ihr getragenen Welt verstanden wird, erscheint der Tod zugleich als Selbstverlust. Vor allem: Angesichts des Todes eines geliebten Menschen kann es zu einer Verfinsterung des Verständnisses der Wirklichkeit im Ganzen kommen, welche wir als Verdüsterung des Seinshorizontes bezeichnen wollen. Ich erfahre dann nicht nur den Verlust des anderen Menschen, sondern „den Verlust jeglichen Halts am Leben, am Sein, absolute Halt-losigkeit, das Nichten des Nichts".[58] In einer solchen äußersten Betroffenheit werden wir vor eine Entscheidung gestellt. Es geht darum, wie ich die Beziehung zu dem verstorbenen Partner angesichts seines Todes verstehen kann. Ist sie durch den Tod zur Absurdität verurteilt? War sie es vielleicht immer schon, da der Tod jede Liebe zur Absurdität verurteilt? Oder kann diese Liebe trotz des Todes weitergehen, hat sie noch eine Zukunft? Wie soll mein Leben, das von dieser Liebe so tief beansprucht war, nun weitergehen? Indem ich zu all dem Stellung nehmen muß, bin ich aufgefordert, über Sinn oder Absurdität meines Lebens und damit der Wirklichkeit überhaupt zu entscheiden. Darum kann Marcel sagen, daß für ihn die Dialektik zwischen Liebe und Tod das zentrale Thema seines Denkens ausmacht.[59] In der Todeserfahrung, wie sie innerhalb der Interpersonalität erlitten wird, bricht die Einheit der Frage nach dem Sein und der Frage nach dem Tod auf, von der wir in der Einleitung gesprochen haben. Trifft mich der Tod des anderen so radikal in meinem Selbstsein, wie es uns Marcel vor Augen stellt, dann muß man mit Wiplinger fragen:

In welchem Sinn von Selbst-sein bin ich, bist du, war ich, und warst du, sind wir und waren wir — in welchem Sinn von Sein ist überhaupt alles, was ist? Welchen Sinn hat oder bekommt jetzt das Zeitwort „Sein" in all seinen betreffenden Abwandlungen, in allen überhaupt?

Das besagt: Die Todeserfahrung, welche wir im Tod derer, die wir lieben, machen, ist „von ontologischer Relevanz".[60]

b) Augustinus

Wiplinger macht mit Recht darauf aufmerksam, daß dieses „Problem des Konflikts von personaler Liebes- und Todeserfahrung, und zwar in seiner buchstäblichen welt-bewegenden, weil über den Sinn von Mensch, Welt, Geschichte und Sein überhaupt entscheidenden ... ontologischen Bedeutung", bisher in der Philosophie „nicht gesehen", zumindest nicht positiv aufgegriffen worden ist.[61] Die Erfahrung allerdings, von der Marcel, Landsberg u. a. ausgehen, war immer schon bekannt und ist in eindrucksvollen Zeugnissen beschrieben worden. Das wohl älteste Zeugnis finden wir im babylonischen Gilgamesch-Epos, dessen verschiedene Teile gegen Ende des 17. Jahrhunderts v. Chr. zu einem Epos gefügt wurden. Die Todesangst, die Suche nach dem den Tod überwindenden Lebenskraut, das Schicksal der Toten im Schattenreich des Todes bilden eines der Grundthemen, um welche das Epos kreist. Unter anderem wird auch erzählt, daß Gilgamesch von der Todesangst gepackt wird, als er mit dem Tod seines Freundes Engidu konfrontiert wird. Er fragt: „Was ist das nun für ein Schlaf, der dich gepackt hat? Du bist verdüstert und hörst mich nicht! ... Werd' ich nicht, sterbe ich, sein wie auch Engidu? Harm hielt Einzug in meinem Gemüte, Todesfurcht überkam mich."[62] Vom Tod des Freundes erschüttert, läuft Gilgamesch vor in den eigenen Tod, erkennt er das eigene Todesschicksal, erfährt er sich als „Sein zum Tode" und überkommt ihn Todesangst. Das Gilgamesch-Epos macht deutlich, daß in dieser Angst die Frage nach der möglichen Nichtigkeit des menschlichen Lebens überhaupt anwesend ist, also jene Verdüsterung des Seinshorizontes eintritt, von der oben gesprochen worden ist.

Das wohl eindrucksvollste Beispiel für die zur Rede stehende Erfahrung gibt Augustinus im IV. Buch seiner ›Confessiones‹. Augustinus (354—430) spricht dort vom Tod seines Jugendfreundes, welcher schon Jahre zurückliegt. Alle Momente der Todeserfahrung, die uns von Marcel her bekannt sind, finden sich bereits in der Erinnerung des Augustinus an den Tod des Freundes wieder. Die Basis dieser Todeserfahrung ist schon bei ihm die Einheit des Wir in der Richtung der Intersubjektivität im Sinne Marcels, welche die Unverwechselbarkeit und Einzigkeit der beteiligten Personen nicht auslöscht, sondern in ihrer Wechselbeziehung erst recht zu sich selbst kommen läßt, indem sie sie zugleich von der Gemeinsamkeit des Wir umgriffen sein läßt: „Mein und sein Leben waren eines gewesen in zwei Leibern."[63] Weil die Einheit dieses Lebens durch den Tod des Freundes zerbrochen wird, verfinstert sich für Augustinus die ganze Welt. Die Nichtigkeit des Todes durchdringt alles mit ihrer Finsternis: „Die Heimat war mir eine Qual, das Vaterhaus auf rätselhafte Weise in Unseligkeit verwandelt, und überhaupt alles, was ich mit ihm geteilt hatte, war ohne ihn verwandelt in grenzenlose Pein." Überall sucht und erwartet er den Freund, der aber in eine Abwesenheit entzogen bleibt, von der man nicht mehr sagen kann „ ‚sieh, er kommt wieder', so wie es war, als er noch lebte, wenn er abwesend war". Wegen dieses Entzuges, so sagt Augustinus von sich selbst, „haßte ich alles, weil es ihn nicht mehr enthielt". Der Tod des Freundes breitet sich gleichsam über die ganze Welt aus: „Mein Herz war finster vor Schmerz darüber, und alles, was ich erblickte, war Tod ..." Die Macht des Todes, welche ihn, Augustinus, im Tod des Freundes mitgetroffen hat, scheint ihm nun von so furchtbarer Gewalt zu sein, daß er meinte, „er müsse jählings alle Menschen hinwegraffen", da er ihn, den Freund, verschlingen konnte. „Ich wunderte mich nämlich, daß überhaupt die anderen, die Sterblichen, lebten, da doch der, den ich geliebt hatte, als könnte er nie sterben, gestorben war."[64] Die im Blick auf den Tod des Freundes gemachte Todeserfahrung wird so übermächtig, daß für Augustinus nicht nur die Allgemeinheit des Todesschicksals der Menschen zur Gewißheit wird, sondern er sich darüber wundert, daß die anderen Menschen, obwohl sie schon durch den Tod gekennzeichnet sind und die „Sterblichen" heißen, überhaupt noch leben. Noch mehr ist er aber darüber verwundert, daß er selbst noch lebt, obgleich der Freund gestorben ist. Darin kehrt die Erfahrung, die wir schon im Gilgamesch-Epos fanden, in gesteigerter Weise wieder. Der Tod des Freundes reißt derart in den eigenen Tod mit, daß die Frage aufkommen kann, wie es überhaupt möglich ist, daß der Zurückgebliebene weiterlebt, da er doch aus der Einheit der Welt herausgerissen ist, die er mit dem anderen teilte und die bisher sein Leben war. So bezeugt Augustinus, was Wiplinger in diesen Worten ausdrückt: „So werde ich jetzt ..., da ich merke, daß ich, tot mit dir, gleichwohl noch lebe — und beides gilt! — in dieser Selbstzerrissenheit aufgerissen und offen, vermag ich das mich in der Erfahrung Treffende, eben den Tod selbst, zu ‚empfangen'." Diese Situation des Gestorbenseins mit dem Freunde und des doch Überlebens verdichtet sich in der Frage nach sich selbst, die aber so gestellt ist, daß dabei schlechthin alles in Frage gerät und zur Frage steht: „... Factus eram ipse mihi magna quaestio ... ich war mir selbst zu einer großen Frage geworden." Das Sein seiner selbst wie „des geliebten Verstorbenen, das von Mensch, Welt und Sein überhaupt, sein gesamtes bisheriges Seinsverständnis" wird ihm fragwürdig — „in einer radikalen Frage nach dem Sinn von Sein überhaupt".[65]

c) Der Pluralismus der Todeserfahrung

Blicken wir, nachdem wir uns die Todeserfahrung innerhalb der dialogischen Interpersonalität vergegenwärtigt haben, auf den Gedanken vom Vorlaufen in den Tod, welchen wir bei Kierkegaard und Heidegger fanden, zurück, so wird wohl deutlich, daß er zumindest nicht als die einzige Weise der Todesgewißheit angesehen werden darf. Die Gegenüberstellung von Ausweichen vor dem Tod in der abschiebenden und verharmlosenden Auslegung durch das alltägliche, uneigentliche Verhalten zum Tod und angstbereitem Vorlaufen in den Tod, das ihn zur Möglichkeit eigentlichen Verhaltens machen will, blendet Erfahrungen, Möglichkeiten und Frageweisen aus, welche von unüberschlagbarer Bedeutung sind. Marcel wirft deswegen Heidegger einen „existentiellen Solipsismus“ vor:

> Spricht man wie Heidegger von „Sein zum Tode“ ... so redet man in Wirklichkeit einem existentiellen Solipsismus das Wort ... weil man den Tod des Anderen behandelt, als wäre er ein Ereignis, dem ich beiwohne, und das selbst, wenn es mich etwas angeht, mich nicht im lebendigen Sinne des Wortes trifft.[66]

Es muß aber auch gefragt werden, ob der Versuch, den Tod in eine Möglichkeit des eigenen Seinkönnens zu verwandeln, nicht dem Tod seinen Widerfahrnischarakter, seine Unbegreiflichkeit, seine Paradoxie nimmt, um ihn im Gefüge existentialontologischer Bestimmungen zu systematisieren. Diesen Vorwurf hat Adolf Sternberger in seinem Buch ›Der verstandene Tod‹[67] gegen Heidegger erhoben und im Zusammenhang damit ebenfalls auf die Einseitigkeit der Analysen Heideggers in bezug auf den Tod der anderen hingewiesen. Allerdings entgeht solcher Kritik, daß nach Heideggers auch schon in ›Sein und Zeit‹ expliziertem Verständnis der Mensch sich im Vorlaufen in den Tod zum „Maßlosen“, d.h. zum Sein verhält.

Trotz solcher Einwände sollte aber unbestritten bleiben, daß das Vorlaufen in den Tod im Sinne Kierkegaards und Heideggers eine Möglichkeit darstellt, zu einem Wissen um den Tod zu gelangen, in welchem wesentliche Momente dessen, als was wir den Tod auf uns zukommen sehen, enthalten sind: Verlust des In-der-Welt-Seins,

Verlust der Möglichkeit, sich zu sich selbst und zu allem anderen zu verhalten, Unheimlichkeit des Nichts, Aufruf zur Frage nach sich selbst und nach dem Sinn von Sein. Solche Aussagen über den Tod sind sowohl im Anschluß an den im Sinne Heideggers „verstandenen" Tod wie im Anschluß an die Todeserfahrung im Horizont der Interpersonalität möglich. Das Vorlaufen in den eigenen Tod und die Erfahrung des Todes eines geliebten anderen Menschen bringen uns vor denselben Abgrund! Überhaupt scheint es nicht nur eine, sondern mehrere Weisen zu geben, der Unausweichlichkeit des Todes so inne zu werden, daß sozusagen unser ganzes Leben in seinen Schatten fällt und er nicht bloß ein irgendwann einmal eintretendes Ende ist, um welches wir durch Induktion wissen. Die Flüchtigkeit des gelebten Augenblicks, die Richtungstendenz der Zeit im Sinne Schelers, das Überholtwerden von Sinnerfahrungen durch solche der Absurdität, das Ausschließen bestimmter Möglichkeiten meines Seins, welches ich vollziehe, wenn ich andere ergreife, das Kommen und Gehen der Tage, all das kann uns — auf dem Hintergrund des bloß induktiven Wissens um den Tod — etwas von dem ahnen lassen, was im Tod auf uns zukommt, ja mitten in unserem Leben schon immer anwesend ist. Gerade auf den Höhepunkten unseres Daseins vermag diese Erfahrung durchzuschlagen: Alles ist, indem es ist, auch schon in den Tod gehalten. Wenn es z. B. wahr ist, daß erfüllte Interpersonalität die höchste Seinsmöglichkeit des Menschen darstellt, dann trifft uns der Konflikt von Liebe und Tod im Sinne Marcels nicht erst beim Tode des geliebten Menschen, sondern durchschneidet unsere Gegenwart füreinander schon zu Lebzeiten. So müssen wir einen Pluralismus der verschiedenen Todeserfahrungen anerkennen.[68]

d) Interpersonale Todeserfahrung und Todestranszendenz

Gabriel Marcel spricht von einer „Stunde des tragischen Pessimismus". Sie liegt dann vor, wenn das Leben ein „Medusenantlitz" zeigt, „das mich erstarren läßt". Es besitzt die „bestrickende Kraft ... meinen Willen zur Redlichkeit, meinen Willen, mir nichts weißmachen zu lassen, in ihren Dienst zu stellen".[69] Ist es möglich, „dieser

Bestrickung zu widerstehen, die Meduse zu enthaupten", ohne dabei „in die Lüge zurückzufallen"? Dieses Grundthema seines Werkes stellt Marcel in den Zusammenhang mit dem Tod derer, die wir lieben. Dem eigenen Tod gegenüber kann man sich darin üben, ihn

als Ruhepunkt zu betrachten, den ich mir nach der aufreibenden Arbeit des Lebens wünschen will. Aber diese Betäubung wird in dem Augenblick unwirksam, in dem ich mich dem Tod des anderen gegenüber sehe, sofern er tatsächlich ein Du für mich war.

Das hängt mit der Zerstörung der Einheit zusammen, in welcher ich mit dem anderen verbunden war:

Ein Band ist in unerträglicher Weise zerrissen — andererseits aber doch nicht zerrissen, denn selbst im Riß bleibe ich, und zwar noch stärker als zuvor, dem Wesen, das mir fehlt, verbunden. Das Unerträgliche ist gerade dieser Widerspruch. Es liegt darin ein Ärgernis, das auf die gesamte Wirklichkeit den schimpflichen Schatten der Absurdität wirft.[70]

Einen ersten Schritt, den tragischen Pessimismus zu überwinden, tun wir, wenn wir erkennen, daß für uns die Möglichkeit besteht, zum Tode Stellung zu nehmen, uns mit ihm auseinanderzusetzen, sich ihm gegenüber so oder so zu verhalten. Marcel verbindet diese weithin anerkannte Möglichkeit des Menschen mit dem Hinweis, der Mensch könne durch seine Stellungnahme zum Tode, also durch seine Freiheit, darüber mitbestimmen, als was sich ihm der Tod und von ihm her die ganze Wirklichkeit zeigt. In seiner Freiheit kann er sich nämlich für bestimmte Erfahrungen aufschließen oder nicht. Wie uns alles erscheint, in welchem Lichte es sich zeigt, wie es sich entbirgt — das ist immer auch Tat unserer eigenen Freiheit.

Für Marcel gilt, „daß offenbar die Möglichkeit einer radikalen und ausweglosen Verzweiflung in meiner Situation, der Situation eines sterblichen Wesens, geradezu enthalten ist". Mehr noch, der sichere Tod lastet „auf mir: Meine Lage unterscheidet sich in nichts von der des zum Tode Verurteilten, der in einen Raum eingesperrt ist, dessen Wände immer näher auf ihn zukommen. Von nun an gibt es in meiner jetzigen Existenz nichts, das man nicht zunichte machen (Sartre würde sagen: néantiser) könnte, und zwar aufgrund des auf mir lastenden Todes. Wie sollte ich da nicht von Schwindel gepackt werden und der Versuchung erliegen, diesem Warten, dieser erbärmlichen und ungewissen Frist ein Ende zu machen, und mich so von der Qual der unmittelbaren Todesdrohung zu befreien?" Für Marcel entsteht so „eine Metaproblematik des Nicht-mehr-Seins". Sie ist „ein System der Verzweiflung", das „nur im Selbstmord aufhebbar ist". Dieser Abgrund, „der mich anzusaugen scheint", ist aber „in gewisser Hinsicht von meiner Freiheit selbst geschaffen". Er kann die „Macht zur Vernichtung, die er zu besitzen scheint, ... nur aufgrund des Zusammenspiels mit einer Freiheit behaupten, die sich selbst verrät, um ihm solche Macht einzuräumen". Damit ist aber „meine Freiheit zu einer verbergenden Macht geworden". Wollen wir ein „ontologisches Gegengewicht" gegen diese verbergende Macht der Freiheit sichtbar werden lassen, dann muß sie nach Marcel als Freiheit „einen neuen Sinn" bekommen, nämlich „Bejahung und Liebe" werden. In ihnen aber kündigt sich eine Transzendenz über den Tod an.[71] Damit meint Marcel natürlich nicht, wir sollten in eine fiktionale Wunschwelt entfliehen. Es geht vielmehr darum, Erfahrungen durch eine Tat unserer Freiheit zuzulassen, welche ein Gegengewicht gegen die Erfahrung unserer Sterblichkeit bedeuten, die in der Zerreißung des Bandes, welches uns mit dem geliebten Menschen verbindet, kulminiert.

Ich glaube, daß es in der fast völligen Nacht, die uns umgibt, und deren Dichte uns zu gewissen Stunden zu ersticken droht, trotzdem hin und wieder ein Aufleuchten gibt — Zeichen, die gleichsam der Erwartung entgegenkommen, dem Fordern entgegenkommen, das wir haben und das unser Sein ausmacht.

Marcel möchte eine Philosophie entfalten, welche den Sinn hat, diese Forderung nach Sein und Sinn, die sich in Hoffnung und Liebe realisiert, zu stärken. Er will gegen den „Fluch" angehen, welcher „der Welt innewohnt und rings um uns Gestalt annehmen möchte", indem er sich mit seinem „ganzen Gewicht bemüht, unser Fordern absurd, veraltet, ja kindisch erscheinen zu lassen". Es geht darum, „die Menschen von neuem das Atmen zu lehren."[72]

Die Erfahrung, um die es geht, nennt Marcel auch metaphysische Erfahrung. Sie setzt bei der Gegenwart an, in der Menschen in der In-

Giordano Bruno

tersubjektivität füreinander präsent sind und sich dabei zugleich in der Gegenwart des Lichtes, der Fülle, des Seins, oder wie immer man dies nennen will, befinden. Diese Gegenwart, nur von der oblativen, nicht von der possessiven Weise der Liebe erreichbar, ist von einer „unbesiegbaren Gewißheit" erfüllt, der Gewißheit der Hoffnung, die sich weder methodisch kontrollieren noch wie ein Gegenstand verobjektivieren läßt. Sie findet ihren Ausdruck in der Behauptung, daß der geliebte Mensch, der durch den Tod entzogen worden ist, mir dennoch gegenwärtig bleibt. In den Augenblicken, „in denen ich mich von mir selbst löse, in denen ich aufhöre, mich in den Schatten zu stellen", gewinne ich „Zugang zu einem Licht, das dein Licht ist ...". Marcel fügt hinzu: „Ich will gewiß nichts sagen zu einem Licht, dessen Quelle du bist, aber zu dem Licht, in dem du dich selbst entfaltest, zu dem Licht, das du auf mich reflektieren oder ausstrahlen läßt."[73] Das besagt: Indem wir uns einander gegenwärtig machen, betreten wir eine Dimension der Wirklichkeit, die uns, sobald wir uns in ihr aufhalten, eine Todestranszendenz eröffnet. Sie hat als eine im Leben vollzogene Erfahrung die Fähigkeit , uns „auf das unaussprechliche Staunen des ewigen Morgen vorzubereiten"[74]. Daher, so kann Marcel sagen, sei in ihm die unerschütterliche Gewißheit vorhanden, „daß eine Welt, die von der Liebe verlassen ist, im Tod versinken muß, daß aber dort, wo die Liebe fortdauert ... der Tod endgültig besiegt wird"[75]. Diese Gewißheit ist für ihn auch von der Überzeugung getragen, daß der Mensch, der zurückbleibt, Erfahrungen der Gegenwart dessen machen kann, der ihm durch den Tod entzogen worden ist. Solche Erfahrungen haben für ihn allerdings nichts zu tun mit spiritistischen Naivitäten, sondern wurzeln in der Überzeugung, daß in der Intersubjektivität immer, auch schon zu Lebzeiten der beteiligten Personen, das raumzeitliche Nach-, Neben- und Auseinander überstiegen wird.

Worum es bei dem unauflöslichen Ineinander von Liebe und Hoffnung geht, macht Marcel durch folgenden Gedankengang noch deutlicher: Wenn ein Mensch angesichts des Todes eines anderen Menschen, mit dem er verbunden war, annimmt, es sei nun mit diesem schlechthin aus, so begeht er nach Marcel einen Verrat. In die Nähe dieses Verrates geraten wir bereits, wenn wir in einer unverbindlichen

Unbestimmtheit beharren und uns nicht entscheiden können, darauf zu hoffen, daß der andere jenseits der Todesgrenze als diese einmalige Person weiterbesteht. Marcel betont, es müsse

aufs ausdrücklichste festgestellt werden, daß die Trauer diese Unbestimmtheit nicht mitmacht: Dort, wo sie von innen heraus durch Liebe am Leben erhalten wird, scheint sie von folgender in der zweiten Person ausgesprochenen Beteuerung begleitet zu sein: „Du kannst nicht einfach verschwunden sein wie eine Wolke, die verfliegt; das anzunehmen wäre Verrat."[76]

Marcel kann das sagen, weil er der Überzeugung ist, daß die Annahme, der andere Mensch sei im Tode dem Nichts anheimgefallen, die Liebe ihres eigenen Sinnes beraubt. Liebe erfährt ja immer den anderen als jemanden, der ein Recht hat zu sein, ein Recht, das durch nichts in Frage gestellt werden darf. Da aber gerade der Tod dieses Seinsrecht dennoch radikal in Frage stellt, muß gefragt werden, ob es der Liebe, solange sie bei sich selber bleibt, überhaupt möglich ist, dem Gedanken zuzustimmen, im Tode falle der andere Mensch der Vernichtung anheim. Daher hat Marcel immer wieder betont, die Liebe schließe eine Art von „Ewigkeitsversprechen" ein.[77]

„Einen Menschen lieben", sagt eine Gestalt meiner Stücke, „heißt sagen: Du aber wirst nicht sterben." Das ist für mich keineswegs eine bloße Theaterreplik ... Dem Tod eines Menschen zuzustimmen, heißt, in gewisser Weise ihn dem Tod ausliefern. Was ich zeigen möchte, ist das Verbot, das der Geist der Wahrheit uns vor dieser Kapitulation, diesem Verrat auferlegt.[78]

„Einen Menschen lieben, heißt sagen: Du wirst nicht sterben"[79] hebt ein jeder Liebe immanentes Moment ins Bewußtsein, das allerdings nicht immer reflex gewußt und thematisiert wird. Anzunehmen, daß der andere im Tod dem Nichts anheimfällt, heißt die Zuwendung rückgängig zu machen, in der ein Mensch sich in der oblativen Liebe für einen anderen engagiert und mit ihm verbunden ist. Wenn kein Liebender, d. h. kein wirklich für andere engagierter Mensch, sich mit dem Gedanken abfinden kann, daß diejenigen, die er liebt und für die er engagiert ist, nur ein partikuläres und zufälliges Aufglimmen darstellen, das über kurz oder lang der absoluten Dunkelheit anheimfällt, dann ist der Liebe als solcher Hoffnung über die Todesgrenze hinaus immanent, ist Liebe Bedingung der Möglichkeit von Hoffnung und Liebe ihrerseits nur in Hoffnung zu vollziehen. Von daher konnte Marcel auch den Zusammenhang von Liebe, Hoffnung und Treue deutlich machen. Der „Geist der Treue“ verlange, so sagt er, „von uns ... eine ausdrückliche Weigerung“, nämlich die Weigerung, den Tod „jener, die wir lieben“ als deren letztes Schicksal anzunehmen.[80]

Die Überzeugung Marcels von der in der Liebe mitgegebenen Hoffnung auf Todestranszendenz hängt auch mit seiner Auffassung des menschlichen Leibes zusammen. Sie muß hier noch kurz angesprochen werden. In dieser Auffassung kehrt die früher schon angesprochene Unterscheidung von Sein und Haben wieder. Denn der menschliche Leib kann als ein Gegenstand des Habens bezeichnet werden. Ich verfüge nämlich über ihn wie über Werkzeuge und Dinge. In dieser Sicht erscheint er als etwas, das ich bin und doch nicht bin. Denn alles, was ich habe, besitzt eine Teilhabe an mir, ohne mit meinem Sein einfach zusammenzufallen. Unter dem Gesichtspunkt des Habens erscheint der Leib aber auch in seiner biologischen Funktionalität. Diese Sicht des Leibes ist vorausgesetzt, wenn wir erklären, der Tode bestehe darin, „mein Leib“ werde „aufhören, seine Funktionen auszuüben, und sich zersetzen“. Mit einer solchen Auffassung des Todes kann man die mit dogmatischer Sicherheit vorgetragene Behauptung verbinden, es sei mit dem Menschen im Tode endgültig zu Ende, wie wir es im Begriff des natürlichen Todes kennengelernt haben. In der Sicht Marcels ist diese Bestimmung des Todes der Phänomenologie unserer Todeserfahrungen und unseres Todesbewußtseins völlig unangemessen. Für ihn wird die Radikalität meiner existentiellen Sicherheit, daß ich sterben muß, durch eine solche Auffassung gerade verfälscht. Darum kann man auch aus ihr kein Wissen darüber ziehen, daß ich diese Zerstörung meines Leibes nicht überleben werde oder nicht überleben kann“.[81] Nun sieht Marcel in der Beziehung des Menschen zu seinem Leib eine „Duplizität“. Einerseits werden wir wirklich veranlaßt, unseren Leib als etwas zu betrachten, „was ich besitze und worüber ich auf diese oder jene Weise verfügen kann; andererseits jedoch und in tieferem Sinne weigert sich mein Leib, so behandelt zu werden“, denn „ich bin mein Leib“. Dies ist für Marcel eine „Kernbehauptung, eine Angelpunkt-Behauptung", die er im Auge hat, wenn er vom Menschen als einer „inkarnierten Person" spricht.[82] Daß ich mein Leib bin, zeigt sich für Marcel gerade in der Gegenwart der Interpersonalität. In ihr wird der Mensch vom anderen nicht jenseits seines Leibes in einer abstrakten Geistigkeit, sondern als Person in seiner Freiheit und in seiner Zuwendung zum anderen leiblich-konkret erfahren. Ja, Marcel vertritt die These, daß der Mensch, indem er im Leibe in der Welt da ist, „existiert", d. h. im Leib aus sich heraustritt, für die anderen gegeben ist, sich ihnen im Leib offenbart und sein eigenes Selbstbewußtsein immer nur in bezug auf seine Leiblichkeit realisieren kann.[83] Marcel ist hinsichtlich der Folgerungen, die aus einer solchen Bestimmung des Leibseins des Menschen für die Frage nach Tod und Unsterblichkeit folgen, äußerst vorsichtig. Er sagt nichts Positives aus über eine mögliche Auferweckung des menschlichen Leibes im christlich-theologischen Sinn, obwohl er sich als ein „Philosoph der Schwelle" versteht, d. h. als einen solchen, „der sehr viel mehr denen zugewandt ist, die tastend und oft in großer Angst suchen, als denen, die einen unfehlbaren Glauben bekommen haben und mich im Grunde nicht mehr brauchen".[84] Marcel wendet sich nur gegen gewisse Dogmatismen, die einen solchen Glauben als von vornherein irrational abtun, verbleibt aber bewußt auf dem Wege einer „docta ignorantia", einer wissenden Unwissenheit. Zunächst stellt er fest: Je mehr die Beziehung zu einem anderen Menschen possessiv war, der Welt des Habens angehört hat, um so mehr muß sein „Entschwinden dem Verlust eines Gegenstandes gleichgesetzt werden". Er erscheint dann in einer Leiblichkeit, die als Gegenstand des Habens angesetzt wird und somit der trennenden Vereinzelung unterliegt, die wir an den Gegenständen unserer raumzeitlichen Erfahrungswelt alltäglich beobachten. Treten die Menschen aber miteinander in die oblative Liebe und damit in das Licht der Interpersonalität ein, so transzendieren sie die „Kategorien der Objektivität". Sie gelangen in ein Offenes, in welchem raumzeitliche Trennung nicht einfach Verlust eines Gegenstandes bedeutet, sondern Weisen der Verbundenheit, der Anwesenheit eines Abwesenden möglich sind, die das objektivierende Denken nicht kennt, welche aber der interpersonalen Erfahrung zugänglich sind, obwohl sie uns in ein Feld führen, über das wir kein kontrollierbares Wissen besitzen.[85]

So ermöglicht die Unterscheidung von Leibhaben und Leibsein Marcel, eine bleibende Gegenwart von menschlicher Person bei und für die andere Person zu denken, welche den Tod überdauert. Dabei ist die Überzeugung vorausgesetzt, die ursprüngliche Erfahrung der Todestranszendenz geschehe in dem „Im-Licht-Sein", im „coesse im Schoß der Liebe", von dem die Rede war. Daran festzuhalten, daß Interpersonalität einen den Tod transzendierenden Sinn hat, ist der Vollzug der Treue, welche durch den Entzug, der im Tod des geliebten Menschen geschieht, in das Äußerste ihrer Bewährung gestellt wird. Marcel vertritt aber keineswegs die These, die Treue des Zurückgebliebenen sei die Bedingung der Möglichkeit dafür, daß der Verstorbene überhaupt noch lebt, wie Wiplinger, in diesem Punkte Marcel völlig mißverstehend, ihm unterstellt. Wiplinger kommt zu diesem Irrtum, weil er Marcels Ausführungen über den Leib nicht beachtet und ihm sogar ein Überspringen „der Leibhaftigkeit des Lebens wie des Sterbens und des Todes" zuschreibt.[86] Das genaue Gegenteil ist richtig: Marcel will durch die Erfahrungen mit der Leiblichkeit, die in der nicht possessiven, sondern oblativen Liebe aufbrechen, einen Zugang zum Verständnis der Möglichkeit einer bleibenden, todüberwindenden Gegenwärtigkeit gerade für den leibhaftigen Menschen zeigen. Immer muß dabei festgehalten werden, daß nach Marcels Überzeugung die Einsicht in die Wahrheit eines solchen Veständnisses von Intersubjektivität, Liebe und Leibhaftigkeit sich nur im und aus dem Vollzug der Interpersonalität selbst ergibt. Diese Einsicht erlischt, sobald ich mich außerhalb der Intersubjektivität, aus dem Licht in den Schatten zurückstelle. In der Reflexion dieser Einsicht gipfelt Marcels Beitrag zu einer Erkenntnistheorie des Todes.

Marcel ist von seinem Standpunkt her durchaus in der Lage, zu begründen, warum es Erfahrungen geben kann, die sich auf dem Gebiet des „Nichtfeststellbaren", wie er es nennt, abspielen, ohne daß die Reflexion der Erfahrung in ein bloßes Behaupten und einen Irrationalismus verfällt, welcher die Bedingungen seiner eigenen Aussagen nicht mehr kennt. Marcel fordert grundsätzlich im Bereich des ontologischen Denkens die „zweite Reflexion". In ihr reflektiert die Reflexion sozusagen auf sich selbst, indem sie auf das zu blicken versucht, was das gesamte Denken, auch die diskursiven Gedankenschritte, „unterspannt". Daran können wir nur durch „eine Bewegung der Umkehr ... herankommen, d.h. durch ... die Reflexion, durch die ich mich frage, wie, von welchem Ursprung aus das Verhalten einer anfänglichen Reflexion möglich geworden ist ...".[87] Marcel ist also weit davon entfernt, sein Denken als bloße Wiedergabe von Erfahrungen zu verstehen. Erfahrung konstituiert sich vielmehr niemals ohne Reflexion. Die zweite Reflexion erfaßt gerade auch dieses Zusammenspiel von Erfahrung und Reflexion, ohne das Erfahrung nicht zustande kommt. Für unsere Frage der Erkenntnistheorie des Todes bedeutet das: Wenn jemand behauptet, die Aussage Marcels über die Intersubjektivität und die in ihr anwesende Verschränkung von Liebe und Hoffnung seien unkontrollierbare Behauptungen, so fragt ihn Marcel: „Unter welchen Bedingungen ist eine Kontrolle möglich?"[88] Es geht ja gerade um die Frage, ob der Bereich des sinnvollen Denkens und der reflektierbaren Erfahrung auf Kontrollierbarkeit im Sinne des Verfügens über objektivierbare Daten eingeschränkt werden darf. Wo das geschieht, haben wir bereits die Intersubjektivität verlassen und sind in die Welt des Habens und des durch es konstituierten Seinsverständnisses zurückgeglitten, und zwar aufgrund einer Stellungnahme unserer Freiheit, die nichts anderes zulassen will als bloße Gegenständlichkeit. Gerade dieses Nichtzulassen ist es, welches die Welt in eine Todeswelt, eine Todesmaschinerie verwandelt, in der wir die Zeichen der Hoffnung nicht mehr zu lesen vermögen.

e) Schelling

Marcels Gedanke von der Todestranszendenz, die wir in der Erfahrung personaler Liebe vollziehen können, hat eine bedeutsame Parallele im Denken F. W. J. Schellings. Wir wollen ihr hier noch kurz nachgehen, weil sich gerade bei Schelling persönliche Erfahrung und Anstoß zu einer Verwandlung seines Denkens aufs engste verbinden. Außerdem wußte Marcel um die Parallele bei Schelling, den er von allen Denkern der Vergangenheit am meisten schätzte. Er sah auch einen Zusammenhang zwischen seinen eigenen Ausführungen über den Tod und Schellings Dialog ›Clara. Über den Zusammenhang der Natur mit der Geisterwelt‹. An dieser Schrift arbeitete Schelling nach dem Tod seiner Frau Caroline (1809) in den Jahren 1810 und 1811. Die Schrift ist durch die Erschütterung veranlaßt worden, von der Schelling durch den Tod seiner Frau getroffen worden war: „Es kann mich nichts ferner weder beschäftigen noch trösten, als der Umgang mit den Gegenständen einer höheren Welt, wodurch allein ich die schmerzliche Trennung aufhebe."[89] Die Hinwendung zu den „Dingen einer andern Welt" entspringt für Schelling dem unsäglichen „Schmerz der Trennung von einem so geliebten Wesen, in dessen Leben das meinige mit tausend Wurzeln eingesenkt ist".[90] Sie hat also jenes „Wir" zur Voraussetzung, von dem wir bei den Interpreten der interpersonalen Erfahrung hörten. Dieser Schmerz wird ihm zum Anlaß eines anhaltenden Nachdenkens und Forschens, welches ihn nicht nur die Überzeugung bestätigen läßt, „daß der Tod, weit entfernt die Persönlichkeit zu schwächen, sie vielmehr erhöht, indem er sie von so manchem Zufälligen befreit ..." Er gelangt vielmehr zu der Einsicht, „daß wir im Innersten unseres Wesens" mit den Verstorbenen „vereinigt bleiben" und „daß eine künftige Wiedervereinigung bei gleichgestimmten Seelen, die das Leben hindurch nur Eine Liebe, Einen Glauben und Eine Hoffnung gehabt, zu den gewissesten Sachen gehört ..." Dabei wehrt Schelling den naheliegenden Einwand ab, die bleibende Verbundenheit mit den Toten sei nur der Ausdruck der Erinnerung an das vergangene gemeinsame Leben. Er erklärt, „daß Erinnerung ein viel zu schwacher Ausdruck ist für die Innigkeit des Bewußtseins, welche dem Abgeschiedenen vom vergangen Leben und dem Zurückgelassenen bleibt ...". Die Übereinstimmung mit Marcels Position wird noch deutlicher, wenn wir bei Schelling lesen, daß solche Erfahrungen und solche Hoffnung dem „mit bloßen abgezogenen Begriffen umgehenden Verstande" schwer begreiflich sind. Dadurch wird aber eine entscheidende, das Ganze der Wirklichkeit betreffende Erkenntnis des Philosophen nicht aufgehoben: „Täglich erkenne ich mehr, daß alles weit persönlicher und unendlich lebendiger zusammenhängt, als wir uns vorzustellen vermögen." Diese Erkenntnis kann „bei richtigem Fühlen und Denken zur Gewißheit" einer

„Überzeugung“ reifen. Die Erfahrung „des Todes einer innig geliebten, mit uns verbunden gewesenen Person“ vermag diese Überzeugung „zur höchsten Lebendigkeit zu erhöhen“.[91] Die Einsicht in den lebendigen und persönlichen Zusammenhang der Wirklichkeit veranlaßte Schelling, eine Grundfrage, die sein Denken immer wieder in Atem gehalten hat, in einem neuen Licht zu sehen, nämlich die Frage nach dem Verhältnis von Natur und Geist. Es ist hier unmöglich, den Versuch genauer zu verfolgen, der uns in dem übrigens unvollendet gebliebenen Dialog ›Clara‹ vorliegt. Es muß uns genügen darauf hinzuweisen, daß Schelling hier den Versuch unternimmt, einen solchen Begriff von unsterblicher Seele zu entwickeln, daß in ihm die Leiblichkeit des Menschen miteingeschlossen ist. Daher wird im Begriff der Seele für Schelling eine Versöhnung von Geist und Natur möglich, die sowohl das Leben der in solcher Weise jenseits des Todes vollendeten Menschen bestimmt wie auch ihren Kontakt zu den Hinterbliebenen ermöglicht. In ihm sind sie die Führenden, indem sie uns durch ihren Einfluß gleichsam dorthin emporzuläutern bemüht sind, wo sie sich schon befinden. Dies entspricht durchaus der bleibenden Präsenz derer, die wir lieben, auch wenn sie gestorben sind, bei Marcel. Er spricht einmal davon, daß nicht eigentlich wir die „Überlebenden“ seien, sondern dieser Ausdruck in der Umgangssprache eigentlich eine Verkehrung seiner Bedeutung impliziere. In Wirklichkeit sind die Toten es, „die uns überleben — wobei hier die Vorsilbe ‚über‘ etwa dasselbe bedeutet wie in dem Wort ‚überfliegen‘ — die uns überleben also und uns von oben erleuchten“[92]. Damit keine Verwechselungen entstehen, muß aber noch einmal nachdrücklich darauf aufmerksam gemacht werden, daß für Marcel die Intersubjektivität selber, das Sein im Licht, die Hoffnung begründet, der Tod habe nicht das letzte Machtwort über Intersubjektivität und Liebe, sondern diese über ihn. Man muß dies beachten, um nicht den wiederholten Aussagen Marcels über die Fortsetzung einer Kommunikation zwischen Lebenden und Toten einen völlig falschen Platz anzuweisen.

III. TOD UND UNSTERBLICHKEIT — GRUNDLEGENDE DENKMODELLE IN DER GESCHICHTE DER METAPHYSIK

Im ersten Kapitel unserer Darlegungen war im Zusammenhang mit der Frage nach dem natürlichen Tod, der im heutigen Bewußtsein eine so große Rolle spielt, wiederholt davon die Rede, daß diese Auffassung des Todes sich selbst häufig als „nachmetaphysisch" versteht. Wir stießen auch schon darauf, daß einflußreiche Philosophen der Gegenwart die Möglichkeiten, welche der Philosophie im Zeitalter der Wissenschaften verbleiben, unter dem Aspekt des Endes der Metaphysik betrachten. Die innerhalb des vorigen Kapitels dargestellten Positionen im Bereich der Erkenntnistheorie des Todes verstehen sich zum Teil als „nachmetaphysisch". Bevor wir im letzten Abschnitt die Beiträge zum Todesproblem in diesem „neuen" Denken weiter verfolgen, muß zuvor der Versuch einer gerafften Zusammenfassung der wichtigsten Aussagen der Metaphysik zur Todesfrage gemacht werden.

1. Das todlose Ganze (Vorsokratiker)

Die europäische Philosophie hat sich an ihrem Anfang im Zusammenhang und im Widerspruch zum Mythos entfaltet. Mythos heißt Wort im Sinn autoritativer, durch Tradition verbürgter Aussage. Der Mythos spricht vom Werden der Welt, von der Geschichte und vom Handeln der Götter, Totengeister, Dämonen usw. Er erzählt ein typisches, exemplarisches Geschehen, das sich nicht nur im zeitlichen Anfang der Welt ereignet hat, sondern immer wieder geschieht. Daher konnte der Mensch in den Geschichten des Mythos, in den ihm zugehörigen kultischen Handlungen, den Aufführungen, in denen die heiligen Geschichten festlich dargestellt wurden, eine Orientierung über die Wirklichkeit im Ganzen erlangen. Der Mythos argumentiert nicht, sondern stellt dar. Er ist kein Produkt des abstrakten Verstandes, sondern der schöpferischen Einbildungskraft. Oft enthält er tiefe Einsichten, die in der Gestalt archetypischer Bilder vor uns hintreten. Er ist aber auch angefüllt mit naiven Spiegelungen menschlicher Verhältnisse in den göttlichen Bereich. Dem Mythos ist die scharfe Unterscheidung zwischen göttlichem und weltlichem Bereich, zwischen Diesseits und Jenseits noch unbekannt. Alles ist erfüllt vom Göttlichen, und die Götter wirken ständig in das Dasein der Menschen hinein. Ähnliches gilt von der Beziehung zwischen Lebenden und Toten. Tote kehren in die Welt der Lebenden zurück, wenn auch zumeist in anderer Gestalt. Sie nehmen Einfluß auf die Geschicke der Lebenden, sind aber ihrerseits in ihrem Geschick im Totenreich abhängig von dem, was sie in ihrem Leben getan und unterlassen haben. Wir finden auch die Ansicht und ihr entsprechende rituelle Gebräuche, daß die Toten in gewisser Weise von den Lebenden abhängig sind, von ihrem Gedenken, ihren Opfern und Gebeten. Schließlich ist es auch möglich, daß noch Lebende in ekstatischen Zuständen zu den Toten entrückt werden.[1] Die Ansichten darüber, ob die Toten die Besseren, Wissenderen und Stärkeren sind, an deren höherem Zustand der noch Lebende in ekstatischer Bewußtseinserweiterung Teilhabe erstrebt, oder ob die Toten nur noch Schatten ihrer selbst sind, wie wir es z. B. in der homerischen Vorstellung vom Hades oder der alttestamentlichen von der Scheol finden, schwanken ebenso wie die im Mythos ausgedrückten Meinungen über die mehr schädlichen oder mehr günstigen Einflüsse der Toten.

Gegenüber dem Mythos, der für eine größere soziale Gruppe, ein Volk, eine Stadt, eine Sippe Verbindlichkeit besitzt, bedeutet der Einsatz des philosophischen Denkens eine Distanzierung des einzelnen gegenüber dem kollektiven Gefüge, weil er als einzelner den, allerdings allgemeingültigen, Anspruch der Vernunft vorbringt oder vorzubringen glaubt. Außerdem verstand sich die Philosophie von Anfang an mythenkritisch, weil sie im Mythos das Verständnis des Göttlichen durch den Anthropomorphismus gefährdet sah, gemäß dem sich der Mensch Gott oder die Götter nach seinem Bilde entwarf.[2] Vor allem: In der Philosophie entdeckt sich die Vernunft des Menschen selber, indem sie versucht, die Welt nicht nur in Bildern und Geschichten vorzustellen, sondern als das, was sie ist, zu denken. Das ist nur möglich, wenn in der Wirklichkeit selbst eine Offenheit dafür waltet, gedacht, zur Einsicht gebracht, erkannt zu werden. Jedoch steht die frühe Philosophie nicht nur in der Auseinandersetzung mit dem Mythos[3], sondern, indem sie sich von ihm abstößt, denkt sie zugleich auch von ihm her. Das wird an dem Verständnis des Todes bei den ionischen Naturphilosophen und dem des Dionysosmythos deutlich. Vergegenwärtigen wir uns deswegen in aller Kürze diesen Mythos. Wenn er auch bei Homer keine Rolle spielte, so hat er doch im Leben der Griechen eine große Bedeutung gehabt. Man nimmt heute an, daß er vorhomerischen Schichten des religiösen Bewußtseins zugehörig ist und als ein alter, später verdrängter Mythos einen erneuten Einzug hielt. Dionysos wird vom Göttervater Zeus mit einer menschlichen Frau gezeugt. An ihr, der Semele, nimmt die Göttermutter Hera Rache, so daß er im Schenkel des Zeus ausgetragen werden muß. Dionysos ist ein Gott, der alle Grenzen der normalen Ordnung aufhebt und seine Anhänger in einen tanzenden, singenden Wahnsinn versetzt. Er ist der Gott der Üppigkeit des Wachstums, der Weinrebe und der Einheit des organischen Lebens. Tiere begleiten ihn ebenso wie von Schlangen umkränzte Frauen. Zu den Antestherien, dem attischen Frühjahrsfest, bringt er die toten Seelen zu den Lebenden. Er wird selber von einem Stier und von blutdürstigen Frauen zerrissen, kehrt aber immer wieder. Zur Zeit der Neugeburt des Lichtes, also zur Winter-Sonnenwende, finden die Mänaden ihn als Kind auf dem Parnaß. In seiner Gestalt umschlingen sich Tod und Leben. Dazu paßt die Version des Mythos, die uns u.a. gerade durch einen der frühen Denker, nämlich durch Heraklit aus Ephesus bezeugt wird, daß Dionysos mit dem Gott der Totenwelt identisch ist. Da er als der Gott der Wiederkehr des Lebens zugleich der Gott der Totenwelt ist, stellt sich in seiner Gestalt der Kreislauf zwischen Leben und Tod, der Hervorgang des Lebens aus dem Tode und des Todes aus dem Leben dar. Dionysos ist das „Urbild des unzerstörbaren Lebens", freilich nicht des Bios im Sinne der Biographie als der persönlichen Lebensgeschichte, sondern der der Zoä, d.h. des unendlichen, das Einzelleben übersteigenden, kosmischen Lebens. Dessen Bild und seine kultische Vergegenwärtigung, das war für die Griechen Dionysos.[4]

Um die Verwandtschaft des vorsokratischen Denkens über den Tod zum Dionysosmythos herauszuarbeiten, müssen wir kurz die Grundfrage der frühen Naturphilosophen nach der „Archä" zur Sprache bringen. Die Archä ist der Ursprung im Sinne des Ausgangspunktes, der Herkunft, des „Woher" von allem. Aus der Archä entspringt alles. Sie wird aber zugleich als dasjenige aufgefaßt, wohin alles zurückkehrt. Ursprung und Ziel gehören in einem Geschehen zusammen, das man mit einem Kreislauf vergleichen kann. Solche Aussagen über die Archä als Woher und Wohin darf man jedoch nicht in der Weise verstehen, alle Dinge hätten dort ihren Anfang, den sie hinter sich lassen, um später einmal dorthin wieder zurückzukehren. Die Archä ist vielmehr der immer anwesende Anfang und das, gleichsam auf dem Wege, schon anwesende Ziel. Die Archä ist das Eine, welches alles ist und in dem alles ist. „Aus allem Eins — und aus Einem Alles" heißt es im 10. Fragment des Heraklit. So verschieden die Archä bei den ionischen Denkern auch gefaßt worden ist, der Grundcharakter der Archä hält sich durch die verschiedenen Bestimmungen bei den einzelnen Denkern durch.

Der Bezug des Grundgedankens der Archä zur Frage nach dem Tod ergibt sich unmittelbar. Schon Anaximander (um 610 geb.) bezeichnet seine Archä, das Apeiron, das grenzenlos Unbestimmbare, als todlos, ohne Verderben und ohne Alter (Fr 1 und 2). Der einzige, uns im wesentlichen wörtlich erhaltene Satz des Anaximander — es ist der älteste uns erhaltene Satz der Philosophie überhaupt — lautet:

> Die Archä der seienden Dinge ist das Apeiron. Woraus aber das Werden ist den seienden Dingen, in das hinein geschieht auch ihr Vergehen nach ihrer Schuldigkeit; denn sie zahlen einander gerechte Strafe und Buße für ihre Ungerechtigkeit nach der Zeit Anordnung.

Wir können uns hier nicht auf die verschiedenen, gegensätzlichen Interpretationen des Satzes einlassen. Sie kreisen vor allem um die Frage, warum die Seienden als ungerecht bezeichnet werden und warum sie Buße zahlen müssen. Nietzsche hat gemeint, ihre Ungerechtigkeit sei ihre Emanzipation vom ewigen Sein, von dem sie sich getrennt haben und nun in ihrem vereinzelten Sein getrennt von ihm verharren. Dieser Abfall wird in der Strafe des Todes wieder aufgehoben, zugleich aber die Wiederaufnahme in das Apeiron vollzogen.[5] Mit Bezug auf eine von Hermann Diehls 1903 entdeckte Variante des Satzes des Anaximander meint W. Kranz, die Seienden verfielen der Buße und Strafe des Todes wegen ihrer Habgier, ihres Willens zur Macht und ihrer Selbstbehauptung.[6] W. Nestle meint, ein Seiendes nehme dem anderen die Daseinsmöglichkeiten, so daß sie sich durch das Vergehen gegenseitig Platz machen müßten. Heidegger hat den „Spruch des Anaximander" im Sinne seines Seinsdenkens interpretiert.[7] Wichtig ist in unserem Zusammenhang vor allem eins: Anaximander kennt ein alles Werden und Vergehen umgreifendes Unendliches, auf das sich die Überzeugung gründen konnte, der Tod als Verlust der individuellen Identität sei in einem größeren Ganzen aufgehoben. J. Choron erklärt:

Anaximanders Antwort wurde zum Kern aller philosophischen Lehren der Folgezeit, die sich weder mit den Tröstungen der großen Religionen noch mit der Aussicht, der Tod sei völlige Vernichtung, aus tiefster Überzeugung abfinden konnten. Man nahm nun zwar seinen individuellen Tod auf sich, betrachtete ihn aber nicht als einen sinnlosen Untergang; denn man hoffte, im ewig dauernden Ganzen einbeschlossen zu bleiben.[8]

Die Analogie zum Mythos des Dionysos als der Gestalt des unzerstörbaren Lebens ist deutlich.

Sie tritt deutlicher bei Heraklit aus Ephesus hervor.[9] Heraklit nennt die Archä mit verschiedenen Namen. Sie wird als das Feuer bezeichnet, da nach Fragment 30 der Kosmos, den weder einer der Götter noch Menschen schuf, immer da war und ist und sein wird als „ewig lebendiges Feuer, erglimmend nach Maßen und erlöschend nach Maßen". Dieses Feuer wird als vernünftig und ewig bezeichnet (Fr 64) und steht im Zusammenhang mit dem Blitz, der das All so steuert, daß vor dem Feuer nichts verborgen bleibt (Fr 64 und 16). Von daher legt sich die Vermutung nahe, das Feuer müsse in Beziehung zum Logos gesehen werden und zu dem Einen und Weisen, welches nicht mit dem Namen des Zeus benannt sein will, „weil seine ursprüngliche Göttlichkeit nicht in einem mythischen Namen" eingehen kann. Zum anderen will es doch mit dem Namen des Zeus benannt werden (Fr 32), weil es als das „von allem Getrennte" (Fr 108), also das Absolute ist. Es ist das Eine in allem, die unsichtbare Fügung (Harmonie), welche durch alles hindurchgeht, die Physis, also die Natur, welche auch als Logos bezeichnet werden kann, weil sie die in ihm hell und ansprechbar werdenden Seienden in eins versammelt, indem es sie in ihren Gegensätzen hervortreten läßt. Damit wird deutlich, daß die übliche Auffassung, nach der man Heraklit als einen Denker des Werdens dem Parmenides als dem Denker des reinen, in sich ruhenden Seins gegenüberstellt, nur begrenzt richtig ist. Sein erscheint nämlich bei Heraklit als eine Bewegung von Gestaltung und Umgestaltung, darin aber zugleich auch als die sich durchhaltende Einheit der Gegensätze, von der alles Werden umgriffen bleibt. Für Heraklit ist alles Wahrnehmbare

nur die Hälfte des Ganzen, auch die Bewegung; und im ewigen Fluß der Dinge wird zugleich die Ruhe des Beständigen gefunden: Erst diese Vereinigung von Vergänglichkeit und Stetigkeit ergibt das Ganze des Heraklitischen Gedankens.[10]

Im Fragment 67 wird diese Einheit von Werden und Sein als göttlich bezeichnet: „Gott ist Tag Nacht, Winter Sommer, Krieg Frieden, Sattheit Hunger. Er wandelt sich aber gerade wie das Feuer, das, wenn es mit Räucherwerk vermengt wird, nach dem Duft eines jeglichen heißt."

Von dieser Gegensatzeinheit sind auch Leben und Tod umfaßt. Eben darum kann Heraklit im 15. Fragment sagen: „Derselbe aber ist Hades und Dionysos, dem sie da toben und ihr Lenaienfest feiern." Auch sie stehen innerhalb des einen Weltgeschehens, des auf- und niederbrennenden Weltenfeuers in einem unendlichen Prozeß wechselseitigen Umsatzes: „Feuer lebt der Erde Tod und Luft lebt des Feuers Tod; Wasser lebt der Luft Tod und Erde den des Wassers" (Fr 76).[11] Heraklit geht auch auf ein Wortspiel ein: Bios heißt nämlich im Griechischen nicht nur Leben, sondern in der Sprache Homers auch Bogen, wobei nur der Akzent auf die zweite Silbe des Wortes rückt. Dieser Bogen bezeichnet für Heraklit wiederum die Einheit von Leben und Tod: „Des Bogens Name also ist Leben, sein Werk aber Tod" (Fr 48). Dachte Heraklit dabei auch an eine Fortexistenz des einzelnen Menschen? War er, wie wir es bei Pythagoras und Empedokles finden, mit der Lehre von der Wiederverkörperung vertraut?

Oder spiegelt sich in seinen Fragmenten der in vielen primitiven Gesellschaften noch heute verbreitete Glaube wider, daß verstorbene Ahnen in ihren Enkeln ihr Leben weiterführen? Oder sprach er ähnlich wie Anaximander überhaupt nicht vom Fortleben des konkreten Einzelnen, sondern zielte nur auf den ständigen Umschlag von Tod und Leben im allgemeinen? Wir können diese Fragen aufgrund der unsicheren Quellenlage nicht beantworten und sind mehr oder weniger auf Vermutungen angewiesen. Wir würden allerdings Heraklits Auffassung verfehlen, wenn wir nicht diejenigen seiner Fragmente berücksichtigen würden, welche von der Teilhabe des Menschen am Logos sprechen. Heraklit, der von sich selber erklärt, daß er sich selbst durchforschte (Fr 101), womit so etwas wie eine Reflexion der denkenden Vernunft auf sich selber gemeint sein könnte, erklärt in Fragment 45: „Der Seelen Grenzen kannst du im Gehen nicht ausfindig machen, und ob du jegliche Straße abschrittest; so tiefen Logos hat sie." Das heißt wohl, daß allein im Menschen ein Verstehen des Ganzen der Wirklichkeit, ihrer Archä und ihrer Ordnung, eben des Logos-Feuers möglich ist. Die Menschen erscheinen bei Heraklit als solche, die auf diesen Logos hören können, so daß den Seelen ein Logos zu eigen ist, „der sich selbst mehrt" (Fr 115). Alle Menschen besitzen diese Teilhabe am Logos, wie es auch allen zuteil geworden ist, „sich selbst zu erkennen" (Fr 116). Gerade wenn sie diesem, ihnen selbst zu eigenen und doch allen gemeinsamen Logos folgen würden, könnten sie selbst erkennen, was Heraklit sie lehrt, daß nämlich alles eines ist. Darf man solche Aussagen mit dem Fragment 27 in Zusammenhang bringen, welches lautet: „Der Menschen aber wartet, wenn sie gestorben, was sie nicht hoffen noch wähnen"? Will Heraklit hier auf eine Verhülltheit dessen, was im Tod auf uns wartet, aufmerksam machen, an welcher alle Vorstellungen über das scheitern, was im Tod auf uns zukommt? Oder ahnt Heraklit eine bisher unbekannte Möglichkeit, die ihm in der Erforschung der Tiefe des Logos der eigenen Seele aufgeht, welche in einer Entsprechung zum Logos selbst steht und selber gleichsam logosartig ist? Führt der Tod vielleicht, weil der Mensch im Logos seiner Seele von dem Einen, Weisen, Absoluten, das alles umfaßt, immer schon erreicht ist, in eine Transzendenz, in welcher der in Fragment 62 angesprochene Umschlag nicht mehr gilt: „Unsterbliche: Sterbliche, Sterbliche: Unsterbliche, denn das Leben dieser ist der Tod jener und das Leben jener der Tod dieser"?[12]

Solche Fragen müssen in bezug auf Heraklit schließlich unentschieden bleiben. Würden solche Vermutungen zutreffen, so wäre die Verbindung zwischen der sogenannten klassischen Metaphysik und dem vorsokratischen Denken viel enger als vor allem Heidegger meinte, welcher die frühen Denker in einen Gegensatz zu den späteren Philosophen, den Metaphysikern, rückt.[13] Vielleicht ist aber anzunehmen, daß die genannten Gedanken Heraklits sein Denken nicht grundlegend bestimmt haben. Der Hauptakzent liegt zweifellos auf der Todlosigkeit des die Gegensätze übergreifenden Ganzen.

Auch Parmenides verläßt den Rahmen des eben charakterisierten Denkens nicht. Er leugnet jedoch jegliche Veränderung und damit Werden und Vergehen. Die für ihn grundlegende Einsicht lautet: Sein ist und Nichtsein ist nicht. Die einzige „Wegkunde", an die sich das Denken halten muß, ist die Gewißheit der Identität des Seins mit sich selbst, „daß IST ist". Sein kann nicht in das Nichtsein umschlagen, und aus dem Nichts kann kein Sein entstehen. Darum ist das Sein sowohl ungeboren wie auch unvergänglich, unbeweglich und unveränderlich. Unter diesen Voraussetzungen wird das Werden ein bloßer Schein, nämlich ein „Name", welchen „die Sterblichen in ihrer Sprache festgesetzt haben".[14] Ist aber jede Veränderung eine Illusion, „dann auch der Tod, die augenscheinlichste von allen". So erfährt „Parmenides ... das gleiche wie Heraklit in seiner Vision einer Einheit von Leben und Tod: Völliges Vergehen ist unmöglich"[15]. In der These von der Unveränderlichkeit des Seins radikalisiert und vollendet sich der Gedanke des Aufgehobenseins des einzelnen Seienden, also auch des sterblichen Menschen, im einen und umgreifenden Ganzen. Ist allerdings nicht nur das Vergehen, sondern auch das Werden ein Schein, dann muß man sich fragen, ob nicht die Vielheit der einzelnen Seienden selber zum Schein herabsinkt und die Todlosigkeit des Ganzen durch die ontologische Depotenzierung dieser Vielheit erkauft ist.

2. Die Grundlegung des Leib-Seele-Dualismus (Pythagoreer)

Wir wenden uns jetzt Pythagoras und den Pythagoreern zu. Dabei ist von vornherein zu betonen, daß eine Unterscheidung zwischen der Lehre des Pythagoras selbst und seiner Schüler nur schwer möglich ist. Pythagoras hat nämlich selber nichts geschrieben, sondern trug seine Lehren nur mündlich vor. Pythagoras, der aus Samos stammte und in der zweiten Hälfte des 6. Jahrhunderts v. Chr. nach Unteritalien ausgewandert ist, gründete in Kroton einen ordensähnlichen Bund mit strengen Vorschriften bezüglich der Aufnahme und des Lebens in der Gemeinschaft. Dazu gehörte u. a. auch die Geheimhaltung der Lehren. Der pythagoreische Bund ist von großem politischen Einfluß gewesen und hat auf die Entwicklung des griechischen Denkens maßgeblichen Einfluß genommen. Das gilt vor allem für den Grundgedanken einer Spaltung des Menschen in Seele und Körper, der in der Geschichte der Metaphysik so weitreichende Folgen hatte. Die Pythagoreer waren der Überzeugung, daß die Seele das wahre Wesen des Menschen ausmacht und ihre Verbindung mit dem Körper eine Verunreinigung der Seele mit sich bringt.

Der Körper, und im Verlauf der weiteren Entwicklung dieser Auffassung die Materie im allgemeinen, galten als Schranke der Freiheit des Geistes, als Ursache seiner Trübung, als Grund des Übels und insofern als etwas Negatives, das zu überwinden ist.[16]

Welche tiefgreifende Umgestaltung der Anschauung vom Menschen das pythagoreische Denken eingeleitet hat, sieht man am besten, wenn man es mit der Auffassung des Menschen bei Homer vergleicht. Bei ihm führen die Toten im Hades ein Schattendasein. Die volle, lebendige Existenz ist an die konkrete Leiblichkeit gebunden, in der die Menschen in diesem Leben einander begegnen. Die Pythagoreer lehren das Gegenteil: Unser jetziges Leben ist ein Leben unter den Schatten einer weniger wirklichen Welt. Um zum eigentlichen Leben zu gelangen, muß man sich vom Leiblich-Materiellen lösen. Die Seele ist nach Pythagoras mit Gott verwandt, ja selber göttlicher Natur. Das zeigt sich für die Pythagoreer vor allem in ihrer Fähigkeit, die kosmischen Harmonien zu verstehen. Die Pythagoreer studierten die Zahlenverhältnisse zwischen der Saiten- oder Rohrlänge der Musikinstrumente und den Tonschwingungen. Man brachte die Zahlenverhältnisse im Bereich der Musik mit der Ordnung des bestirnten Himmels in Zusammenhang und sprach von einer Sphärenmusik, welche dem geläuterten Geist hörbar werden kann. Von Pythagoras selbst wurde erzählt, er habe die Sphärenmusik vernehmen können.[17] Von diesem Ausgangspunkt her lehrten die Pythagoreer später, die Seele selbst sei Harmonie, nämlich die Harmonie des Leibes, eine Auffassung, mit der sich Sokrates in Platons Phaidon auseinandersetzt. Diese spätere Entwicklung innerhalb der pythagoreischen Schule geht aber nicht auf Pythagoras selber zurück. Zu den am besten bezeugten Lehren des Pythagoras gehört nämlich die Überzeugung von der Unsterblichkeit der Seele, die bei ihm mit dem Gedanken der Seelenwanderung verbunden wird. Die Seele verläßt beim Tode das Gefängnis des Körpers und verkörpert sich gemäß ihrer Lebensführung in einem anderen menschlichen Leib oder auch in einem Tier. Dadurch wird der Straf- und Bußcharakter des Lebens der Seele im Leibe noch besonders deutlich unterstrichen. Bedeutet dieses Leben Gefangenschaft, Entfremdung und steht es in Gefahr, durch die Verstrickung in neue Schuld eine ebenso leidvolle weitere Existenz nach der Wiederverkörperung zu begründen, so muß das Streben des Menschen darauf gerichtet sein, aus dem Kreislauf der Wiedergeburten herauszukommen und zu seiner wahren Heimat zurückzukehren. Wahrscheinlich war schon Pythagoras der Überzeugung, daß diese Befreiung dort beginne, wo sich der Mensch der reinen Schau, der Kontemplation hingibt. In ihr erinnert sich der Mensch, daß er zu einem anderen Leben bestimmt ist, als es die Menschen im allgemeinen führen, verstrickt in die Jagd nach Ruhm, Ehre, Gewinn und gefesselt von den Begierden. Nicht entschieden ist wohl die Frage, ob Pythagoras gemeint habe, daß der Mensch einmal endgültig in seine wahre Heimat zurückkehren könne, um dort Gott zu schauen und die Ordnung des Ganzen in den kosmischen Harmonien zu erfahren oder ob auch diese zur Vollendung gelangten Seelen eines Tages wieder in den Kreislauf der Geburten einbezogen werden. Die Pythagoreer glaubten nämlich, „daß der harmonisch-ewigen Kosmosbewegung auch eine ewig sich wiederholende ‚Wiederkehr' der für immer fest bestimmten Zahl menschlicher Seelen entspräche"[18].

Die Grundgedanken der Pythagoreer von der Seelenwanderung und von der Möglichkeit des Aufstieges der menschlichen Seele zum Bereich des Göttlichen kehren im Denken des Empedokles wieder (492—432), dessen Zugehörigkeit zu den Pythagoreern umstritten ist. Er lehrt eine asketische Lebensführung, wie wir sie auch von den Pythagoreern her kennen. Neben der sexuellen Enthaltsamkeit spielt das Verbot der Tötung von Lebendem eine große Rolle. Nach dem Glauben an die Metempsychose, den Durchlauf der Seele durch die verschiedensten Existenzweisen, kann es geschehen, daß wir u.U. beim Töten und Verzehren eines Tieres an einen verstorbenen Freund oder Verwandten geraten und in einen undurchschauten Kannibalismus verfallen. Es scheint aber, daß bei Empedokles auch noch ein anderes Motiv für das strikte Tötungsverbot maßgeblich war. Empedokles lehrte nämlich, daß sich in einem ewigen Kreislauf des Geschehens verschiedene Zeitalter gegenseitig ablösen. Dabei sind die Zeitalter von den beiden Grundmächten Liebe und Streit bestimmt. In dem goldenen Zeitalter, das von der Liebe bestimmt ist, nimmt Empedokles eine Vertrautheit zwischen Mensch und Natur an, die sich u.a. in der Zutraulichkeit und Zahmheit der Tiere ausdrückt. Obwohl mit dem Gedanken des Kreislaufes kaum vereinbar, dient das Tötungsverbot der Wiederkehr ursprünglicher kosmischer Harmonie. Der Gedanke der Unsterblichkeit der Seele wird bei Empedokles ebenso im Zusammenhang mit ihrer Göttlichkeit gesehen. Sie ist bestimmt, Göttliches zu erkennen. Da aber für Empedokles der Grundsatz gilt, Gleiches kann nur durch Gleiches erkannt werden, muß die Seele selbst gottähnlich sein. Sie ist es durch ihre Kraft des Denkens. Durch diese These gehört Empedokles zu den Wegbereitern der Lehre der klassischen Metaphysik, wonach die Unsterblichkeit der Seele, ihre Fähigkeit, das Göttliche zu vernehmen und dem Ganzen der Wirklichkeit geöffnet zu sein, auf das engste zusammengehören.

3. Platon

Im Denken Platons (427—347 v. Chr.) erreicht die philosophische Auseinandersetzung um das Problem des Todes jene Gestalt, welche das abendländische Denken bis in die Gegenwart grundlegend bestimmt hat. Wir müssen vor allem den innersten Kern der Lehre Platons, daß die Seele unsterblich und der Tod die Trennung von Leib und Seele sei, zu erkennen versuchen. Dieser Kern liegt in einer Erfahrung und in einem mit dieser Erfahrung verbundenen Erkenntnisinteresse. Wir zitierten früher schon das Wort von Franz Rosenzweig, mit dem er sein Hauptwerk ›Stern der Erlösung‹ beginnt: „Vom Tode, von der Furcht des Todes, hebt alles Erkennen des All an." Das „Erkennen des All" ist bei Rosenzweig ein Titel für die überkommene Philosophie, für die Metaphysik. Auf Platon trifft es ganz zweifellos nicht zu. Denn für Platon ist die Wurzel der Philosophie das Staunen. Für ihn gibt es „keinen anderen Anfang der Philosophie als diesen"[19]. Der Tod spielt für Platon deswegen eine so überragende Rolle, weil er die Bewegung des Lebens und Denkens in Frage stellt, die mit dem Staunen anhebt und welche für Platon Philosophie heißt. Diese Bewegung zielt auf das, was den Menschen wahrhaft zum Menschen macht, auf das Gute, das Glück, das Schöne, das wahrhaft Seiende. Alle diese Namen konvergieren für Platon und zielen auf dasselbe, freilich unter je verschiedenem Gesichtspunkt. Die Kraft aber, in welcher sich diese Bewegung vollzieht, heißt Eros, Liebe. Es geht um das Glück, es geht um das Gute, es geht um die Verwirklichung wahren Menschseins. Aber eben darin geht es auch um die Philosophie und in ihr um die Liebe. Machen wir uns das ein wenig deutlicher, indem wir uns zunächst nach dem Staunen fragen.

Im Staunen geschieht ein „Stoßen auf". Wir stoßen auf etwas, was das gängige Verstehen und die gewohnte Auslegung der Welt in Frage stellt. Wir sind überrascht, befremdet, erschüttert. Darin zeigt sich das, was unser Erstaunen hervorruft, als neu und als unbekannt. Es überfällt uns als bedrohlich oder überkommt uns als erfüllend, immer aber so, daß aus dem Staunen vor diesem Neuen und Unbekannten die Frage erwächst. Vielleicht darf man sagen, daß im Staunen jene Erinnerung am Werk ist, in welcher sich der menschliche Geist seiner wahren Heimat erinnert und sich auf den Weg aus der Entfremdung machen kann, in die er nach Platons Überzeugung geraten ist.

Worum es geht, wird uns klarer, wenn wir Platons Aussagen über den Eros aus dem ›Symposion‹ (Gastmahl) beiziehen. Der Eros ist für Platon so etwas wie der ursprüngliche Impuls, die alles bestimmende Kraft des Strebens, welche alle besonderen Bedürfnisse und Interessen, wie wir heute sagen würden, alle Neigungen und alles Wollen unterspannt und ermöglicht. Er wird im ›Gastmahl‹ als Dämon bestimmt, d.h. als ein Mittleres zwischen Göttern und Menschen. In ihm treten diese Gegensätze als solche hervor. Denn im Eros erscheint die Verwiesenheit des Menschen auf das Unsterbliche und Göttliche, des Menschen, der doch ein sterbliches und endliches Wesen ist. Da er am Göttlichen nicht auf die Weise des Besitzes, sondern der liebenden Suche teilhat, kann in der dämonischen Gestalt des Eros das Wesen der Philosophie selber zum Ausdruck kommen. Weil Sokrates das Wesen der Philosophie verkörpert, finden die Interpreten Züge des Eros in Sokrates wieder.

Als Dämon ist der Eros eine Vermittlung zwischen dem Göttlichen und dem Sterblichen. Das zu verstehen setzt die Einsicht voraus, daß Eros nicht das Geliebte, sondern der Liebende ist. Wir lieben nicht den Eros, sondern der Eros streckt sich nach dem aus, was das wahrhaft zu Liebende ist. Worauf sich aber der Eros liebend ausstreckt, das ist das „wahrhaft Schöne und Zarte und Vollendete und Glückselige“[20]. Die Erlangung dieses Göttlich-Schönen, die Gemeinschaft mit ihm, die schauende Teilhabe an ihm würde dem Menschen das Glück bringen. Dieses ist das Gute, auf welches sich alles Streben richtet. Somit konvergieren im Ziel des Eros das Schöne, das Gute und das Glück: „Wem das Gute zuteil wird, der ist glücklich ... Glück ist Besitz des Guten. Im Glück beschließt sich das Streben; das Glück wird um seiner selbst willen erstrebt. Eros ist Streben nach Glück.“ Eben deshalb „wirkt Eros in allen Menschen und das immer“. So gesehen sind alle „Menschen ... immer Liebende“. Um das zu verstehen, müssen wir freilich bedenken, daß Liebe hier nicht nur das Verhältnis zweier Menschen zueinander meint. „Liebe in diesem Sinn wird vom Eros mitumfaßt. Auch sie ist Streben nach Glück. Eros ist aber auch vieles andere. Er ist so vielfältig, wie menschliches

Glück vielfältig ist."[21] Mit dieser Bestimmung des Eros und seines Zieles hat Platon einen Gedanken ausgesprochen, der nicht nur im Umkreis des platonischen und neuplatonischen Denkens bestimmend geblieben ist, sondern auch auf dem Weg über Aristoteles die mittelalterliche Lehre von den transzendentalen Betimmungen des Seins, wie sie vor allem von Thomas von Aquin entfaltet worden ist, inauguriert. Auch das Verständnis des Menschen als des zur Anschauung Gottes bestimmten und darin sich vollendenden Wesens als eines über Jahrtausende wirksamen Topos christlich-theologischen Denkens entspringt der Grundlegung durch Platons Lehre vom Eros.

Für unser Thema ist folgendes von entscheidender Bedeutung: Das Streben des Eros nach Glück und nach dem Besitz des Guten, welches ihm in der Anschauung des Schönen zuteil wird, zielt auf Dauer, auf Unvergänglichkeit. Gerade der dauernde, ungefährdet in sich ruhende Besitz des Guten zeichnet die Götter und ihre Glückseligkeit aus. Der Mensch dagegen kann nie einfach im Besitz des Guten ruhen. Selbst im Zustand des Glücks bleibt eine Ruhelosigkeit übrig, in welcher der Eros am Werk ist. Er will das Glück dauernd machen, er strebt nach dem Immerwährenden.

Eros geht auf dieses „Immer" — und stößt auf den Tod. Durch den Eros und für den Eros geht der Tod auf als Schranke jeglichen Glücks, als Möglichkeit des schlechthinnigen Verlustes des Guten. Nur wenn Eros diese Schranke zu übersteigen vermag, kann er wahrhaft er selber sein: Streben nach immerwährendem Glück. Ist die Schranke des Todes von ihm nicht zu überwinden, dann ist er als Streben nach immerwährendem Glück sinnlos und insofern von Nichtigkeit durchzogen. Eros ist wesentlich zugleich Streben, unsterblich zu sein.[22]

Platon, das gilt für sein gesamtes Denken, vollzieht das Philosophieren aus einer Grunderfahrung, der gemäß der Mensch sich als Mensch nur selbst finden kann, wenn er alles Menschliche übersteigt, um an einem Übermenschlichen Teilhabe zu gewinnen. Der Mensch ist dieser Überstieg. Er ist in allem Leben und Treiben anwesend, im Verlangen, glücklich zu sein und des Glückes nicht mehr verlustig zu gehen. Dieser Überstieg kann nur zum Ziel kommen, wenn es das „wahrhaft Seiende" gibt, das immer ist und nicht nicht sein kann, also dem Werden und Vergehen entzogen sein muß und in absoluter

Identität bei sich ist und in sich ruht. Gleichursprünglich gehört es aber zur platonischen Grunderfahrung, daß dieses wahrhaft Seiende erkennbar ist, offen für Einsicht, so daß in der Begegnung mit ihm die höchste Aktualisierung des höchsten Vermögens des Menschen, der geistigen Erkenntniskraft, geschieht. In die schauend-wissende Übereinkunft mit dem zu kommen, welches das ist, dem alles Verlangen nach Erkenntnis immer schon zugewandt ist, das allein ist des seligen Ernstes, wie es im ›Staat‹ heißt, würdig. Dieses erste und letzte Ziel sowohl des Strebens nach Erkenntnis wie des Verlangens nach Unsterblichkeit wird im ›Symposion‹ als das in sich selbst Schöne bezeichnet, durch das alles schön ist. Im ›Staat‹ heißt es das Gute, durch welches das Erkennbare erkennbar ist und durch welches die Erkenntniskraft ihre Erkenntnisfähigkeit zugeeignet erhält. Mit diesem Ersten und Letzten aller Wirklichkeit verbindet den Menschen mitten in seiner Bedürftigkeit und Sterblichkeit eine Verwandtschaft. Steht es so um den Menschen, dann wird verständlich, daß sich für Platon „die Erfahrung der Zeit" mit einer „eigentümlichen Leidenserfahrung" verbindet. „Für Platon vermag das Dasein in der Zeit keine Befriedigung zu gewähren, weil es das unvorhersehbar Veränderliche ist. Ewigkeit denkt er im Gegenzug gegen diese Bewegtheit."[23] Dieses Leiden an der Zeitlichkeit ist Leiden am Tode.[24] Die sogenannten „Beweise" für die Unsterblichkeit der Seele, welche Platon vorlegt, müssen immer auf dem Hintergrund der Erfahrung und Bewegung gesehen werden, die wir im vorstehenden darzulegen versuchten, d.h. letztlich, von der platonischen Bestimmung des Menschen her. Es ist wohl wichtiger, diesen grundlegenden Ansatz mitzuvollziehen, wenn man Platon verstehen will, als die Beweise in ihren komplizierten Schritten, ihrer Dialektik und ihrer für uns zum Teil unverständlich gewordenen Argumentation im einzelnen vorzuführen. Dennoch wollen wir versuchen, den Kern dieser Argumente herauszuschälen. Dabei folgen wir zunächst dem ›Phaidon‹. Die in diesem Dialog vorgetragenen Schritte machen ein in sich zusammengehöriges Gefüge aus und bilden im Grunde einen einzigen und nicht mehrere Beweise, was nicht von allen Interpreten klar gesehen wird.[25]

Der erste Gedankenschritt setzt an beim Werden aus den Gegensätzen. Das ist ein Gedanke, welcher uns im griechischen Denken bei den Vorsokratikern, vor allem bei Heraklit, schon begegnet ist. Er steht, wie wir sahen, in Übereinstimmung mit dem Dionysosmythos. Platon selbst spricht von einer alten Kunde, nach der die Seelen beim Tode in die Unterwelt gelangen, es aber von dort eine Rückkehr gibt, eine neue Geburt aus den Toten. Würde nicht immer wieder aus dem Toten neues Leben geschöpft, wäre die Natur nicht in diesem Sinne ein Kreislaufsystem, so müßte sie eine allgemeine Todesrichtung einnehmen. „Eine solche Natur müßte als vorherrschenden Anblick den des Schwindens und Erlahmens zeigen. Sterben, nicht Hervorgang ins Erscheinen, wäre der Grundzug der Natur."[26] Da dieses nicht der Fall ist, steht fest, daß die Seele nach dem Tode noch ist und wieder aufleben kann. In diesem ersten Schritt ist wohl die Existenz der Seele nach dem Tode dargelegt, aber noch nicht das erreicht, worauf es Platon im Zusammenhang seines Denkens gerade ankommt, nämlich der Nachweis, daß sie als eine denkend-erkennende Seele weiter existiert. Das Glücksstreben des Eros geht ja auf ein denkendes Sehen und Wissen. Ohne es gibt es kein Glück, und ohne es würde auch die Unsterblichkeit der Seele sinnlos. Um in dieser Frage weiterzukommen, führt Platon den Beweis aus der Wiedererinnerung, aus der Anamnesis. Er ist deshalb philosophiegeschichtlich von großer Bedeutung, weil Platon in ihm auf das verweist, was man später das apriorische Moment in unserer Erkenntnis genannt hat und das in der Folge immer wieder, so z. B. von Augustinus, von Thomas von Aquin, von Kant und den deutschen Idealisten in je anderer Weise zum Gegenstand der Reflexion gemacht worden ist. Was gemeint ist, läßt sich an folgendem Beispiel verdeutlichen: Wir vergleichen Dinge miteinander und stellen an ihnen Gleichheit und Ungleichheit fest. Indem wir Gleiches und Ungleiches zusammen wahrnehmen, geht uns auf, daß wir dabei den Gedanken der Gleichheit, ein Wissen um Gleichheit immer schon vorausgesetzt haben, weil wir sonst nicht in der Lage wären, Gleiches und Ungleiches voneinander zu unterscheiden. Dieses vermögen wir nur, wenn wir feststellen, daß die Dinge hinter unserem Begriff von Gleichheit zurückbleiben, den wir bei dem Vergleich von Dingen miteinander als Maßstab mit ins Spiel bringen. Wir besitzen also offenbar ein Wissen, das wir zugleich vergessen haben. Wir müssen es durch Wiedererinnerung neu bewußt machen. Dieses Zurückkommen auf das immer schon Gewußte ist für Platon Lernen im eigentlichen Sinne. Woher stammt aber das Wissen, auf welches wir in der lernenden Erinnerung zurückkommen können? Platon antwortet: Die Seele hat es vor diesem, unserem Leben erworben. Die Präexistenz der Seele gibt die Erklärung für die apriorischen Bedingungen unseres Erkennens. Übrigens ist anzumerken, daß die beiden bisher dargestellten Gedankenschritte auf der Voraussetzung ruhen, die wir auch schon im Zusammenhang mit den Pythagoreern kennengelernt haben. Es ist die Voraussetzung, daß der Gesamtbestand des Seienden innerhalb des Kosmos sich zwar in Bewegung und Veränderung befindet, dabei aber weder vermehrt noch vermindert wird. Das griechische Denken kennt keinen schöpferischen Neuzuwachs. Nur so wird der Gedanke logisch tragfähig, wenn Leben und Tod nicht ständig ineinander umschlügen, liefe sich die Natur im buchstäblichsten Sinne tot. In diesen Rahmen paßt sich auch die Lehre von der Präexistenz der Seelen ein. Sie waren immer und vergehen nicht. Eine Schöpfung der Seelen — oder auch der anderen Seienden, kraft derer sie, die von sich her nicht sind, hervorgebracht werden, gehört dem Bereich des biblischen Glaubens an und hat die Vorstellung eines ungewordenen, in sich abgeschlossenen Bestandes der Welt entthront.

Nun ist mit dem Aufweis der Präexistenz der Seele noch nicht deren Fortexistenz nach dem Tode gesichert. Der Fortgang der Überlegungen in diesem Punkt kann nur verständlich werden, wenn wir uns die Beziehung zwischen der Seele und den Ideen vergegenwärtigen. Platon führt sie schon im Zusammenhang mit dem Anamnesisbeweis ein. Daß es Ideen gibt und unsere Seele vor der Geburt schon existierte, das sind zwei Pole eines und desselben notwendigen Zusammenhangs. Aus der vorgeburtlichen Erkenntnis der Ideen hat die Seele das apriorische Wissen. Die Ideen sind aber unauflöslich, erleiden keine Veränderung, sind das Beständige, immer Seiende, nicht der Zeit und ihren Wechselfällen Unterworfene.[27]

Die Ideen in ihrer Unvergänglichkeit sind zugleich der sinnlichen Wahrnehmung entzogen. Dennoch sind sie das eigentlich Wißbare, das von sich her sich Zeigende, aber nur für das Denken, die geistige Einsicht, die Vernunft. Von daher ordnet Platon das wahrhaft Seiende und wahrhaft Erkennbare der Seele zu, den Bereich des sinnlich Wahrnehmbaren aber dem Leib. Damit ist im Anschluß an die pythagoreische Tradition eine Überordnung der Ideen und damit des Geistes als des höheren, als des wahrhaft Seienden gegenüber dem Leib, der Sinnlichkeit, der Materialität vollzogen. Beide Bereiche aber überschneiden sich im Menschen: „Sieh nun zu, Kebes", so führt Sokrates aus,

> ob aus allem Gesagten sich auch folgendes ergibt: daß dem Göttlichen und Unsterblichen und Vernunfthaften und Eingestaltigen und Unauflöslichen und immer in nämlicher Weise sich selbst Gleichbleibenden die Seele am ähnlichsten ist — dem Menschlichen aber und Sterblichen und Vielgestaltigen und Unvernünftigen und Auflösbaren und nie sich selbst Gleichbleibenden am ähnlichsten der Körper? (Phaidon, 80 a—b).[28]

Die Seele ist dem Reich des Unveränderlichen zugeordnet und nicht dem Vergänglichen und Veränderlichen wie der Körper, weil sie ihm aus ihrem höchsten Lebensvollzug, dem Erkennen, zugeordnet ist. Daß sie von der Seinsart dieses Bereiches ist, zeigt sich auch darin, daß sie als ein mit sich Einiges und Einfaches nicht wie ein materielles Gefüge, das aus Teilen zusammengesetzt ist, vergehen kann. Denn vergehen bedeutet, in Teile aufgelöst zu werden.

Damit stoßen wir auf den Grund, warum Platon die durch die Orphiker und Pythagoreer vorbereitete Auffassung, der Tod sei die Trennung von Leib und Seele, weitergeführt hat. Ist nämlich die Seele dem Unwandelbaren zugeordnet, hat sie in dem, was sie von ihrem eigenen Wesen her und in ihrem höchsten Vermögen ist, nämlich Vernehmensfähigkeit für die Ideen, am Unvergänglichen teil, dann muß der Tod die Befreiung von dem sein, was sie von der Region reiner Erkenntnis und immerwährenden Glückes trennt, nämlich vom Leibe. Darum kann Sokrates folgern, daß die Seele sich im Tod „an einen anderen, edlen und reinen und unsichtbaren Ort begebe, in den wahren Hades, zu dem guten und weisen Gotte, wohin, wenn Gott will, auch meine Seele in Bälde zu gehen hat" (80 d), dann nämlich, wenn Sokrates den Giftbecher trinken muß, zu dem ihn die Athener verurteilt haben. Das Leben eines wahren Philosophen besteht dann aber darin, sich auf diese befreiende Trennung der Seele vom Leib vorzubereiten, indem die Seele des Philosophen schon im Leben freiwilligerweise keine Gemeinschaft mit ihm hatte, ihn vielmehr floh und in sich selbst gesammelt blieb ... was aber nichts anderes bedeutet, als daß sie auf die rechte Weise philosophierte und wirklich freudig bestrebt war, tot zu sein ... (80 e—81 a).

Dies ist die Einübung in den Zustand, den Sokrates im Tode zu erlangen hofft. Geht nämlich die Seele zu dem Unsichtbaren, das ihr ähnlich ist, zu dem „Göttlichen und Unsterblichen und Vernünftigen", so ist ihr beschieden,

glücklich zu sein, frei von Irrtum und Unwissenheit und Ängsten und den wilden Leidenschaften der Liebe und allen anderen menschlichen Übeln, und sie verbringt, wie die Eingeweihten sagen, in Wahrheit die übrige Zeit mit den Göttern (81 a).

Philosophieren, von Platon nicht als bloß logische Operation verstanden, sondern als ein befreiender Lebensvollzug, soll ein Weg werden, auf dem sich der Mensch „der Lüste und Begierden und Traurigkeiten und Ängste", durch die er wie „mit einem Nagel an den Körper" angeheftet ist, enthält und sich dadurch dem Wechselvollen und Unbeständigen entzieht (83 a—e). Wer sich mit den platonischen Beweisen von der Unsterblichkeit und mit seiner Todesauffassung auseinandersetzt, darf nie vergessen, daß die Hoffnung auf die Unsterblichkeit und Überwindung des Todes, ja die Überzeugung, der Tod könne zur endgültigen Befreiung aus dem Gefängnis der Vergänglichkeit werden, darauf ruht, daß in der philosophischen Lebensführung eine Sammlung des Menschen auf das Unsichtbare und Ewige, das Eine, wandellos mit sich identische Schöne-Gute in unserer diesseitigen Existenz möglich ist. Wer so lebt, daß ihm „das Wahre und Göttliche" zur Nahrung wird, der übt sich in diese Hoffnung ein. Daher kann Sokrates sagen:

Und bei solcher Nahrung, Simmias und Kebes, gibt es nichts, was die Furcht über sie (die Seele) bringen könnte, nachdem sie solches erstrebt, möchte sie bei der Trennung vom Leibe doch zerrissen und von den Winden verweht und zerstreut werden und nirgendmehr existieren (84 a—b).

Wirklichkeit zeigt sich uns immer aufgrund von Erfahrungen, die wir nur machen können, wenn wir uns ihnen frei öffnen. Von diesem Zusammenspiel von Freiheit und Erfahrung hängt ab, was wir über den Tod und das, was nach ihm kommt, denken. Diese zugleich existentielle wie methodische Voraussetzung allen Redens über den Tod fanden wir bei Marcel, in anderer Weise auch bei Kierkegaard und Heidegger. In diesem Punkte, so sehr die Weise und der Gehalt der Erfahrung sich unterscheiden, stimmen diese Denker mit Platon überein. Weil im dritten Glied der Argumentationskette Platons, also im Beweis aus der Verwandtschaft von Seele und Idee, die Erfahrung spürbar wird, welche aufs engste mit dem Verhältnis von Eros — Glück — Schau und dem wahrhaft Seienden zusammenhängt, ist dieses Glied das Herzstück des ganzen Beweises. Damit ist auch schon gesagt, daß er völlig mißverstanden wird, wenn man ihn als Beweis im modernen Sinne nimmt, der sich auf empirisch kontrollierbare Gegenständlichkeit bezieht. Platon war sich über diesen logischen Status seines Gedankenganges durchaus im klaren und verstand ihn wohl letztlich nur als Explikation einer Hoffnung, die in jener Erfahrung gründet, und als Versuch, diese Hoffnung argumentativ zu stützen.

Platon vertieft noch die Lehre von der Verwandtschaft der Seele mit den Ideen. Diese haben den Charakter der Ursache. So ist z. B. ein einzelnes Schönes schön durch seine Teilhabe an der Idee des Schönen. Sollen die Ideen aber Ursachen für Bestimmtes sein, so müssen sie dem Bestimmten seine Bestimmtheit gewähren. Eine Idee ist immer nur Grund für das, was an ihr teilhat, nicht etwa für das ihr Entgegengesetzte.

Jede Idee ist eindeutig, deshalb hat sie nicht die Möglichkeit, Entgegengesetztem das Werden oder Bestehen zu gewähren. Die Idee läßt das einzelne an ihrem Sein teilhaben — sie ist selbst das, was sie anderen gewährt. Und indem sie als eindeutige das einzelne an ihrem Sein teilhaben läßt, hat sie nicht die Möglichkeit, dasselbe Werden oder Bestehen zu gewähren wie die ihr entgegengesetzte Idee.[29]

Entgegengesetzte Ideen schließen einander aus. Naht daher einer Bestimmung, was mit der Idee, der sie entspricht, unvereinbar ist, so geht sie nicht etwa in dieses über, sondern geht zugrunde oder muß weichen. Der Schnee z. B., da er am Kalten teilhat, kann das Warme nicht in sich aufnehmen. Ähnlich kann auch die Seele, die Platon als Lebensprinzip versteht, da nicht sie vom Leib, sondern der Leib von ihr das Leben hat, nicht den Tod in sich aufnehmen. Ihre Teilhabe am unveränderlich und wahrhaft Seienden, das ist immer wieder der Kernpunkt der platonischen Überzeugung, schließt das aus.[30]

Die bis in die Neuzeit hinein einflußreich gebliebene Unterscheidung zwischen dem Zusammengesetzten und dem Einfachen wird von Sokrates gegen den aus pythagoreischem Denken stammenden Einwand verteidigt, es gäbe doch etwas, das zugleich unsichtbar und zusammengesetzt ist, nämlich die Harmonie. Diese ist ja immer die Harmonie von Teilen, also zusammengesetzt, und muß doch als unkörperlich und unsichtbar angesehen werden. Dieser Einwand zwingt Sokrates, die Unterscheidung der beiden Bereiche des Sichtbar-Körperlichen und des Unsichtbar-Unkörperlichen noch genauer zu fassen. Er muß nämlich anerkennen, daß es zusammengesetztes Unsichtbares, eben die Harmonie, gibt. Aber die Seele gehört diesem nicht an, sie ist unzusammengesetzt und unsichtbar. Sie darf nicht, wie der Einwand will, als Harmonie des Leibes bestimmt werden, so daß sie auch nicht mit ihm zugrunde gehen kann, wenn er zerstört wird. Der Schwerpunkt der Argumentation ist in folgendem zu sehen: Die Seele kann nicht die Harmonie des Leibes sein, weil sie über den Leib und die aus ihm stammenden Antriebe, Stimmungen und Neigungen verfügen kann. Der Mensch erscheint, das liegt ganz im Zuge der Dialektik von Leib und Seele bei Platon, auch schon bei ihm als der „Neinsager" des Lebens, der Triebimpulse außer Kraft setzen, aufschieben und ihnen ihre Erfüllung versagen kann, als welchen ihn Scheler beschrieben hat.[31] Kann sich die Seele derart über das Leibliche erheben, so zeigt sich, daß sie in sich selber ihre eigene Harmonie zu verwirklichen vermag, nämlich das rechte Verhältnis zwischen den höheren und den niederen Seelenteilen. Dieses Rechtsein, die Gerechtigkeit, der Seele entsteht in der Sammlung auf die Erfahrung des Göttlichen, des wahrhaft Seienden, des Guten und Schönen, von der die Rede war. In der ›Politeia‹ (Staat) hat Platon diesen Beweis weiterentwickelt: Wie der Leib seine eigenen Krankheiten und seine Gesundheit, sein Gutes und Schlechtes hat, so auch die Seele. Ihr Schlechtes, die Ungerechtigkeit, das mangelnde Rechtsein des Verhältnisses zwischen den Seelenteilen, das Fehlen der Ordnung der Seele selbst, das ist ihre Krankheit. Durch sie wird sie aber nicht zerstört, denn viele Menschen leben in dieser Krankheit, „da also die Seele durch das Übel, das ihr schadet, nicht zugrunde gehen kann und es außer diesem einen Übel der Seele, der *adikia*, kein anderes gibt, das der Seele schadet, kann die Seele überhaupt nicht zugrunde gehen“[32]. Platon, das ist sehr wichtig, hat ähnlich wie Pythagoras und Empedokles die Vorstellung von der Seelenwanderung[33] und Wiedergeburt vorgetragen. Auch für ihn hängt der Zustand der Seelen, an deren Unsterblichkeit er glaubt, jenseits der Todesgrenze von ihrer Lebensführung und ihren Taten im Diesseits ab. Er beschreibt auch in einem Mythos im ›Phaidon‹ die jenseitige Welt der Toten. Aufenthalt im Jenseits und Wiedergeburt schließen sich also für ihn nicht aus. Darin zeigt sich noch einmal, also in der klassischen Metaphysik selber, die Nähe der griechischen Philosophie zum Mythos. Denn daß die Seelen nach einem Zwischenaufenthalt im Jenseits wiederverkörpert werden, ist eine alte Vorstellung, die wir in vielen Mythen der verschiedensten Völker finden. Platon kennt u.a. die Vorstellung, daß die um den acherusischen See gelagerten Seelen der Verstorbenen, die in ihrem Leben nicht ganz gut und nicht ganz schlecht waren, sondern ein „Mittleres“ verwirklicht haben, solche Menschen, die wegen ihrer Vergehen in einem Feuer oder Schlammstrom treiben, aus diesem befreien können, wenn sie diejenigen bei sich aufnehmen, welche gegen sie gefrevelt haben. Mit diesem Gedanken kommt Platon in die Nähe der Aufforderung der Bibel nach Vergebung und läßt sie sich im Jenseits verwirklichen.[34] Darüber hinaus gilt es aber, festzuhalten: Während Verbrecher, „deren Heilung bzw. Besserung ausgeschlossen ist ... in den Tartaros gestoßen“ werden, um dort für immer zu verbleiben, wird den „wahrhaft Guten ein Wohnsitz auf der wahren Erde angewiesen, die aus dem Äther wie ein zwölfteiliger Lederball aussieht“, bunt und von herrlichsten Farben. Solche Farben kommen bei uns als Farben der Maler nur in so geringem Ausmaß vor, daß sie gleichsam Proben sind. Auf dieser wahren Erde leben die Guten im sorgenlosen und glücklichen Umgang mit den Göttern, von „ausgezeichneten Pflanzen, Gesteinen, Metallen, Tieren“ umgeben. Die Philosophen aber, welche dem Eros in seiner Tendenz auf das Göttliche in sich zum Durchbruch verhalfen, leben „für alle Zukunft ohne Leiber“. Das bedeutet, sie werden „niemals wieder durch ,Tod' (Wiedergeburt) die herrlichen Wohnstätten verlassen müssen".[35]

4. *Fortwirkungen Platons in der Antike*

Platons Verständnis von Tod und Unsterblichkeit ist für Jahrtausende bestimmend geblieben. Es hat die christlichen Aussagen über Tod, Hoffnung und Leben jenseits der Todesgrenze tief mitgeprägt. Auch Platons Gegner blieben weithin an seine Auffassung gebunden. Denn oft führten sowohl die Gegnerschaft wie die Neueinsätze platonischen Denkens nur zu Abwandlungen seiner Konzeption. Wir folgen zunächst den Nachwirkungen Platons in der Antike. Seinem Einfluß auf das Christentum widmen wir einen eigenen, kurzen Abschnitt. Wir können uns im folgenden recht knapp fassen, da Platons Lehre eben die eigentliche Grundlage der gesamten Metaphysik darstellt und das übrige eigentlich nur „Fußnoten" zu Platon darstellt, wie es Whitehead (1861—1947) wohl ein wenig übertreibend für die Entwicklung der gesamten abendländischen Philosophie nach Platon behauptet hat.

Wir wenden uns zunächst der Stoa zu. Der Begründer der stoischen Philosophenschule war Zenon von Kition (335 bis 265 v. Chr.). Er konzipierte das praktische Ideal, welches der Stoa, vor allem in der Spätantike, ihre weite Verbreitung und ihren großen Einfluß sichern sollte. Es ist das Ideal der Apathie. Damit ist ein Zustand der Seele gemeint, in der sie von Leidenschaften nicht mehr verwirrt werden kann und jenseits von Furcht und Trauer, Begierde und Lust steht. Es geht um ein gelassenes In-sich-Ruhen, einen „Seelenfrieden" als Unberührbarkeit vom Leiden, von den Wechselfällen des Daseins und besonders von der Todesfurcht. In der Apathie soll eine geistige Autarkie des Menschen erreicht werden, der von der Außenwelt unabhängig geworden ist und auch die aus ihm selbst aufsteigenden Antriebe und Neigungen unter Kontrolle gebracht hat. Eine solche Konzeption vom Menschen mußte in einer Zeit ein großes Echo finden, in welcher die Polis, der Stadtstaat, auf den hin noch Platon und Aristoteles ihre Aussagen zur Politik verstanden hatten, seine Bedeutung einbüßte und der einzelne Mensch sich auf sich selbst zurückgeworfen fand, als in einer Reihe von großen gesellschaftlichen Umwälzungen die Welt sich grundlegend veränderte und sich schließlich das Ende der Antike abzuzeichnen begann. Es ist nicht schwer zu erkennen, daß die Lehre von der Möglichkeit der Apathie insofern Platon zur Voraussetzung hat, als auch dieser, wie wir gesehen haben, die Herrschaft der Vernunft über die niederen Seelenteile und den Leib als für die Lebensführung des Philosophen unerläßlich angesehen hatte. Dabei muß allerdings beachtet werden: Die Stoiker folgten zunächst einer materialistischen Vorstellung von der menschlichen Seele. Sie ist im Gegensatz zu Platon körperlicher Natur, entsteht und vergeht mit dem Leibe, wenn auch der Stoff, aus dem sie besteht, der reinste und edelste ist. Dieser Materialismus wird aber mit einem gewissen Pantheismus verbunden. Über die Welt herrscht nämlich die *pronoia*, die göttliche Vorsehung. Sie herrscht über die „Wiederkehr des Gleichen" und gilt als ein dem Weltgeschehen immanentes Prinzip. In periodischer Wiederkehr vergeht nämlich die jeweils bestehende Welt im Weltenbrand (der *ekpyrosis*), aber nur um für eine neue Weltperiode wieder zu erstehen. Weil alles so wiederkehrt, wie es schon einmal geschehen ist, hält sich auch bei den Stoikern der Gedanke durch, dem wir schon wiederholt begegnet sind: Der Gesamtbestand des Seienden, die ihn umgreifende Ordnung, der Logos, welcher die Welt zum Kosmos fügt, bleibt immer derselbe. Darum kann auch weder der Tod noch der Weltenbrand die Seele ganz vernichten. Sie kehrt, wie alles, wieder, „und die ‚neue' Seele, die nach einem Weltbrand zusammen mit dem Körper durch die Fortpflanzung geschaffen wird, ist in jeder Hinsicht mit der vorigen identisch"[36]. Seit Panaitios (180—112 v. Chr.), setzt sich in der sogenannten mittleren Stoa die Auffassung durch, daß die Hoffnung auf eine persönliche Unsterblichkeit ganz aufgegeben werden müsse. Der Tod bedeutet hier Rückkehr in das als göttlich angenommene All. Von daher verliert der Tod seine Bedeutung für die stoische Ethik. Nicht mehr auf das Phänomen des Todes kommt es an, sondern allein auf das Verhältnis zum Tode, welches wir in unserem Leben erreichen können.[37] Das Ideal des naturgemäßen, d.h. vernunftgemäßen Lebens tritt ganz in den Vordergrund. Es schreibt vor, in allem der Einsicht der Vernunft zu folgen. Das schließt ein, den Tod als etwas Bedeutungsloses anzusehen, weil der einzelne unwichtig ist angesichts des göttlichen Ganzen des Alls. In es sich einzufügen und sich dabei selber nicht zu wichtig zu nehmen, wird zu einer Maxime, aus welcher die Apathie erfließen soll. Mit dieser Auffassung stellten sich die Stoiker in eine Tendenz hinein, die im Anschluß an die Auseinandersetzungen um das richtige Verständnis der Lehre des Aristoteles von Tod und Unsterblichkeit aufgekommen war. Nachdem nämlich seine Schüler behaupteten, er habe die Unsterblichkeit der Seele bestritten, wurden „für lange Zeit in der griechischen Philosophie alle Fragen nach der Natur der Seele, nach ihrem Ursprung und insbesondere nach ihrer künftigen Bestimmung“ weithin aufgegeben. Darin ähnelt die damalige Zeit sehr auffällig der heutigen. „Solch ein Defätismus angesichts von metaphysischen Fragen wurde allerdings immer wieder überwunden“ (u. a. durch die „starke Abneigung“ des Menschen, „den Tod als endgültige Auslöschung anzuerkennen“).[38] Die Spätstoiker wandten sich darum wieder dem platonischen Gedankengut zu und kehrten zur Lehre von der Unsterblichkeit der Seele zurück. Schon Poseidonios (130—51 v. Chr.) verbindet wieder den Unsterblichkeitsgedanken mit dem Pantheismus der Stoa. Das All besitzt für ihn zwei Teile, einen irdischen und einen himmlischen. Die Brücke zwischen beiden bildet der Mensch. Durch den Leib ist er sinnlichen Begierden unterworfen und dadurch in Unseligkeit verstrickt. Der Vernunft leben heißt für Poseidonios, sich aus der Vereinzelung zu befreien, in welche uns die leibliche Individualität verbannt, um in die Weite des Alls zurückzukehren, seine Ordnung kontemplativ zu durchdringen und schließlich im Tode in die höchsten Regionen des Universums aufzusteigen und dort göttliche Glückseligkeit zu genießen. Wir sehen: Auch für Poseidonios verbindet sich das Wissen um die Offenheit des Menschen für ein Verstehen des Ganzen mit dem Unsterblichkeitsglauben. Weil der Mensch in das göttliche Ganze gehört, kann er nicht untergehen. Wichtig ist zu bemerken, daß die dualistischen Neigungen, die Dialektik zwischen Geist und Materie, Vernunft und Sinnlichkeit immer wieder den Gedanken von der Einheit des Menschen mit dem Ganzen durchkreuzten. Ist der Mensch dem Ganzen zugeordnet, so dürfte ja die materielle Welt nicht einfach ein Hemmnis für die Entfaltung dieses Wesens der Seele sein, die nach des Aristoteles häufig zitiertem Wort „in gewisser Weise alles ist“. Man darf aber nicht vergessen, daß die Gebundenheit dieses Geistes an Materie immer auch raumzeitliche Beschränkung, Bindung an das Hier und Jetzt, insofern Trennung vom Ganzen bedeutet. Diese Anklage der materiell gebundenen Individualität finden wir in der Geschichte des Denkens immer wieder, übrigens nicht nur in der europäischen Philosophie, sondern auch in den Traditionen des Ostens. Es ist kein Zufall, daß Poseidonios sich in der pythagoreischen Überlieferung auskannte, aber auch mit den östlichen Religionen vertraut war, so daß manche ihn nicht als echten Stoiker anerkennen.

Cicero (106—43 v. Chr.) war durch den Tod seiner einzigen Tochter Tullia zur Philosophie geführt worden, so daß man ihn mit einem gewissen Recht in die Reihe der Philosophen stellen darf, die durch den Tod „derer, die wir lieben“, im Sinne von Gabriel Marcel für das philosophische Fragen geöffnet wurden. In seinem Suchen nach einer Antwort auf das Problem des Todes greift er auf Platons ›Phaidon‹ zurück. Er bekennt zwar, daß er Platon während des Lesens zustimme, sobald er aber das Buch weglege, hinsichtlich der Unsterblichkeit der Seele zu zweifeln anfange. Allerdings sähe er auch keinen Grund, die Ansicht Platons oder auch des Pythagoras für falsch zu halten. So bleibt für ihn die Zustimmung zu Platons Lehren von einer bleibenden Ungewißheit unterspült. Auch dieses Denken vermag die Verhülltheit, die über dem Tod und damit über unserem Leben überhaupt liegt, nicht aufzuheben.

Zu den Gestalten der Philosophiegeschichte, bei denen der Gedanke an den Tod, die Todesangst und der Trost der Philosophie eine führende Rolle spielen, gehört Seneca (4 v. Chr. bis 65 n. Chr.). Er ist zweifellos von dem epikureischen Gedanken geprägt, den wir noch kennenlernen werden, daß der Tod uns nichts angehe, weil er ein Nichtsein sei. Er vergleicht den Menschen mit einer Lampe, der es, wenn sie wieder erloschen ist, nicht schlechter geht als bevor sie angezündet wurde. In den Briefen an Lucilius verbindet er aber diesen Gedanken bereits mit dem der Geborgenheit: „Auch wir werden angezündet und erlöschen wieder; in der Zwischenzeit müssen wir etwas leiden, vorher und nachher aber ist tiefe Geborgenheit.“[39] Darin zeigt sich, wie die Alternative dem Tode gegenüber, welche „jahrhundertelang bis tief in die römische Kaiserzeit hinein" immer wieder geäußert worden ist, ob nämlich das Todsein Nichtsein schlechthin oder aber, wie schon Sokrates gesagt hat, ein Hinübergang der Seele an einen anderen Ort ist,[40] das Denken ein und desselben Menschen bestimmen konnte. Oft sich im Sinne des Epikur und seiner Anhänger äußernd, verweist er doch auch immer wieder auf Platon und seine Theorie von der Gefangenschaft der Seele im Körper. Er verbindet sogar den Gedanken an die Möglichkeit, im Tode zunichte zu werden und jegliche Empfindung zu verlieren, und den Unsterblichkeitsglauben, weil er zeigen will, daß der Tod in beiden Fällen kein Übel ist. Haben die Toten nämlich keinerlei Empfindungen mehr, so sind sie auch allen Widerwärtigkeiten des Lebens entgangen und von Übel, Furcht, Begierde und Leiden befreit. Hat aber Platon Recht, so werden wir im Tode aus langer Gefangenschaft entlassen, um endlich unser eigener Herr sein zu können. In der Trostschrift an Polybius, der seinen Bruder verloren hatte, entscheidet er sich am Schluß für Platon: „Nicht untergegangen ist deinem Bruder das Licht, sondern ein klareres hat das Los ihm beschieden. Uns allen ist der Weg dorthin gemeinsam. Was beweinen wir das Schicksal? Er hat uns nicht verlassen, er ist uns nur vorausgegangen."[41] Im Brief an Lucilius verbindet Seneca den philosophischen Glauben an die Unsterblichkeit der Seele mit dem Bild einer neuen Geburt, welches auch im Neuen Testament im Zusammenhang mit der Hoffnung auf Auferstehung eine Rolle spielt. Seneca schreibt:

> Wie neun Monate lang der mütterliche Schoß uns festhält und uns vorbereitet, nicht für sich, sondern für den Raum, in den wir hinaustreten müssen, sobald wir fähig sind, Atem zu schöpfen und im Freien auszudauern, also reifen wir während des Zeitraums, der sich von der Kindheit bis zum Alter erstreckt, für eine andere Geburt. Ein anderer Ursprung erwartet uns, ein anderer Stand der Dinge ... Jener Tag, den du als den letzten fürchtest, ist der Geburtstag für die Ewigkeit.

Der Raum, in den wir dann hinausgeboren werden, ist die Grenzenlosigkeit, welche der menschlichen Seele „mit Gott gemeinsam" ist. Das „Vaterland" der Seele ist der kosmische Raum, der „das Höchste" ist und der „alles in seinem Umkreis umfaßt: dieses ganze Gewölbe, innerhalb dessen die Meere samt den Ländern liegen, innerhalb dessen die Luft das Göttliche von dem Menschlichen trennend zugleich mit demselben verbindet ...". Echt platonisch spricht die Seele: Wenn der Todestag kommen wird, so wird er „diese Mischung von Göttlichem und Menschlichem" scheiden. Dann „werde ich den Körper hier, wo ich ihn gefunden, zurücklassen, ich selbst werde mich den Göttern zurückgeben".[42]

5. Epikur

Wir unterbrechen nun die Darstellung der Fortwirkungen der übermächtigen Gedanken Platons, weil wir eine andere Deutung des Todes nicht vergessen dürfen, von der wir im vorigen Abschnitt bereits sagten, daß sie in der Antike lange Zeit als Alternative zu Platons Unsterblichkeitslehre gegolten hat. Epikur gründete in Athen eine Philosophenschule, den sogenannten „Garten des Epikur". Sein Ziel war es, auf dem Hintergrund einer physikalisch begründeten Weltanschauung den Grundgedanken existentiell zu verwirklichen, angesichts der Gewißheit, sterben zu müssen, dennoch heiteren Sinnes zu leben. Den physikalisch-metaphysischen Hintergrund lieferte ihm der sogenannte Atomismus, den Demokrit (460—371 v. Chr.) und Leukipp (um 440 v. Chr.) entwickelt hatten. Nach dieser Theorie läßt sich alles Geschehen in der Welt im Sinne eines materialistischen Mechanismus erklären. Im leeren Raum bewegen sich die Atome, die unteilbaren Grundbestandteile der Welt. Im Fall durch den leeren Raum stoßen sie aufeinander und verbinden sich zu den verschiedenen Gegenständen, die wir wahrnehmen. Auch die Seele, so lehrte Demokrit, besteht aus solchen Atomen, allerdings von feinerer Art. Beim Tode des Menschen fallen die Atome, die im Körper des Menschen miteinander verbunden sind, wieder auseinander. Dasselbe gilt von den feineren Atomen der Seele. So kann man den Tod als eine natürliche Veränderung verstehen. Auch die frühen griechischen Materialisten konnten daher schon so etwas wie ein Modell des natürlichen Todes entwickeln, ähnlich wie wir es in unserer eigenen Gegenwart vorfinden. Ist der Tod in dieser Weise mechanisch zu erklären, so verliert er alles Schreckliche. Er ist ja nur ein natürlicher Vorgang und braucht daher nicht gefürchtet zu werden. Außerdem lehrt Epikur, daß die Götter glückselige Wesen sind, die sich nicht um den Menschen und um die Ordnung in der Welt kümmern. Sie bewohnen nach seiner Vorstellung die *intermundia*, also Räume zwischen den Gestirnen. Steht es so, so braucht niemand das Eingreifen der Götter in das menschliche Leben zu befürchten, und er ist auch vor ihrem Gericht nach dem Tode sicher. Beides, also die mechanistische Erklärung des Todes, wie auch die Gewißheit, für die Götter uninteressant zu sein, gehört für Epikur zu den Voraussetzungen des praktischen Ideals, das durch die philosophische Lebensführung seiner Meinung nach verwirklicht werden soll. Es ist die *ataraxia*, die Ruhe und Heiterkeit des Gemütes, die sich auch durch den Tod nicht mehr verwirren läßt, zum Leben im Verborgenen, d. h. ohne Verstrickung in politische Geschäfte, führt und maßlose Leidenschaften vermeidet. Schon in der Antike ist Epikur häufig so mißverstanden worden, als ob seine Philosophie auf einen möglichst ungehemmten Lustgewinn aus sei. Daran ist freilich richtig, daß er Ataraxia und Lust in ein unmittelbares Verhältnis zueinander bringt. Er erklärt aber in seinem Brief an Menoikeus ganz ausdrücklich, es gehe nicht um die „Lüste der Schlemmer und das bloße Genießen", sondern darum, weder Schmerz noch Unruhe zu empfinden. Lust und gleichgestimmte Heiterkeit werden hier identifiziert. Wenn Epikur der Überzeugung ist, daß nicht nur die Todesfurcht, sondern auch die Furcht vor den Göttern diese Ruhe des Geistes stört, dann können wir daran ermessen, wie groß und verbreitet diese Furcht in der antiken Welt gewesen sein muß. Der Dichter Lukrez (96—55 v. Chr.), der die Gedanken Epikurs weiterentwickelt hat, nennt ihn, weil er den Menschen die Furcht vor dem Jenseits genommen habe, einen Wohltäter der Menschheit.

Das entscheidende Argument, welches den Menschen die Todesfurcht nehmen soll, geht bei Epikur von der Voraussetzung aus, daß es für uns Gutes wie Übel nur aufgrund der Wahrnehmung gibt. Wer nichts wahrnimmt, wer um nichts weiß, für den kann es nichts Gutes geben, der vermag aber auch nichts mehr zu erleiden. Folgen wir dieser Einsicht, dann stoßen wir zu der entscheidenden Folgerung vor, daß uns der Tod nichts angeht. Denn der Tod ist ja gerade der Verlust der Wahrnehmungsfähigkeit des Menschen. Solange wir leben, haben wir nichts mit dem Tod zu tun, denn wir leben ja noch. Tritt aber der Tod ein, so hört jede Empfindung auf. Das besagt auch, daß der Tod, wenn er da ist, uns nichts anhaben kann, da wir nicht mehr sind. Wenn wir sind, ist der Tod nicht, wenn der Tod da ist, sind wir nicht mehr. Warum also den Tod fürchten?

Lukrez hat in seinem Buch ›De rerum natura‹ (Von der Natur) den Einwand, der Tod sei mit Schmerzen verbunden, mit der Begründung zurückgewiesen, er träte schnell und schmerzlos ein. Ist aber die Furcht vor dem Schmerz oder die Furcht vor der Strafe Gottes oder der Götter die eigentliche Quelle der Todesangst? Auch wenn man zugibt, daß gerade die Angst vor einem jenseitigen Gericht ganze Epochen beherrschen kann,[43] so wird man doch feststellen müssen, daß die Angst vor dem Tod ursprünglich Angst vor dem Nicht-mehr-Sein ist, vor dem Selbstverlust schlechthin, vor dem Untergang des In-der-Welt-Seins, vor der Zukunftslosigkeit eines unaufhebbaren „es ist aus, gewesen, unwiderbringlich zu Ende". Auf diese Möglichkeit stehen wir als „Sein zum Tode" aus, darum wissen wir, dazu müssen wir uns in Hoffnung oder Verzweiflung verhalten. Im übrigen gilt, daß auch noch der Versuch, die Todesangst auszutreiben, wie ihn Epikur und Lukrez unternehmen, eine Weise des Verhaltens zum Tode darstellt.

6. *Metaphysische Unsterblichkeitstheorie und Auferweckungsglaube*

Wir kehren noch einmal zur Wirkungsgeschichte Platons zurück. Sie entfaltet sich zur ganzen Breite ihres weltgeschichtlichen Einflusses durch die Verbindung, welche das Christentum mit platonischen Grundgedanken eingegangen ist. Das Verständnis des Geistes als der höheren Weise des Seins gegenüber der Materie, die Auffassung des Todes als Trennung von Leib und Seele, der Vollzug geistigen Lebens als Aufstiegsbewegung über die Stufen des Materiellen zum Geist, zu den Ideen und schließlich zum einen, höchsten Sein, welcher schon im platonischen ›Symposion‹ grundgelegt und später durch den Neuplatonismus voll entfaltet worden war, und nicht zuletzt die Lehre von der Unsterblichkeit der Seele sind zu prägenden Faktoren für die christliche Anthropologie und Eschatologie, für die Ethik, die Askese und die Anweisungen zum geistlichen Leben geworden. Dabei muß man allerdings betonen, daß es immer wieder Versuche und Bewegungen gegeben hat, die Verbindung von christlichem Glauben und platonischer Philosophie aufzusprengen. Das geschah, indem man entweder andere philosophische Ansätze zu diesem Glauben in Beziehung zu setzen versuchte, oder indem man daranging, jenseits aller Bindungen an eine Philosophie auf das Wort der Bibel, das reine Evangelium zurückzugehen, wobei man meist vergißt, daß auch ein solches theologisches Denken seine philosophischen Voraussetzungen und Implikationen hat. Dies ließe sich z. B. an Origenes (185—254), dem wohl größten Bibeltheologen der Antike, zeigen. Obwohl er die Irrtümer der griechischen Philosophen in lebhaften Farben malt, auf ihre sittliche Unzulänglichkeit hinweist, den Zwiespalt zwischen ihrer Lehre und ihrem Leben deutlich macht und um die tiefen Unterschiede zwischen dem biblischen Glauben und der antiken Philosophie weiß, ist seine Lehre vom Menschen, vom Kosmos, vom Sündenfall und der allgemeinen Erlösung ohne die platonische Lehre von Seele und Körper, Tod und Unsterblichkeit überhaupt nicht denkbar.

Man muß allerdings sehen, daß die Proteste gegen das System der Rezeption des Platonismus durch die führenden Theologen der frühen Kirche nicht ohne sachlichen Grund sind. Das läßt sich gerade im Zusammenhang des Themas Tod und Unsterblichkeit sehr deutlich zeigen. In den biblischen Zeugnissen findet sich nämlich ein anderes Verständnis des Todes und der Hoffnung über den Tod hinaus als in der Schule Platons. Wir wollen es hier als „Auferweckungsmodell" dem metaphysischen „Unsterblichkeitsmodell" gegenüberstellen. Wir verstehen diese Gegenüberstellung zunächst nur als ein methodisches Hilfsmittel, um die Unterschiede zwischen beiden Auffassungen herausarbeiten zu können, ohne bereits festlegen zu wollen, daß es keine in der Sache gelegenen Beziehungen zwischen beiden Modellen geben könne.

Wir müssen zunächst einen Blick auf die Vorgeschichte des Auferweckungsglaubens im Alten Testament werfen. In den frühen Schichten des Alten Testamentes ist eine die Todesgrenze überschreitende Hoffnung wahrscheinlich unbekannt. Hoffnung richtet sich hier immer auf die diesseitige, „irdische" Zukunft des Volkes und des einzelnen Menschen, auf langes und erfülltes Leben, zahlreiche Nachkommenschaft, den Besitz des Landes „voller Milch und Honig". Die Toten fahren in die Totenwelt, die Scheol, hinab oder auch einfach in die Grube, das Grab. Sie sind, wie Eberhard Jüngel eindrucksvoll herausgearbeitet hat, „verhältnislos" geworden, sie können sich weder zu Gott noch zu sich selbst verhalten, letztlich weil sich Gott zu ihnen nicht mehr verhält. Denn er ist ein Gott der Lebenden und nicht der Toten. Leben aber heißt in Verhältnissen stehen.[44] Der sonst in der Menschheit so weit verbreitete Glaube an Totengeister und der Möglichkeit des Verkehrs der Lebenden mit ihnen fehlt im Alten Testament fast vollständig. Ja der Glaube an Jahwe, den Gott Israels, erweist sich als „besonders intolerant gegen alle Formen des Totenkultes". Die Berührung mit all dem, was mit dem Tode zusammenhängt, verunreinigt, weil Gott der Lebendige ist und Tod äußerste Entfernung von ihm bedeutet. Darum soll nichts „auch nur von ferne mit dem Todesbereich in Berührung geraten ... Der Umkreis des Todes ist nicht heilig, sondern verunreinigt aufs gefährlichste".[45]

Nun sind die Zeugnisse des alttestamentlichen Glaubens aber auch davon bestimmt, daß Gott alles in seiner Hand hält und er allein tötet und lebendig macht. So wird der Tod „einerseits als ein Raum gnadenloser Gottesferne beschrieben", als Trennung von Gott, als Gehen in einen Zustand, in den auch „Jahwe nicht mehr hineinwirken kann ...Andererseits wird aber auch dem Tod jede Jahwe gegenüber selbständige, eigene Mächtigkeit bestritten; daß in der Totenwelt ein selbständiger Herrscher regiere, ist nicht zu denken". Wie kann Gott, der doch die Quelle allen Lebens ist, dem Tod zustimmen, den Menschen in den Tod und damit in die absolute Gottesferne gleiten lassen? Mußte nicht gerade der Glaube an den lebendigen Gott dazu führen, ihm auch den Sieg über den Tod zuzutrauen. Geschieht das nicht, so entsteht ein „theologisches Vakuum". Wir beobachten im Alten Testament „ein Tasten hinein in diese Leere". So setzt sich in einigen Psalmen die Hoffnung durch, daß Gott auch noch in der Totenwelt ist (Ps 139, 8) und aus der Gewalt der Unterwelt rettet (Ps 49, 16) Psalm 73 spricht (23 f.) von einer Entrückung zu Gott, die im Tode geschieht. Ähnliche Stellen lassen sich aus den Propheten belegen, am eindrucksvollsten wohl durch Jes 25, 8 und 26, 19. Danach „verschlingt“ Gott „den Tod auf immer“, stehen die Toten Israels wieder auf, wachen seine Leichen wieder auf. Im Buch Daniel (12, 2) wird der letzte Schritt vollzogen, da „die Erwartung nicht mehr auf die Frommen des Gottesvolkes“, also Israels beschränkt bleibt. Es heißt dort: „Viele von denen, die im Staub der Erde schlafen, werden aufwachen, die einen zum endgültigen Leben, die anderen zur endgültigen Schande.“[46] In den Texten, die der „Apokalyptik“ angehören (unter ihnen das soeben zitierte Buch Daniel), setzt sich der Glaube an eine künftige Auferweckung der Toten voll durch. Die Apokalyptiker konzipieren die Geschichte als ein einmaliges Geschehen, das in der Totenauferweckung, die mit der großen Scheidung der Guten und Bösen im Weltgericht verbunden ist und mit der Begründung einer neuen vom Tod befreiten Welt, in der das Böse keine Macht mehr hat, zum Ziele kommt. In den letzten Jahrhunderten unmittelbar vor dem Auftreten Jesu hat sich der apokalyptische Erwartungshorizont, der sich übrigens nicht eindeutig vom israelitischen Prophetentum abgrenzen läßt, bei vielen Israeliten durchgesetzt.

Damit kommen wir zum Neuen Testament. Es kann kaum bestritten werden, daß in den neutestamentlichen Schriften die Verkündigung Jesu als des Gekreuzigten und Auferweckten das Zentrum darstellt, von dem her alle anderen Aussagen gewertet werden müssen. Auferweckung meint die rettende Tat Gottes, der seinen Gerechten im Tode nicht verläßt, sondern für ihn eintritt, ihm das Recht gibt, das ihm die Menschen verweigern, und ihn in die Absolutheit seines eigenen Lebens erhöht. Das bedeutet ein Entrücktsein aus der Raumzeitlichkeit, in der sich die Lebenden befinden, eröffnet dem Auferweckten aber auch eine universale Präsenz für alle Zeiten und Räume. Darin wurzelt das Glaubensbewußtsein, daß der Gekreuzigte auch heute noch als der Lebendige erfahren werden kann, indem er seinen Geist mitteilt, verkündigt wird, Menschen verändert und sein neues Leben mitteilt. Man muß allerdings sehen, daß sich schon auf neutestamentlichem Boden eine beträchtliche Entwicklung in der Interpretation des theologischen Zusammenhangs von Kreuz, Auferweckung und Wiederkunft Jesu Christi aufzeigen läßt. Sicher ist wohl, daß schon die ältesten Aussagen über die Auferweckung Jesu von der auferweckenden Tat Gottes an ihm sprechen, wobei „die wesensmäßige Exzeptionalität, das Unerhörte und Einmalige der Auferweckung Jesu, tonangebend ist"[47]. Es hat aber eine gewisse Zeit gedauert, bis das Urchristentum zu der Überzeugung vordrang, in der Auferweckung Jesu von den Toten sei das große Menschheitsproblem des Todes ein für allemal gelöst. Im ersten Brief an die Thessalonicher steht die sogenannte „Naherwartung" noch ganz im Vordergrund. Das heißt, man glaubte an eine kurz bevorstehende Wiederkunft des Auferweckten und zu Gott erhöhten Christus zu seiner Gemeinde, so daß von der Bedeutung des Todes und der Auferweckung Jesu für alle Menschen nicht die Rede ist. Um zu ihr vorzustoßen, mußten die Christen die Erfahrung der „Parusieverzögerung" machen. Als die erhoffte Wiederkunft Christi nicht eintrat, konnte es ja nicht ausbleiben, daß auch Mitglieder der Gemeinde starben, bevor Christus wiedergekommen war. Die Frage, was mit diesen Toten geschieht, taucht zwar auch schon im ersten Thessalonicherbrief auf. Dort beschränkt sich Paulus aber auf die Auskunft, daß auch die Toten vom Heil des wiederkehrenden Christus umgriffen werden und nicht etwa nur die Lebenden. Nur wenige Jahre später sieht Paulus die Auferweckung Jesu Christi im Zusammenhang mit der allgemeinen Totenauferweckung. Er ist als erster von den Toten auferweckt, damit er einen Siegeszug antreten könne über alles, „was Herrschaft besitzt, Gewalt beansprucht und Macht ausübt". Vor allem die Macht des Todes soll zunichte werden. Er ist der letzte Feind, der unterworfen werden muß. Wäre Christus nicht auferweckt, und gäbe es keine Totenauferweckung für alle Menschen, dann gälte nur noch eine Maxime: „Laßt uns essen und trinken, denn morgen sind wir tot." Nun aber, da er auferweckt worden ist, haben wir Hoffnung, daß auch unser sterblicher Leib an der Todüberlegenheit Christi Anteil gewinnen wird, so daß das Wort in Erfüllung geht, „der Tod ist in den Sieg hineinverschlungen worden. Tod, wo ist dein Sieg?, Tod, wo ist dein Stachel?" (1 Kor 15, 12—58).

Überblicken wir diese Hinweise auf Entwicklung und Interpretation der Auferweckungshoffnung in der Bibel, so geht uns zunächst ein entscheidender Unterschied im Vergleich zur metaphysischen Unsterblichkeitslehre auf: Diese gründet sich auf den wesentlichen

„Teil“ des Menschen, seine Seele, und insofern auf ihn selbst. Der Tod reicht nicht in den Kern des Menschen hinein, sondern löst ihn aus einem Gefängnis, indem er ihn vom Leib befreit. Es gibt etwas Unsterbliches im Menschen, das ungeworden ist. Solche Prädikate „aus sich unsterblich“ und „ungeworden“ kann das biblische Denken nur Gott vorbehalten. Der Mensch dagegen ist als ganzer von Gott ins Dasein gebracht. Der Mensch überhaupt, wie auch jeder einzelne, das hat die christliche Überlieferung weithin so gesehen, stellt ein schöpferisches Novum dar, welches dadurch, daß es ist, sich als von Gott gerufen weiß und sich daher, indem es sich zu sich selbst verhält, zugleich zu Gott verhält. Von einem aus sich und in sich unsterblichen Prinzip im Menschen selbst weiß die Bibel nichts. Soll der Mensch aus dem Tode gerettet werden, so muß Gott handeln, muß eine Tat Gottes für den Menschen zum Ereignis werden, muß er sich derselben schöpferischen Initiative anvertrauen, die ihn ins Sein gerufen hat. Dieses, daß Gott „das Nichtseiende ins Sein ruft“ und „die Toten lebendig macht“, wird bei Paulus im Römerbrief (4, 6) gewissermaßen zum Namen Gottes, des Gottes, auf den man auch wider alle Hoffnung noch zu hoffen vermag. Es versteht sich, daß damit auch die Vorstellung, der Mensch sei in einen Kreislauf von Wiedergeburten oder gar eine ewige Wiederkehr allen Geschehens eingeschlossen, aufgesprengt wird. Der Mensch ist von Gott für das biblische Denken in eine einmalige Lebensgeschichte hineingestellt, in der er sich in Freiheit zu dem macht, als was er im Tode aufgrund der rettenden Tat Gottes in die ewige Dimension der Wirklichkeit eingeht.

Damit ist der Kernpunkt des Unterschiedes zwischen dem Unsterblichkeits- und dem Auferweckungsmodell herausgestellt. Ein Zweites hängt damit auf das engste zusammen: Die Bibel sieht den Menschen ganzheitlich, d.h. in seiner Einheit als leiblich-geistiges Wesen. Man könnte wohl herausarbeiten, daß auch in der biblischen Anthropologie das, was Platon die Seele nannte, von den Phänomenen des menschlichen Lebens her durchaus bekannt ist. Es wird aber nirgendwo dem Leibe gegenübergestellt, sondern kann nur in ihm und durch ihn erfahren werden. Darum ist das Verständnis des Todes als Trennung von Leib und Seele und die Vorstellung einer vom Leibe geschiedenen Seele, die bei Gott oder im Himmel weiterexistiert, unbekannt. Tod heißt vielmehr biblisch: Der Mensch, nicht etwa nur sein von der Seele verschiedener Leib, wird zu Staub, muß sich als der Vergänglichkeit preisgegebenes „Fleisch" erfahren. Ebenso darf der Mensch aber auch als ganzer auf eine Verwandlung seines Seins durch Gottes rettende Tat hoffen. Diese Hoffnung, daß in der Auferweckung der einmalige, leibliche Mensch mit seiner Lebensgeschichte nicht zugrunde geht, sondern in die Weite und den Sinnglanz des lebendigen Gottes einmündet, machte die Verkündigung der Auferstehungsbotschaft im hellenistischen Kulturkreise schwer. Die platonischen, die meisten stoischen und erst recht die gnostischen und später die manichäischen Vorstellungen vom Menschen, vom Tod und vom jenseitigen Leben standen dem entgegen. Die heutige Exegese macht darauf aufmerksam, daß z. B. die Berichte von den Erscheinungen des auferweckten Christus in den Evangelien zum Teil bereits von dieser Auseinandersetzung geprägt sind.[48] Wie der Mensch in seiner Leibhaftigkeit anerkannt wird, so wird er auch in seiner Welthaftigkeit gesehen. In der biblischen Eschatologie gibt es keine weltlose Schau des Ewig-Einen, wie sie als das letzte Ziel des platonisch-neuplatonischen Aufstiegs über alles Materielle hinaus gerade dem Philosophen vorgezeichnet ist. Die eschatologische Vollendung tritt vielmehr ein, wenn Gott kommt, um in der Gemeinschaft der Menschen auf einer neuen Erde unter einem neuen Himmel zu „wohnen". Diese seine Anwesenheit ist die Bürgschaft dafür, daß die Herrschaft des Todes endgültig gebrochen ist (Off. 21, 3 ff.)

Trotz dieser erheblichen Differenzen finden wir bei den Kirchenvätern nicht nur die Übernahme platonischen Gedankengutes, sondern eine ausdrückliche Reflexion auf die Vorrangstellung Platons unter den Philosophen und Begründungen, warum die platonische Schule in die Nähe zum christlichen Glauben rückt, wobei allerdings auch die Stoa häufig positiv bewertet wird, während die Epikureer grundweg der Ablehnung verfallen. Wenn die Unterschiede zwischen Christentum und Platonismus nun aber so groß sind, wie wir oben gerade an der Frage nach Tod und Unsterblichkeit aufgezeigt haben, so muß man sich fragen, was die Kirchenväter, die frühen Theologen der Christenheit veranlaßte, von Platon und seiner Schule so hoch zu denken. Hierfür scheinen vor allem folgende Gründe maßgeblich zu sein:

1. Sowohl bei Platon wie im christlichen Glauben wurde die als ewiger Kreislauf der Wiedergeburten oder gar der ewigen Wiederkehr verstandene Welt des ständigen Umschlages von Tod und Leben durchbrochen und dem Menschen eine letzte Endgültigkeit seines Geschickes verheißen. Bei Platon gilt das allerdings nur, wie wir gesehen haben, für die Philosophen, die sich durch ihre Lebensführung zur Schau des Ewigen und Wandellosen erheben, in die sie einmal einzugehen hoffen. Im Christentum gilt das für alle. Denn alle dürfen in der Hoffnung leben, am Ende ihrer vom Tode belasteten Lebensgeschichte in die Gemeinschaft zu gelangen, die von der Gegenwart Gottes erfüllt ist und die Gott nie wieder zurücknehmen wird.[49] 2. Sowohl das Christentum wie Platon kennen eine Wahrung der Individualität des Menschen bzw. der Seele jenseits der Todesgrenze. Der Sokrates Platons, das muß gegen abweichende Interpretationen festgehalten werden, hofft, so sehr es bei den Ideen Platons um allgemeingültige Wesensverhalte geht, auf seine persönliche Existenz jenseits der Todesgrenze. 3. Die Aufstiegsbewegung, welche den Menschen über alle materiellen Gestalten, ja sogar über die Gegenstände allgemeingültigen Wissens hinaus zu dem Einen, Wahren und Göttlichen hinauszieht, konnte als ein Vollzug von Transzendenz verstanden werden, den auch die Bibel kennt, wenn sie vom Dürsten des Menschen nach dem lebendigen Gott, von der Sehnsucht nach seiner Gegenwart und der Erfahrung der Gemeinschaft mit ihm und der Teilhabe an ihm spricht.[50] 4. Von Platons Voraussetzungen her läßt sich zeigen, daß es unkörperliche, geistige Realitäten gibt. Von daher ergaben sich für die christliche Theologie wichtige Möglichkeiten, nicht nur die eigenen anthropologischen Grundlagen zu klären, sondern auch den Kern der Theologie, die Lehre von Gott selbst. 5. Man sah wohl auch in den Aussagen über ein jenseitiges Gericht Parallelen zur eigenen Verkündigung.

Noch in anderer Hinsicht wurde die platonische Unsterblichkeitslehre für die christliche Theologie wichtig. Schon die Kirchenväter sahen sich vor das Problem des „Zwischenzustandes“ gestellt. Dabei geht es um die Frage, was mit dem Menschen nach seinem Tode geschieht, wenn man annimmt, daß er in die endgültige Vollendung in Gott erst am Ende der Menschheitsgeschichte, am „Jüngsten Tage“

gelangt. Schon im Neuen Testament gibt es neben der Vorstellung einer allgemeinen Totenauferweckung am Ende der Geschichte die Glaubensüberzeugung von einer bleibenden Verbundenheit des Menschen mit Gott und mit Christus, die auch durch den Tod nicht aufgehoben werden kann. Das Problem wurde besonders aktuell im Hinblick auf christliche Märtyrer und andere vorbildlich lebende Christen. Gerade hier setzte sich, trotz der starken Akzentuierung der leiblichen Auferweckung im Zusammenhang mit dem Jüngsten Gericht, die platonische Auffassung durch. Indem man das Verständnis des Todes als Trennung von Leib und Seele übernahm, konnte man das Problem lösen: Im Tode gelangt die Seele in das „persönliche" Gericht und u. U. in die Anschauung Gottes. Am Jüngsten Tage findet das allgemeine Gericht, sozusagen in der Weltöffentlichkeit statt und, hier setzt sich nun wieder die antiplatonische Tendenz durch, die eigentliche Auferweckung begründet das Leben in einer neuen, verklärten Leiblichkeit. Zusammenfassend stellt G. Greshake fest: „Damit hat sich nach anfänglichem ... Übergewicht der Auferstehung des Leibes doch die hellenistische Vorstellung von der Vollendung des Menschen in der Seligkeit seiner Seele unmittelbar nach dem Tod durchgesetzt." Obwohl die Auferstehung des Leibes nicht geleugnet wird,

tritt sie „existentiell" zurück gegenüber der Sehnsucht nach der himmlischen Heimat der Seele, die man im Tod zu erreichen hofft. Vor allem über die vom Neuplatonismus beeinflußte Theologie Augustins gingen diese Vorstellungen in die Frühscholastik und Scholastik über.[51]

Die Lehre von der Unsterblichkeit ist für die Theologie aber auch noch in Hinsicht auf ein weiteres Problem von Belang. Es ist das der Identität zwischen dem gestorbenen und auferweckten Menschen. Verlöre der Mensch im Tode seine Erinnerung an die Geschichte seines Lebens, sein Selbstbewußtsein und hörte er auf, derjenige zu sein, der er durch seine freien Entscheidungen und Taten geworden ist, so wäre er eben nicht mehr er selbst, und der Glaube an Auferweckung zerfiele. Übersteht aber sein geistiges Selbst den Tod, so ist die geforderte Identität gewährleistet. Muß dieses „Überstehen" des Geistes, des Selbst, der geistigen Seele oder wie immer man dies nennen will, aber als eine Unsterblichkeit verstanden werden, welche der Seele aus sich zukommt, wie Platon meint, oder genügt es anzunehmen, dies wäre wohl dem Auferweckungsmodell konformer, sie würde im Tode von Gott vor dem Zerfall ins Nichts durch seine schöpferische Initiative, d.h. eben durch Auferweckung, gerettet?[52]

7. *Aristoteles und Thomas von Aquin*

Die Geschichte unseres Problems wäre wesentlich verkürzt, wenn wir nicht auf Aristoteles zu sprechen kämen. Er hält sich in der ersten Phase seines Denkens im Bereich der Frage nach Tod und Unsterblichkeit ganz in den Bahnen Platons. Später entwickelt er eine eigene Konzeption, die sich Platon gegenüber kritisch verhält und doch an ihn gebunden bleibt. Aristoteles (384—323 v. Chr.) hat in der ›Metaphysik‹ eine Theorie entwickelt, welche für das Verständnis seines Begriffes der Seele vorausgesetzt werden muß. Es ist die Lehre von Energeia und Dynamis, von Akt und Potenz, von Wirklichkeit und Möglichkeit. Sie hängt aufs engste mit dem Verhältnis von Form und Materie zusammen. Worum es geht, kann man sich am Vorgang der künstlerischen Produktion deutlich machen. Ein Bildhauer will z.B. aus einem Felsblock eine Statue formen. Er vermag dieses nur, wenn aus dem Felsblock eine Statue werden kann. Der Block befindet sich in Möglichkeit auf die Statue hin. Die Wirklichkeit der Statue empfängt er aber durch den Formungsprozeß, durch die Bearbeitung durch den Künstler. Somit gibt es eine von der Möglichkeit verschiedene, zur Wirklichkeit überführende Formkraft. Aristoteles sieht nun jedes konkrete, existierende Seiende als eine solche Konstitution aus den beiden Prinzipien Form und Materie. Das Seiende ist zusammengefügt aus Form und Materie und darin aus Wirklichkeit und Möglichkeit. Materie ist die reine Möglichkeit, aus der noch alles werden kann. Die Formen dagegen stellen die Wirklichkeit verleihenden, gestaltenden Kräfte dar. Es ist unschwer zu erkennen, daß in ihnen Platons Ideen weiter gedacht werden, nun aber nicht mehr als von den konkreten Dingen getrennte Urbilder, sondern in ihnen selbst anwesende Prinzipien. Sie heißen im Bereich des Lebendigen „Seele". In seiner Schrift über die Seele bestimmt Aristoteles Seele als „erste Entelechie eines organischen physischen Körpers"[53]. Das will besagen, die Seele sei jene Wirkmacht im beseelten Organismus, welche das Telos, den Zweck und das Ziel, um dessentwillen der Organismus jeweils ist, durchzusetzen vermag.

Seele meint darum die Idee und das Ganze, die Sinnhaftigkeit und den Zweckzusammenhang eines lebendigen Körpers. Darum erklärt Aristoteles, daß der Leib um der Seele willen da sei ..., d. h. alles an ihm ist um des Ganzen willen, ist auf sein Ziel hingeordnet wie ein Werkzeug ..., womit wir den Ursinn des Begriffes des Organischen vor uns haben.[54]

Die Entwicklung des Denkens des Aristoteles zeigt, daß er lange gebraucht hat, um von dieser Bestimmung der Seele her den platonischen Dualismus zwischen Seele und Körper zu überwinden. Erst in der Schrift ›Über die Seele‹ wird die für die Zukunft so folgenreiche These von der „unio substantialis" vertreten, wie sie Thomas von Aquin später nennen wird. Damit ist gemeint: Der Mensch besteht nicht aus zwei Substanzen, Leib und Seele, sondern der Mensch — und jeder andere Organismus — ist ein Seiendes, eine Substanz, welche aus Leib und Seele zusammengesetzt wird.

Aristoteles unterscheidet die vegetative Seele, welche Wachstum, Nahrungsaufnahme und Fortpflanzung regelt, Sinnenseele, welcher er sinnliche Wahrnehmung und die Fähigkeit zur Ortsbewegung zuschreibt, und die Geistseele. Die erste kann man als „Pflanzenseele" bezeichnen, weil sie allen Pflanzen zugesprochen wird. Die zweite als Tierseele, weil sie die Entelechie und Form der Tiere ausmacht, wobei allerdings zu beachten ist, daß diese Seele alle Funktionen der Pflanzenseele ebenfalls in sich trägt. Die Geist-Seele ist die Menschenseele. Durch sie ist der Mensch „animal rationale", das vernunftbegabte, mit dem Logos ausgezeichnete Wesen. Für die Frage nach Tod und Unsterblichkeit ist es nun von Bedeutung, zu sehen, daß die Unterscheidung von Möglichkeit und Wirklichkeit mit Bezug auf die Menschenseele noch einmal zum Zuge kommt. Die Geistseele des Menschen ist zunächst dadurch bestimmt, daß sie für alles offensteht, mit allem übereinkommen kann und sich im Erkennen alles Seiende anzueignen vermag. Indem sie die Wesensgehalte, die Formen der übrigen Seienden erkennt, „wird sie in gewisser Weise die Wesenhaftigkeit dieses Seienden". Diese Offenheit und Empfänglichkeit für alles ist die Möglichkeit, in welcher sich der menschliche Geist befindet. Sie muß aber von der Wirkfähigkeit unterschieden werden, kraft deren wir aktuell erkennen, die Wesenheiten der Dinge verstehen und die ersten Prinzipien intuitiv erfassen, auf denen alles Denken ruht. Aristoteles greift zu einem Vergleich: Wie das Licht erst die nur der Möglichkeit nach vorhandenen Farben zu wirklichen macht, so macht auch der „tätige" Verstand, wie man ihn im Anschluß an Aristoteles genannt hat, unsere Erkenntnis der Wirklichkeit zur wirklichen Erkenntnis, auf welche der „mögliche" Verstand nur als Möglichkeit des Erkennens offen ist. Aristoteles versucht hier zweifellos das Problem von Spontaneität und Rezeptivität zu lösen, welches mit dem Problem der menschlichen Erkenntnis verbunden ist. Denn sie ist als Erkennen immer aktueller Vollzug, Setzen und Leisten dessen, was sie erkennt, zugleich aber Hinnahme und Aneignung dessen, was nicht sie selbst ist. Aristoteles hat in der Lehre von der Einheit der Lebewesen den platonischen Dualismus überwunden, in bezug auf den Menschen aber letztlich doch nicht. Denn er vertritt die Auffassung, daß der tätige Verstand von außen „zur Tür" in den Menschen hereinkomme, göttlicher Herkunft sei und erst, wenn er vom Leibe abgetrennt ist, das wird, „was er wirklich ist, und nur dieses ist, unsterblich und ewig".[55] Während die niederen Seelenvermögen, wie sie Pflanzen und Tieren eigentümlich sind, die Formkraft des menschlichen Leibes ausmachen, mit ihm entstehen und vergehen, bleibt gerade das Höchste, was Aristoteles über den Menschen auszusagen hat, als ein Fremdes von der Formung des Leibes ausgeschlossen und geht nicht in die *unio substantialis* ein. So kommt es letztlich doch zu keinem Verstehen der Einheit des Menschen. Von daher ist Aristoteles auch keine eindeutige Antwort auf die Frage nach Tod und Unsterblichkeit möglich. Meint die Abtrennung jener höchsten Spitze unserer Geistigkeit, die beim Tode geschieht, überhaupt eine persönlich-individuelle Unsterblichkeit? Oder muß man annehmen, bedeutenden Aristoteleskommentatoren folgend, daß es nur einen einzigen tätigen Verstand gibt, an dem alle Menschen teilhaben. In diesem Falle gäbe es keine persönliche Unsterblichkeit des Menschen, sondern höchstens ein Aufgehobensein im Ganzen des einen, allumfassenden Geistes.

Eben damit stoßen wir auf die Bedeutung Thomas von Aquins (1225—1274), der in aristotelischer Begrifflichkeit über Aristoteles hinausgehend die Einheit des Menschen entfaltet. Ihm gemäß ist die Seele die *unica forma corporis*, die einzige Form des Leibes.[56] Dies besagt vor allem: Es ist der Seele nicht äußerlich, im Leibe zu sein, Leib zu formieren und zu gestalten, sondern dies macht ihr Wesen aus. Dabei gibt es für Thomas nicht mehr wie für Aristoteles, so sehr Thomas auch an dessen Akt-Potenz und Form-Materie-Metaphysik gebunden bleibt, einen höchsten Teil der Seele, welcher an der Informierung des Leibes durch die Seele keinen Anteil hat. Es gibt nur eine einzige Seele, so verschiedene Vermögen diese auch zu eigen hat, sinnliche und geistige, Vernunft und Wille. Bis hinauf in die höchste Spitze ihrer Geistigkeit, den tätigen Verstand, ist sie Seele, d. h. gerade Wirklichkeit eines Leibes, welche diesen aus der bloßen Möglichkeit der Materie zu seiner spezifischen menschlichen Leibhaftigkeit erhebt. Ist die Geistseele des Menschen in diesem Sinne Form des Leibes, so bedeutet das, daß sie nicht nur den Leib formt, sondern selber verleiblicht ist. Für Thomas ist „alle Seinswirklichkeit (forma) des Leibes Selbstwirklichkeit der Seele". Der Leib aber ist „nichts anderes als die welthafte Selbstgegebenheit der Seele ...", ihre

> eine und ständig ganze Wirklichkeit ... insofern sie selbst nur wirklich ist im realen Außer-sich-Sein, also als (informierende) Wirklichkeit der Materia — als „Leib" ... In diesem Entwurf ist der wirkliche Mensch als ganzer „seelisch" und als ganzer „leiblich", als ganzer „Subjektivität" und als ganzer „welthafte Zuständlichkeit" ... Denn der wirkliche Mensch ist nicht das eine („Seele") und das andere („Leib"), sondern das eine wirklich als die Wirklichkeit des anderen.[57]

Man kann auch sagen, es bestehe „das Menschsein nur in der lebendigen Leib-Seele-Einheit, worin der Existenzakt der Seele (ihr ‚esse') der Existenzakt des Leibes und des ganzen Menschen ist"[58]. Bei Thomas ist also der Mensch nicht aus Leib und Seele zusammengesetzt, sondern die Wirklichkeit des Menschen ist die leibliche Selbstdarstellung in der Materialität und das Ergriffensein der Materie vom Geist.[59] Dabei ist klar, daß es Thomas um die Konstitution des Ganzen des je einzelnen Menschen geht.[60] Die Abwehr eines Geistmonismus, nach welchem ein allgemeines Denken in allen Menschen denkt, gehörte für Thomas zu den wichtigsten Anliegen, denen sein Denken sich gestellt hatte. In seine Zeit fällt nämlich der Einfluß des Averroes (1126—1198), eines der großen arabischen Aristoteleskommentatoren. Er lehrte, daß der tätige Verstand von der Seele verschieden, ein einziger für alle Menschen ist und im Tod wieder in den allgemeinen Geist zurückgenommen wird.

Von solchen metaphysisch-anthropologischen Voraussetzungen her muß Thomas zu einem anderen Verständnis des Todes gelangen, als es in der an Platon anschließenden Tradition üblich ist. Allerdings bleibt Thomas bei der traditionellen Bestimmung des Todes als Trennung von Leib und Seele. Sie erhält aber bei Thomas aufgrund der Lehre von der Einheit des Menschen als Geist-Leibwesen eine ganz neue Bedeutung. Diese Trennung kann jetzt nicht mehr Befreiung aus dem Gefängnis des Leibes sein. Auch die These, ein unsterblicher Teil, die Seele, lasse eine sterbliche Hülle zurück, ist jetzt unmöglich geworden. Jetzt gilt vielmehr: In dieser Trennung von Leib und Seele stirbt der Mensch. Denn die Zerreißung von geistiger Seele und Leib ist jetzt die Zerstörung dessen, was der Mensch als Mensch ist, nämlich die Aufhebung des leiblich vermittelten In-der-Welt-Seins des Geistes, der „Veräußerung" des Geistes in die Materie und ihrer Teilhabe am Geist, worin sich allein das Menschsein ereignet.[61] An der Unvergänglichkeit oder Unzerstörbarkeit der Seele hält er freilich fest und bleibt in diesem Punkt dem Erbe Platons verpflichtet. Das hat bei Thomas u. a. eine theologische Motivation. Auch er versucht zu denken, wie die neutestamentliche Botschaft von der Gemeinschaft mit Christus, die durch den Tod nicht unterbrochen werden kann, mit der von der endzeitlichen Vollendung zu vermitteln ist. Die unzerstörbare Seele bildet gleichsam die Brücke zwischen dem Tod und der Auferweckung am Ende der Tage und sichert die Identität zwischen dem Gestorbenen und dem Auferweckten. In wohl unausräumbare Schwierigkeiten gerät Thomas allerdings, wenn er Aussagen über diesen Zwischenzustand versucht. Denn aufgrund seiner Anthropologie muß er einmal daran festhalten, daß die vom Leibe getrennte Seele nicht der Mensch und sie von Natur aus, also mit Wesensnotwendigkeit, nach dem Leibe verlangt, ja daß sie ohne ihn eigentlich „zu einem Krüppelwesen verstümmelt" ist.[62] Dennoch spricht Thomas den „abgeschiedenen“ Seelen, welche in die Anschauung Gottes gelangen, eine vollkommene Seligkeit zu. Vor welche Probleme Thomas gerät, erläutert vielleicht am besten seine Meinung, daß Gott besondere Wunder wirken müsse, um zu ermöglichen, daß die Seele in ihrem einerseits naturwidrigen Zustand der Abgeschiedenheit vom Leibe z. B. Erkenntnisakte vollziehen könne und andererseits doch vollendete Seligkeit genieße. Hier zeigen sich sehr deutlich die Grenzen der Korrektur, die Thomas am von Platon herkommenden Dualismus vorgenommen hat. Ihn vollständig zu überwinden, vermochte auch er nicht.[63]

8. Der Tod im Horizont der neuzeitlichen Substanzmetaphysik und ihrer Kritik

a) Descartes und Spinoza

Für ein metaphysisches Verständnis des Todes ist die Frage entscheidend, wie das Verhältnis von Geist und Leib im Menschen angesetzt wird. In dieser Hinsicht kommt es in der Neuzeit, vorbereitet durch Entwicklungen in der Spätscholastik zu einem neuen, verschärften Dualismus. Das zeigt sich vor allem bei Descartes (1596—1650). Man hat ihn den Vater der neuzeitlichen Philosophie genannt, weil er das Problem der Methode in den Vordergrund gestellt hat, nach welcher sich das philosophische Denken seines Ansatzes versichern und sein System begründen kann. Man könnte ihn aber mit demselben Recht als den Vater des neueren Denkens bezeichnen, weil er den Dualismus von Leib und Seele erneuert und so, zum Teil vermittelt durch Augustinus, sich in die platonische Traditionslinie hineinstellt. Ohne diese Entscheidung wären weder die idealistischen noch die materialistischen Systeme der Neuzeit möglich gewesen. Auch die Kritik an der Metaphysik, die zu einem Grundzug des neuzeitlichen Denkens bis in die Gegenwart hinein geworden ist, folgt häufig einem Begriff von Metaphysik, der vor allem an der Lehre von den Substanzen orientiert ist, wie sie von Descartes und in dem Monismus der einen Substanz von Spinoza entfaltet worden ist.

Descartes versteht unter einer Substanz ein Ding, welches zu seiner Existenz keines anderen Dinges bedarf. Diese Definition ist im strengen Sinne nur auf Gott anwendbar, der schlechthin durch sich existiert. Die endlichen Substanzen bedürfen zu ihrer Existenz Gottes — aber nicht der Einwirkung von seiten anderer Dinge. Einmal von Gott geschaffen, ruhen sie sozusagen beziehungslos in sich selber. Descartes kennt zwei solcher Substanzen an, die beziehungslos nebeneinander liegen und zwei verschiedene Regionen des Seins bilden. Es sind dies die *res cogitans* und die *res extensa*, die denkende und die ausgedehnte Substanz. Das Denken ist unkörperlich, und steht als Selbstbewußtsein in sich selbst. Es vergewissert sich seiner selbst, indem es sich denkt, so daß die Gewißheit seines Seins aus seinem Denken folgt. Cogito ergo sum — ich denke, also bin ich. Man kann auch übersetzen: Ich zweifle, also bin ich, da das zweifelnde Denken für Descartes den Boden der methodisch gesicherten Gewißheit abgibt. Nachdem er im methodischen Zweifel alles in Frage gestellt hat, erklärt er, daß doch eine unbezweifelbare Grundlage bestehen bleibt, die kein Zweifel außer Kraft setzen kann, nämlich das Denken, das auch noch in jedem Zweifel anwesend ist. Ihm steht die durch die Ausdehnung (extensio) bestimmte Körperlichkeit gegenüber. Alles, was der körperlichen Substanz sonst noch zukommen kann, setzt die Ausdehnung voraus. Die Ausdehnung ist aber quantitativ meßbar. Daraus folgt: Ist Materialität durch Ausdehnung bestimmt, dann fällt sie in den Bereich mathematischer Erfaßbarkeit. Diese auf Ausdehnung und Quantifizierbarkeit reduzierte Natur ist von Gestalten, Formen und Qualitäten, welche das griechische und mittelalterliche Bild von der Natur bestimmt hatten, völlig entleert. Sie ist der methodische Rahmen, innerhalb dessen sich die moderne Naturwissenschaft, Technik und Industrie entfalten werden. Descartes erwartete von der Wissenschaft, daß sie die Natur für die Zwecke des Menschen untertan machen würde. Er meinte sogar, daß es ihr gelingen werde, den Tod zu bezwingen, nicht nur den Tod der Seele, sondern auch den des Körpers. Sein Wunschtraum war es, durch bessere Kenntnis des Körpers und richtige Ernährung die Lebensdauer des Menschen wenigstens um ein paar Jahrhunderte zu verlängern. „Man wußte über diesen Wunschtraum so gut Bescheid, daß Königin Christina von

Schweden sich sehr sarkastisch äußerte, als Descartes, der in Stockholm ihr Gast war, im Alter von 53 Jahren starb."[64]

Gemäß der Bestimmung der Substanzen, wonach sie nicht aufeinander einwirken können, sind Geist und Materie, Denken und Ausdehnung streng voneinander geschieden. Sie gehören verschiedenen Wirklichkeitssphären an. Ein um so erstaunlicheres Mirakel muß für Descartes darum der Mensch sein. Denn er gehört beiden Bereichen an. Für Descartes und alle seine Nachfolger muß die Frage, wie es zu einer Wechselwirkung von Leib und Seele aufeinander kommen kann, zu einem Grundproblem werden.

Er hat dem ‚Leib-Seele-Problem' eine neue Schärfe gegeben und zu einer Fülle von Theorien der Wechselwirkung oder des Parallelismus, aber auch zu einer materialistisch-mechanistischen Auffassung auf der einen Seite oder einer spiritualistisch-idealistischen Auffassung auf der anderen Seite geführt ...[65]

Allerdings ist unter solchen Voraussetzungen die Seele, das Denken vom Körper unabhängig. Der Tod ist für Descartes nur das Ende der Maschine, die wir unseren Körper nennen. Er unterscheidet sich von dem Leichnam eines Menschen nur

wie eine Uhr oder eine andere selbstbewegliche Maschine, die aufgezogen ist und damit in sich das körperliche Prinzip der Bewegungen, für die sie bestimmt ist, und alles zu ihrer Tätigkeit Nötige hat, von einer Uhr oder Maschine, die zerbrochen ist und in der das Prinzip ihrer Bewegung nicht mehr wirkt[66].

Da die Seele hier nicht,wir wir es bei Thomas sahen, den Leib durchlebt und gestaltet, und wir uns im Vollzug des Denkens immer schon im Unkörperlich-Unräumlichen bewegen, kann der Tod der Seele nichts anhaben. Er ist ein rein körperliches Geschehen. Wir sehen, daß Descartes bereits den Begriff eines natürlichen, bei ihm mechanistisch zu verstehenden Todes, zu denken versucht, den Geist aber nicht in ihn mit hineinzieht, nicht nur auf Kosten der Einheit des Menschen, sondern auch unter Ausblendung all der Phänomene des Todes, die wir früher innerhalb der Erkenntnistheorie des Todes zur Gegebenheit gebracht haben.

Spinoza (1632—1677) versteht unter Substanz „das, was in sich ist und durch sich begriffen wird, d. h.: das, dessen Begriff nicht des Begriffes eines anderen Dinges bedarf, von dem her er gebildet werden müßte"[67]. Was auf diese Weise aus sich begriffen werden kann, muß nach Spinoza auch aus sich selbst sein, Causa sui, Ursache seiner selbst, das Wesen sein, welches die Existenz in seinem Begriff einschließt. Setzt man in einer solchen absoluten Parallelisierung von Denken und Sein, wie sie für den Begriff Gottes schon Anselm von Canterbury im Mittelalter versucht hatte, Substanz, Ursache, Begriff und Wirklichkeit in eins, kann es nur eine Substanz geben, die göttliche als einzige Wirklichkeit. Die zwei Substanzen des Descartes, welche sich von der göttlichen noch unterschieden, werden von Spinoza in diese zurückverlegt und zu Attributen der einen göttlichen Substanz, der Einheit von Gott und Natur, degradiert. Unter einem Attribut versteht Spinoza das wesenskonstitutive Merkmal, das der Verstand an der Substanz erfaßt.[68] In sich hat die göttliche Substanz unendlich viele Attribute, die ihrem göttlichen Verstand offenstehen. Wir Menschen können an ihr aber nur die beiden Attribute des Denkens und der Ausdehnung erfassen. Die einzelnen endlichen Dinge werden bei Spinoza ihres Selbststandes völlig beraubt und gelten nur noch als „Modi" der einen Weltsubstanz. Sie „inhärieren" der Substanz und sind deren „Ausdrucksweisen, Entfaltungs- oder Offenbarungsweisen ..., nicht aber substantiell in sich bestehende Wesen".[69]

Unter diesen metaphysischen Voraussetzungen kann von einer Unsterblichkeit der Seele im strengen Sinne nicht geredet werden. Es gibt ja gar keine für sich und in sich bestehende Individualität. Wir dürfen aber nicht vergessen: das Denken, an welchem der Mensch teilhat, ist ein Attribut der göttlichen Substanz selber. Daher kann man Wirklichkeit in doppelter Weise verstehen, einmal als das, was wir im Hinblick auf eine gewisse Zeit und einen gewissen Ort als existierend ansehen. Zum anderen, sofern wir die Dinge aus ihren Ideen begreifen, die von der ewigen und unendlichen Wesenheit Gottes umgriffen werden und mit strenger Notwendigkeit aus der göttlichen Natur folgen. Unser Geist hat die Möglichkeit eines solchen Wirklichkeitsverständnisses und entledigt sich darin gerade seiner zufälligen Individualität, indem er sich denkend ins Ganze aufhebt und sich aus dem Ganzen versteht. Spinoza nennt diesen Vollzug *amor dei intellectualis*, also eine Liebe zu Gott, die ihr Wesen in Einsicht hat. Da aber alles Denken letztlich das Denken Gottes selbst ist, das Attribut der einen Substanz, denkt sie sich im Denken des Menschen genauso, wie sie sich in der Liebe zum Menschen und in der Liebe des Menschen zu Gott selber liebt. Es ist deutlich, daß eine engste Beziehung zwischen Spinoza und dem Averroismus besteht, wenn wir von ihm her in die Vergangenheit blicken und zu Hegel, wenn wir von ihm her in die Zukunft schauen. Interessant ist auch, daß man „Ähnlichkeiten zwischen Spinozas Wesen der Seele und dem indischen Atman, zwischen der pantheistischen Gottheit und dem Brahman" gesehen hat.[70] Es geht ja auch bei Spinoza um so etwas wie um ein intellektuelles Entwerden des einzelnen Ich, welches sich in das eine Ganze hinein überwindet. Unter solchen Aspekten stellt der Tod keine Katastrophe mehr dar. Er ist nichts anderes mehr als die Endgültigkeit des Aufgehens im All-Einen. Der individuelle Mensch geht zwar im Tode unter, sofern er aber ein Gedanke, eine Idee des unendlichen Denkens ist, währt er fort. Er ist in dem Denken aufgehoben, in dem mitzuschwingen, mitzudenken, solange er lebt, das Glück und den Frieden des Philosophen ausmacht.[71]

b) Kant

Kant (1724—1804) hat in seiner Kritik der reinen Vernunft u. a. eine grundsätzliche Kritik der bisher in der Metaphysik vorherrschenden Theorien über die Seele und ihre Unsterblichkeit vorgelegt. Die Unsterblichkeitstheorie gehörte vor Kant zu den Kernstücken der rationalistischen Metaphysik des Aufklärungszeitalters. Dabei griff man immer wieder auf die schon von Platon entwickelte Vorstellung von der Einfachheit der Seele zurück, stellte diese aber weithin unter den Voraussetzungen der Metaphysik der Substanz dar, die wir bei Descartes und Spinoza kennengelernt haben. Bei Christian Wolff (1679—1754) und seiner Schule wurde die Substantialität der Seele dadurch bestimmt, daß man von den Akzidentien, also den der Seele zukommenden Eigenschaften, auf ein ihnen zugrundeliegendes Ding an sich, eine Seelensubstanz, schloß. Sie wurde immer wieder in ihrer Unkörperlichkeit und Unzerstörbarkeit dargestellt. Die Zusammenfassung dieser Eigenheiten der Seele nannte man auch Personalität. Es ist darauf hinzuweisen, daß die englischen Empiristen, vor allem J. Locke und D. Hume sich kritisch von der Annahme einer solchen Seelensubstanz abgewandt hatten. Für Locke ist die Seele ein unbekanntes Etwas, für Hume nur ein Bündel von Wahrnehmungen, dem keine in sich identische, sich im Fluß der Wahrnehmungen durchhaltende Substanz entspricht.

Kants Kritik muß auf dem Hintergrund der Lehre von der Substantialität der Seele gesehen und zugleich als eine Abwehr der Tendenzen begriffen werden, die Seele und damit die Personalität des Menschen völlig aufzulösen. Voraussetzung seiner Kritik ist die Unterscheidung von Ding an sich und Erscheinung. Die Substanz, das Ding an sich, ist uns unbekannt. Menschliche Erkenntnis, sofern sie objektiv sein soll, muß nämlich immer durch sinnliche Anschauung vermittelt, d.h. für Kant unter den Anschauungsformen von Raum und Zeit gegeben sein. Die Begriffe unseres Verstandes können immer nur unter der Bedingung auf Gegenstände angewendet werden, daß ihnen eine Anschauung korrespondiert. Das bedeutet aber, Erkenntnisse können sich nicht auf Dinge an sich, sondern nur auf Erscheinungen erstrecken. Von dieser Voraussetzung her überführt Kant die „spekulative Vernunft", welche über Gott, die Welt, die Seele und ihre Unsterblichkeit wie von Dingen an sich spricht, über die wir ein sicheres Wissen erlangen können, ihrer Anmaßung. Das angebliche Wissen, welches wir nach Ansicht der bisherigen Metaphysik über diese Gegenstände besitzen, ist ein „überschwengliches", in dem unser Erkenntnisvermögen seine Grenzen überschreitet. Wir machen unsere Gedanken zu Sachen, wir hypostasieren sie. Auf diesem Wege wird, was die Frage nach der Seele angeht, unsere Vernunft zu falschen Schlüssen verleitet, welche Kant Paralogismen nennt. Die Falschheit dieser Schlüsse bezieht sich auf ihre logische Form. Dabei hat aber die Falschheit der Schlüsse bezüglich der Seele und ihrer Unsterblichkeit „einen transzendentalen Grund" „in der Natur der Menschenvernunft" selber, so daß wir in eine „unvermeidliche, obzwar nicht unauflösliche Illusion"[72] geführt werden. Die Paralogismen gehören zusammen mit den Antinomien der reinen Vernunft, die sich auf die Kosmologie beziehen, und dem Ideal der reinen Vernunft, die „auf ein Wesen aller Wesen" schließt, zu den

Sophisticationen nicht der Menschen, sondern der reinen Vernunft selbst, von denen selbst der Weiseste unter allen Menschen sich nicht losmachen und vielleicht zwar nach vieler Bemühung den Irrtum verhüten, den Schein aber, der ihn unaufhörlich zwackt und äfft, niemals völlig loswerden kann.[73]

In der Durchführung der Paralogismenlehre kommt es Kant vor allem darauf an, zu zeigen, daß der Begriff der Seele auf die transzendentale Apperzeption zurückgeführt werden kann. Es ist die Vorstellung bzw. das Urteil „Ich denke" als „das Vehikel aller Begriffe überhaupt". Ohne das Bewußtsein, daß ich denke, gibt es überhaupt keine Leistungen und Vollzüge unseres Denkens. Ohne das Selbstbewußtsein, das Bewußtsein zu denken, ist gar kein Bewußtseinsinhalt möglich. Im „Ich denke" sind alle Bewußtseinsinhalte verknüpft. Dabei bleibt es eine „einfache und für sich selbst an Inhalt gänzlich leere Vorstellung: Ich, von der man nicht einmal sagen kann, daß sie ein Begriff sei, sondern ein bloßes Bewußtsein, das alle Begriffe begleitet". Das Ich ist also ein X, das wir wie ein substantielles Ding ansehen, obwohl wir von ihm keinerlei Wissen haben können, da es nur „durch die Gedanken, die seine Prädikate sind, erkannt wird, und wovon wir abgesondert niemals den mindesten Begriff haben können".[74] Aus all dem folgt, daß wir über die Seele und damit auch über ihre Unsterblichkeit nichts wissen können. Sie ist überhaupt kein Objekt unserer Erfahrung, sondern als „Ich denke" subjektive Bedingung der Möglichkeit aller objektiven Erkenntnis und gerade darum dieser nicht zugänglich. Wie man aber nichts Positives über die Seele und ihre Unsterblichkeit durch objektivierbare Erkenntnis ausmachen kann, so wenig steht durch diese Kritik einer ihre Grenzen sprengenden Vernunft fest, daß es für uns keine Hoffnung auf ein „künftiges Leben" gibt, wie Kant gerne formuliert. Gibt es auch keinen sicheren Weg der Wissenschaft, so können wir uns doch auch nicht mit der Auskunft begnügen, daß unsere eigene Vernunft uns „durch Vorspiegelungen hinhält und am Ende betrügt"[75]. Wir können dies nicht, weil dieses wider die Natur der Vernunft selbst wäre.

Nun erschöpft sich die Vernunft für Kant aber keineswegs in der theoretischen, sondern muß primär als praktische Vernunft begriffen werden. Alles Interesse der Vernunft, auch das der reinen, d.h. theoretischen, gründet für ihn im praktischen Interesse. Dieses zielt aber auf die Bewirkung des höchsten Gutes. Dieses ist der notwendige Gegenstand eines Willens, der sich durch das moralische Gesetz bestimmen lassen kann. Die oberste Bedingung für die Erlangung des höchsten Gutes ist die vollständige Identifizierung des menschlichen Willens mit dem moralischen Gesetz, das Kant als Selbstbestimmung der Vernunft, als Achtung der Würde des Menschen, der niemals zum bloßen Mittel für Zwecke gemacht werden darf und als Unterwerfung der Maxime des persönlichen Handelns unter die Idee einer allgemeinen Gesetzgebung beschreibt. Die vollständige Konformität mit dem Anspruch der Vernunft ist nun nach Kant nur in einem unendlichen Fortschritt möglich. Der Mensch wird nämlich durch einen Dualismus von in der Sinnlichkeit entspringenden Neigungen bestimmt, welche dem Gesetz der Vernunft widerstreiten. Um den Widerspruch zwischen Vernunft und Sinnlichkeit, Pflicht und Neigung zu überwinden, ist die Zeit unseres Lebens zu kurz. Darum folgt aus dieser unendlichen Aufgabe, als der eigentlichen Lebensaufgabe des Menschen, das Postulat eines künftigen Lebens jenseits der Todesgrenze.

Soll das „höchste Gut" erlangt werden, ist noch eine andere Bedingung zu erfüllen: die angemessene Proportionierung zwischen Glückseligkeit und Moralität. Die des Glückes Würdigen, die moralisch Guten, sollten dieses Glück auch besitzen. Dies ist in unserem Leben weithin nicht der Fall. Auch gilt, daß der Wert des Lebens nicht an dem gemessen werden kann, was man genießt. Kant fragt in seiner ›Kritik der Urteilskraft‹, ob wohl jemand sein Leben noch einmal leben wolle, wenn dieses nur auf den bloßen Genuß gestellt wäre. Glück, verstanden als Genuß, als Erfüllung unserer Neigungen, rechtfertigt nicht unsere Existenz und ihre Mühsal, sondern allein die Moralität. Andererseits muß doch auch nach Kant ein „Hauptzweck einer allgemeinen Glückseligkeit" anerkannt werden,[76] denn der natürliche Zweck unserer Neigungen, die Glückseligkeit, kann nicht einfach sinnlos sein. Allerdings gilt es immer festzuhalten, daß diese zweite Bedingung des höchsten Gutes, also der Zweck einer allgemeinen Glückseligkeit, immer der moralischen Gesinnung untergeordnet bleiben muß. Sie soll den Anteil an Glückseligkeit bestimmen.[77] Auch das Eintreten der zweiten Bedingung erfordert offenbar ein „künftiges Leben". Daß das höchste Gut verwirklicht wird, der Mensch sich dem Ziel seiner Vernunft im unendlichen Fortschritt immer mehr annähert, das Glück und das Gute in rechter Weise zueinander proportioniert werden, setzt die Idee eines letzten Endzweckes der gesamten Weltordnung voraus, d.h. Gott als den Urheber der Natur, über der seine Vorsehung waltet. Es setzt weiter die Unsterblichkeit des Menschen und seine Freiheit voraus, weil ohne sie keine Moralität möglich ist. So hängen die drei großen Postulate der praktischen Vernunft, Gott, Freiheit und Unsterblichkeit, aufs engste miteinander zusammen. Die Vernunft kann sie nicht aufgeben, ohne sich selbst aufzugeben. Freilich kann nur der sie fordern, welcher sich der höchsten Bedeutsamkeit der moralischen Gesinnung aufschließt. Sie wachsen aus der subjektiven Gesinnung hervor und nicht aus objektivierbarer Erkenntnis. Deswegen sind sie nicht weniger wahr und gewiß. Kant ist vielmehr der Überzeugung: Wie die Wissenschaft im Bereich objektivierbarer Erkenntnis sicheren Schrittes vorankommen könne, wenn die reine Vernunft ihrer Grenzen bewußt bleibt, so wird auch die Reflexion auf die Bedingungen vernünftigen Daseins überhaupt zu einer subjektiven Gewißheit bezüglich der Postulate der praktischen Vernunft führen. Sie sind nicht Gegenstände des Wissens, sondern des moralischen Vernunftglaubens.

Kant hat mit der Kritik einer als dinghaft vorgestellten Seelensubstanz die Substanzenmetaphysik im Zentrum getroffen, wobei allerdings zu fragen wäre, ob z.B. die Monadenlehre von Leibniz durch die kantische Kritik berührt wird, da hier die Substanzen = Monaden nicht tote Dinge sind, die als unbekanntes X hinter ihren Eigenschaften liegen und aus ihnen erschlossen werden, sondern nur im Vollzug der Dynamik von Perzeption und Apperzeption, also von Erkenntnis und Selbsterkenntnis (beim Menschen) sie selbst sind. Eine genauere Überlegung könnte auch zeigen, daß das Substanz-Akzidenz-Schema, welches Kant voraussetzt, wenn er sagt, die Seele liege als jenes unbekannte X hinter den Gedanken, die sie vollzieht und die sich zu ihr verhalten wie die Akzidenzien zur Substanz, dem mittelalterlichen Begriff des selbstständig Seienden kaum gerecht werden könne. Thomas von Aquin vor allem spricht zwar sehr häufig von Substanz und Akzidenz und folgt damit der Grundeinteilung der aristotelischen Kategorienlehre. Er kennt aber einen tieferen Begriff von Substanz. Dasjenige, was im Hinblick auf das Verhältnis von getragenen

Eigenschaften und deren Träger Substanz genannt werden kann, heißt bei ihm auch Subsistenz. Darunter versteht er das Seiende, sofern es sich selbst in seinem Seinsakt vollzieht, sich als das, als was es erscheint, herausstellt und zugleich in sich selbst Stand faßt, sich als dieses von allen anderen unterscheidet und es selbst ist. Das Sein, durch das das Seiende ist, darf nicht als dinghafter Bestand gedacht werden, sondern als Selbstvollzug. Das gilt natürlich im höchsten Maße für die Person und ihren Selbstvollzug in Vernunft und Freiheit. Einen ähnlichen Begriff der Subsistenz kennt schon Augustinus. Zugleich ist an Platon zu erinnern: Die Lehre von der Unsterblichkeit der Seele wurzelt für ihn in einer lebendigen Erfahrung, dem Vollzug eines Transzendierens und der Entfaltung einer Dynamik des Eros und der Vernunft, in der sich zeigt, was die geistige Seele ist. Löst man die Beweise aus diesem existentiellen Zusammenhang heraus, verlieren sie ihren eigentlichen Sinn und werden dann, wie es ihnen in der Geschichte des neuzeitlichen Denkens widerfahren ist, zu bloßen Behauptungen über die Fortexistenz eines unkörperlichen Dings. Daß es ein solches nicht geben kann, hat Kant völlig zu Recht gezeigt. Im übrigen bleibt auch er stark dem seit Platon traditionellen Dualismus verhaftet. Dem entspricht der Zwiespalt von Pflicht und Neigung, Vernunft und Sinnlichkeit, von „Thierheit“, von für eine kurze Zeit mit Lebenskraft ausgestatteter Materialität und Intelligenz, Persönlichkeit und Moralität, welcher das Denken Kants bestimmt. Ihm gemäß mißt Kant der Auferstehung des Leibes im christlichen Sinne keine Bedeutung zu. In seiner Schrift über den ›Streit der Fakultäten‹ meint er, niemandem sei wohl sein Körper so lieb, daß er ihn gern „in Ewigkeit mit sich schleppen möchte, wenn er seiner entübrigt sein kann“. Trotz aller Kritik der Substanzmetaphysik bleibt bei Kant die Geschiedenheit von Geist und Materie, von *res cogitans* und *res extensa* im Sinne von Descartes voll gewahrt.

c) Fichte

In Fichtes (1762—1814) ›Wissenschaftslehre‹ von 1804 heißt es: „Über die Unsterblichkeit der Seele kann die W. L. (Wissenschaftslehre) nichts statuieren, denn es ist nach ihr keine Seele, und kein

Sterben, oder Sterblichkeit, mithin auch keine Unsterblichkeit, sondern es ist nur Leben"[78]. An diesem Satz wird eine Grundtendenz des Fichteschen Denkens deutlich: Den Tod zu entzaubern, für Schein zu erklären, um eine Ursprünglichkeit und Übermacht, einen Triumph des Lebens zu konstituieren, der seinesgleichen in der Geschichte der Metaphysik sucht. Für Fichte gilt, daß die „unentrinnbare Gewißheit" des Todes nur für denjenigen furchtbar ist,

> der dem Schein des Naturlebens verfällt. Dieses ... schwebt zwischen Werden und Vergehen. In ihm befangen, erblickt sich der Sterbliche mitten im Schwinden der Zeit ... von der Stunde der Geburt bis zur Stunde des Todes. Bewußtes Leben, das sich so kurz bemißt, existiert daher in ständiger Furcht vor der Macht der Zeit; denn der Zeit ist es wesenhaft, Gegenwärtiges schwinden zu machen.[79]

Nach Fichte muß man erkennen, daß das Leben der Natur nur ein „bloßes Bildleben" ist und nicht das ursprüngliche und wahre Leben. Durchschaut man dies, so erkennt man, daß wir, solange wir in dem Scheinleben befangen sind, immerfort sterben, im Tode aber in das wahre Leben hineinsterben. Im Tode sterben wir dem Tode, nämlich dem Tode, den wir in der Vergänglichkeit des Scheinlebens der Natur immerfort sterben müssen, während im Tod am Ende unseres Lebens gerade dieses Sterben aufhört und wir ein für allemal in die Unendlichkeit hineinsterben, in der unser wahres Leben erst beginnt. Fichte sagt dies in seiner Schrift ›Die Anweisung zum seligen Leben‹[80], also in einer Schrift, die sich an ein breiteres Publikum wendet, um auf die Möglichkeiten eines Lebens aus philosophischer Einsicht hinzuweisen, welches dem endlichen Menschen den Zugang zum Unendlichen weist. Wer diesen Lebensvollzug, der zum seligen Leben führt, zu dem seinigen machen will — den Vorwurf, daß es hier um Mystik gehe, faßt Fichte eher als Kompliment auf — muß zu der Einsicht bereit sein, daß es ein „der Endlichkeit nie abzunehmendes Schicksal" ist, nur durch den Tod hindurch zum Leben vorzudringen. Tod ist Eingang des Endlichen ins Unendliche.

Was aber ist Leben? Fichte antwortet: Selbstbewußtsein, Subjektivität, d.h. sich wissen und sich wollen, Setzung des Ich, das sich, indem es um sich selbst weiß und sich selbst will, von allem anderen unterscheidet. Der frühe Fichte hatte dieses Leben, vor allem in der Wissenschaftslehre von 1794, als das sich selbst Setzen des Ich verstanden, welches sich, auf seinem eigenen Boden, das Nicht-Ich gegenübersetzt, um an ihm in der Überwindung all dessen, was ihm entgegensteht und seine Freiheit einengt, seiner eigenen setzenden Tätigkeit inne werden zu können. Im Verlauf der Geschichte seines Denkens verschieben sich die Akzente. Das Ich versteht sich nunmehr immer stärker als Bild des absoluten Seins und als die Form der Erscheinung dieses Seins. Von dem Absoluten, so sagt Fichte einmal, läßt sich nichts anderes aussagen, als daß es das Absolute ist: „Das Absolute ist weder (absolutes) Wissen, noch Sein, noch ist es Identität, noch ist es Indifferenz beider, sondern es ist durchaus bloß und lediglich das Absolute."[81] In ihm gründet aber ein „Bild" seiner selbst. Das Absolute ist in sich verborgen und, nun wird es doch wieder als Sein und als Leben angesprochen, „ein in sich geschlossenes Singulum des Lebens und Seyns, das nie aus sich herauskann"[82]. Als solches hat es „seinen Sitz in sich selber, und bleibt in sich selbst, rein aufgehend in sich selbst, zugänglich nur sich selber. Es ist — alles Seyn und außer ihm ist kein Seyn. Es ist eben darum durchaus ohne Veränderung oder Wandel"[83]. Weil dieses göttliche Leben rein in sich selber schwingt, nicht in den Unterschied von Subjekt und Objekt zerfällt, ist es reines Leben. Zum Leben gehört aber Tätigkeit als Äußerung und Zum-Vorschein-Kommen. Nur das Tote ist unwirksam und ohne Äußerung. Deshalb äußert sich auch das reine Leben, aber so, daß es ganz innerlich bleibt. Göttliches Leben weilt in „immanenter Äußerung". Es ist die Einheit von Denken und Sein, aber nicht so, daß dem lebendigen Vollzuge des Denkens und Erkennens ein totes Objekt gegenüberstünde. Von diesen Voraussetzungen her vermag Fichte ein Verständnis des Seins bzw. des absoluten Lebens zu entwickeln, wonach dieses ganz in sich selber ruht und doch ganz Leben, Tätigkeit, Aufgang, Vollzug ist. Werden und Vergehen vollziehen sich zwischen Gegensätzen, wie wir es schon bei den Vorsokratikern und bei Platon im ersten Schritt seines Beweises für die Unsterblichkeit der Seele kennengelernt haben. Über diesen „Zirkeltanz", wie Fichte ihn nennt, ist das absolute Leben durchaus erhaben. In ihm gibt es keine Gegensätze, sondern es ist als reiner Vollzug des reinen Aufgehens in sich selber zugleich

Bleiben, aber nicht im Sinne substantiellen Beharrens. Was unveränderlich währt, ist nicht das Ding in seinem An-sich-Bestehen, sondern das In-sich-Aufgehen von Denken und Sein. Durch den Charakter dieser stehenden Bewegung erhält das Sein, grammatisch gesprochen, einen verbalen Sinn. Daher bezeichnet Fichte das wahre Sein als „Seyen", wobei Seyen besagen soll: Tätig-Bleiben als einigende Einheit einer ständig ineinander aufgehenden Zweiheit.[84]

Nun gilt das alles von Gott, vom absoluten Leben und Sein. Dieses Sein ist aber nicht das des Menschen und auch nicht das der Welt. So erhebt sich die Frage, wie das zu verstehen ist, was wir sehr wohl „als seiend und lebend" ansprechen und welches doch nicht das Göttliche selber ist. Dieses, welches weder ist, noch nicht ist, also „weder durch das Prädikat des Seyns ausgezeichnet" ist, noch „gezeichnet durch das Prädikat des Todes", nennt Fichte die „Erscheinung des Lebens". Im eigentlichen Sinn ist nur Gott, „außer ihm ist nur seine Erscheinung".[85] Wir sehen: Der Begriff der Erscheinung, von Kant übernommen, erfährt bei Fichte eine entscheidende Umbildung. Bei Kant bedeutet Erscheinung im Unterschied zum unbekannt bleibenden Ding an sich das, was sich uns Menschen aufgrund unserer subjektiven Erkenntnisstrukturen zeigt. Bei Fichte ist Erscheinung nichts anderes als das Wissen selbst, in dem das absolute Sein und Leben dem Menschen erscheint, so daß es auch als Bild Gottes bezeichnet werden kann. In ihm ist das absolute Sein aus sich herausgetreten und erfaßt sich in der Erscheinung des Wissens als das, was aus sich herausgegangen ist, d. h. als Bild seiner selbst. Anders ausgedrückt: im Selbstbewußtsein des um sich selbst wissenden Ich erscheint das Sein sozusagen im Abstand von sich selber. Es erscheint, aber nicht als es selbst, sondern als das Bild seiner selbst, also als das, was es ist und doch nicht ist. Darum ist es nicht ein selbständiges und unabhängiges Sein, „ist gar nicht wahrhaftig und an sich da".[86] Wahrhaftig da ist nur das Absolute selbst. Gibt es aber dennoch etwas, was ist, ohne das Absolute selber zu sein, so muß es, indem es sein Sein vollzieht, dieses Sein auch zugleich negieren. Das geschieht, indem es sich als Bild versteht, als etwas, das ist, aber eigentlich als Sein eines anderen. Eben dies aber ist das Wissen, welches im Selbstbewußtsein begründet ist, wie Kant schon in dem „Vehikel" des „Ich denke" der transzendentalen

Apperzeption ahnte. Fichte kann diesen Sachverhalt auch so ausdrücken: Die Erscheinung, also das Wissen, kann sich nur bilden, wenn sie sich als bildend bildet, d.h. sich selber als das setzt, was nicht in sich ist, sondern nur „bildet". Sich selbst als Bild zu verstehen und dieses Verständnis selber hervorzubringen, macht das Wesen des Ich, des Wissens, der Erscheinung aus.[87] Man könnte sagen, daß nach Fichtes Konzeption im Wesen der Endlichkeit, die sich im Wissen, im Ich, in der Erscheinung des Absoluten selbst begreift, immer eine Todesrichtung eingezeichnet ist, weil sie sich in das Absolute aufheben muß, freilich nicht um in ihm einfach unterzugehen, sondern um sich des angemaßten Charakters eines „An sich" zu entkleiden, indem sie sich nur noch als Bild versteht, darin gerade aber ihre eigentümliche Seinsweise zu erfüllen imstande ist, sich selbst zu bilden als Bild des Absoluten.

Weigert sich das Ich, sich als solches Bild zu verstehen, erscheint es selbst als das Tote und legt die Wirklichkeit im Horizont des Toten aus. Dieses Tote ist für Fichte nichts anderes als die Substanz, welche vor allem bei Descartes und Spinoza, in gewisser Weise aber auch schon bei Aristoteles, zum Interpretationsschema alles Seienden geworden war. Fichte hat gesehen, und dies macht nicht zuletzt die Größe seines Denkens aus, daß objektivierbare Gegenstände, wie sie die Metaphysik der Substanz zu denken empfiehlt und wie sie bis heute im Grunde das Vorstellungsschema der Wissenschaften ausmachen, im Grunde am Modell des Leichnams orientiert sind. Fichte ist sich durchaus darüber im klaren, und hierin berührt er die Überlegungen zur Erkenntnistheorie des Todes, wie wir sie oben erörtert haben, daß der Tod „in seiner mächtigsten und verbreitetsten Erscheinung … im toten Blick geistlosen Denkens" liegt.[88] Fichte selbst sagt: „Nicht im Seyn an und für sich liegt der Tod, sondern im ertötenden Blick des Totenschauers."[89] So verbleibt die „totgläubige Seynsphilosophie", im „Schatten von den Schatten der Schatten".[90] Fichte erklärt: Der Gedanke eines dinghaft vorgestellten Objektes ist bereits das Produkt einer „toten" Sicht des Beschauers. Demgegenüber fordert Fichte, den Standpunkt im Leben, d.h. dem absoluten Leben und seiner Erscheinung, dem Wissen zu nehmen und von daher den Tod zu verstehen. Das Tote, das Objekt, das zuletzt am Leichnam orientierte Ding, entsteht dadurch, daß wir, indem wir einem Objekt das „Ist" zusprechen, es in seinem An-sich anerkennen, zugleich die Bewegung vergessen, die spontane Leistung unserer Vernunft, kraft welcher wir dieses von uns unabhängige, in sich und an sich selber Seiende setzen. Materialität, Objektivität, Dinghaftigkeit erscheint bei Fichte als Verfallsprodukt der setzenden Leistungen des Ich, welches etwas anerkennen muß, das unabhängig von ihm ist, darüber aber vergißt, daß auch diese Anerkennung noch einmal seine Leistung und Setzung ist. Die tote Substanz ist Produkt der Selbstvergessenheit, in welche das setzende Subjekt verfällt, indem es sich, was es doch muß, in den Unterschied von Subjekt und Objekt einläßt.[91] So wird deutlich, warum Fichte sagen konnte, der Tod sei ein bloßer Schein, der dadurch entsteht, daß wir eine von uns unabhängige Natur uns voraussetzen. Man wird behaupten dürfen, daß in dieser Konzeption der Idealismus auf seinen Höhepunkt gelangt. Natur, uns vorgegebene, an sich seiende Sachverhalte, das Nicht-Ich, wird zum trügerischen Schein. Platon hatte es noch als Gefängnis anerkannt, aus dem wir befreit werden müssen. Fichte dagegen erklärt es zum Schein, der allerdings aus der dem Subjekt als solchem eigentümlichen Seinsbewegung, nämlich dem Wissen, entspringt. Die Überwindung der Substanzenmetaphysik ist vollständig, und zwar auf dem Boden der Metaphysik selber. Von daher wird es verständlich, daß Fichte keine besonderen Beweise für die Unsterblichkeit der Seele mehr zu führen braucht. Allein ein solcher Versuch würde ja wieder in den Bereich des Scheines und des Toten bringen, der durch den Idealismus gerade beseitigt werden soll. So wird Kants Kritik der Metaphysik der Substanz, zu welcher die Kritik der Beweise von der Unsterblichkeit der Seele gehören, zugleich vollendet wie überwunden. Fichtes Konzeption läßt viele Fragen offen: Kann Endlichkeit wirklich aus der Selbstvergessenheit des Subjektes verstanden werden, welches im Setzen des Objektes sozusagen in diesem untergeht? Außerdem muß gefragt werden: Wenn das Ich als Bild des Absoluten dessen Erscheinung ist, warum gibt es dann die vielen Iche der vielen einzelnen Menschen? Wer ist überhaupt das Ich? Ist es die Menschheit, ist es der ewige Logos im Sinne des Johannesevangeliums, das Fichte wiederholt zitiert, sind es beide, aber so, daß sie nicht mehr voneinander unterschieden werden können? Oder ist es doch das jeweils einzelne Ich? Fichte erklärt zwar, daß es keine einzelne Seele gäbe und von daher schon das Problem der Unsterblichkeit als überflüssig erscheint. Andererseits redet Fichte doch auch immer wieder von dem einzelnen Ich des Menschen, von dessen Teilhabe am absoluten Leben und dessen Eingang in dieses Leben im Tode. Würde er diese einzelnen Iche nicht doch ständig voraussetzen, so wäre jede „Anweisung zum seligen Leben" oder jede Lehre von der „Bestimmung des Menschen" hinfällig, ebenso jede Aufklärung darüber, daß der Tod ein Schein sei. Diese Aufklärung richtet sich ja an die einzelnen Menschen, die in diesem Schein verfangen sind, und fordert sie auf, diesen Tod als Schein zu verstehen, wobei sie eigentlich selber zum Schein werden müßten, wenn Fichtes Thesen konsistent bleiben sollen. Desgleichen muß man sich fragen, ob die von uns unabhängige Natur nur als ein Produkt verstanden werden kann, das dadurch zustande kommt, daß wir, indem wir sie denken und aussprechen, vergessen, daß wir es sind, die dieses tun.

Allerdings finden wir bei Fichte Textstellen, denen gemäß auch die Natur als Erscheinung des absoluten Lebens aufgeht. Wenn die „Begier" überwunden ist, hier trifft sich Fichte nicht nur mit Platon, sondern auch mit G. Marcel und dessen Unterscheidung von Sein und Haben,

> erscheint ... das Universum in einer verklärten Gestalt. Die todte lastende Masse, die nur den Raum ausstopfte, ist verschwunden, und an ihrer Stelle fließt und woget und rauscht der ewige Strom von Leben und Kraft und Tat — vom ursprünglichen Leben; von Deinem Leben Unendlicher: denn alles Leben ist Dein Leben, und nur das religiöse Auge dringt ein in das Reich der wahren Schönheit.

Von da aus erfährt Fichte, daß alles, was ihn umgibt, mit ihm verwandt ist, „belebt und beseelt", so daß das Unendliche auch in der Materie strömt und sich außer dem Ich „absetzt" im „Baume, in der Pflanze, im Grase". Auch die Natur selbst ist „lauter Leben". Auch in ihr erscheint das Leben, welches als das „lebendigere ..., hinter dem alten verborgen, beginnt und sich entwickelt". Allerdings: Wenn der Mensch das ahnt, versinkt die Welt, in welcher er noch gerade die „Fülle Lebens" bewunderte, indem sie nun als ein „Vorhang“ erscheint, durch den uns eine „unendlich vollkommenere“, verdeckt wird, wobei die gegenwärtige Welt zugleich als der Keim erscheint, aus dem eine höhere sich entwickeln kann. „Mein Glaube tritt hinter diesen Vorhang, und erwärmt und belebt diesen Keim. Er sieht nichts Bestimmtes, aber er erwartet mehr, als er hienieden fassen kann, und je in der Zeit wird fassen können.“ Und wie Fichte die uns umgebende Natur als Vorahnung einer höheren auffaßt, so auch die Beziehung der Menschen untereinander, womit er in die Nähe des Verständnisses des Todes im Licht der Interpersonalität gelangt, wie wir es vor allem bei Gabriel Marcel vorfanden. So wenig begrifflich geklärt nämlich die Beziehung von absolutem Ich und einzelnem Ich, von Menschheit und Einzelmensch bei Fichte auch bleibt, es scheint, daß er letztlich die Verbundenheit, die Teilhabe der Subjekte aneinander im unendlichen Leben meint. Fichte spricht nämlich von einem Band,

das Geister mit Geistern in Eins verschlingt, also Luft und Äther der Einen Vernunftwelt, undenkbar und unbegreiflich, und doch offenbar daliegend vor dem geistigen Auge. In diesem Lichtstrome fortgeleitet schwebt der Gedanke, unaufgehalten und derselbe bleibend von Seele zu Seele, und kommt reiner und verklärt zurück aus der verwandten Brust. Durch dieses Geheimnis findet der Einzelne sich selbst, und versteht und liebt sich selbst nur in einem anderen; und jeder Geist wickelt sich los nur von anderen Geistern, und es gibt keinen Menschen, sondern nur eine Menschheit, kein einzelnes Denken und Lieben und Hassen, sondern nur ein Denken und Lieben und Hassen in und durch einander.

Aber die Einheit dieses gemeinsamen Lebens ist nicht etwa die Aufhebung der einzelnen Menschen in eine allgemeine Substanz im Sinne des Averroes oder des Spinoza, sondern das Sichfinden der Geister in einem absoluten Geheimnis, an dem sie gemeinsam teilhaben. Das meint Fichte, wenn er vom Aufgehobensein des einzelnen in der Menschheit redet. Darin unterscheidet er sich der Sache nach wohl kaum noch von Schelling in der Spätphase seines Denkens, für den die Menschheit gerade dadurch zur Einheit wird, daß sich in ihr unter den vielen Gestalten der Mythologien und Religionen die Geschichte der Offenbarung Gottes vollzieht, aus der diese Geschichte selbst ihre Einheit empfängt.[92]

d) Hegel

In Hegels (1770—1831) Notizbuch, das er als Student führte, stand das Wort *hen kai pan*, was wir am besten übersetzen: Das eine ist alles und alles ist im Einen. Dieses Zitat aus Heraklit trifft Hegels Grundkonzept im Kern. Alles Einzelne wird aus dem Ganzen begriffen und die Totalität als ein alles Einzelne umgreifender, in sich bewegter Zusammenhang. Alles Einzelne ist bei sich selbst, wenn es in die Totalität aufgehoben ist. Als bloßes Einzelnes, das sich vom Ganzen abscheidet, bleibt es nach Hegel „begriffslos", weil seine Vernunft nur darin gelegen sein kann, daß es sich in die allgemeine Vernunft einfügt. In ihr aufgehoben sein bedeutet darum nach Hegels berühmtem Verständnis von „Aufheben", als Einzelnes hinweggeschafft, zugleich aber im Ganzen bewahrt und in ihm emporgehoben, verklärt zu sein. Es ist nicht schwer, darin ein Modell des Denkens wiederzufinden, auf das wir nicht nur bei Heraklit und in der Stoa stießen, sondern auch im Verständnis des „tätigen Verstandes" bei Aristoteles oder bei einigen seiner Kommentatoren, erst recht aber bei Spinoza. Wir müssen allerdings darauf aufmerksam machen, daß Hegel, hierin mit Fichte übereinstimmend, die tote Starrheit der Substanz des Spinoza ablehnt. Sie gleichsam zu verflüssigen, in Bewegung und Leben zu versetzen, ist sein Ziel. Insofern steht auch Hegels Denken im Dienst der Überwindung einer Metaphysik, die in einem Begriff von Substanz festgemacht ist, der sich am Modell eines beharrenden Dinges orientiert. Leben, Bewegung, das heißt für Hegel Geist, Subjektivität, Vernunft, Denken. Es geht um die Selbstbewegung der absoluten Idee, um den Prozeß, in welchem der Geist zum vollständigen Begriff seiner selbst kommt, das Absolute sich aus sich herausgehend selbst auslegt und in dieser Entäußerung zugleich, sich selbst reflektierend, in sich zurückkehrt. Wiederum stoßen wir auf das System des in sich geschlossenen Kreislaufes, das uns schon mehrfach begegnet ist. Hegel erneuert es aber nicht als ein vom Primat der Natur, sondern von dem der Geschichte bestimmtes System. Die absolute Idee, der Geist, Gott selbst entäußert sich zwar in die Natur, sie ist aber in ihrer Unbewußtheit die Entfremdung des Geistes von sich selber, auf welcher Stufe seiner Entwicklung er im bloßen An-sich-Sein verharrt und noch nicht zum Für-sich-Sein gekommen ist. Das geschieht erst in der Geschichte, d.h. in der Tat und im Werk des Menschen. In der Gesellschaft und im Staat, vor allem aber in Religion, Kunst und abschließend in der Philosophie, in welcher der ganze Prozeß der Geschichte zu seiner sich wissenden Durchsichtigkeit kommt und das absolute Wissen als Sich-selbst-Wissen Gottes im Menschen erreicht wird.

Dieser Welt- und Geschichtsprozeß muß dialektisch verstanden werden. Dialektik im Sinne Hegels hängt aber aufs engste mit dem Tode zusammen. Im dialektischen Prozeß legt sich das Ganze in seine Bestimmungen auseinander und entfaltet sich in ihnen, die sich ihrerseits zueinander gegensätzlich verhalten. Ebendarin besteht das Spiel des ständigen Sichaufhebens, nämlich des Ganzen in seinen Bestimmungen, der Bestimmungen im Ganzen und der Bestimmungen untereinander, die sich scheiden, einander in Frage stellen, gegeneinander auftreten und sich schließlich vereinen und versöhnen. In all dem bleibt aber das Ganze es selbst, kommt gerade erst zu sich selbst. Der Übergang des Ganzen in seine Bestimmungen und der Bestimmungen ineinander geschieht durch Negation. In ihr wird das jeweils Bestehende zerrissen und genichtet. Diesem Negativen schreibt Hegel eine „ungeheure Macht" zu. Sie ist „die Energie des Denkens, des reinen Ichs". Des reinen Denkens, weil ja der dialektische Prozeß der Entfaltung des Ganzen in seine Bestimmungen als logischer Prozeß, als das Sichdenken des Denkens verstanden wird, das nicht der Wirklichkeit gegenübersteht, sondern die Wirklichkeit an sich selber ist. Den Unterschied von Sein und Denken ebenfalls aufzuheben, das Denken als die Negativität, den Gegensatz zu einem bloß substantiell gedachten Sein zu begreifen, und darin gerade das Sein zu sich selbst kommen zu lassen, darum geht es bei Hegel. Die Macht des Negativen, diese Energie des Denkens, der eigentliche „Motor der dialektischen Bewegung" wie A. Kojeve gesagt hat,[93] bezeichnet Hegel auch als den Tod. „Der Tod, wenn wir jene Unwirklichkeit so nennen wollen, ist das Furchtbarste, und das Tote festzuhalten, das, was die größte Kraft erfordert. Die kraftlose Schönheit haßt den Verstand, weil er ihr dies zumutet, was sie nicht vermag." Der Verstand ist nämlich nach Hegel die Kraft des Scheidens und Verbindens, durch welche die Auflösung der bloßen Unmittelbarkeit des Bestehens, des „Fixen“ in das Unterschiedene geschieht, durch welche „Bewegung ... die reinen Gedanken Begriffe“ werden und so erst sind, „was sie in Wahrheit sind, Selbstbewegungen, Kreise, das, was ihre Substanz ist, geistige Wesenheiten“. So müssen Sein und Leben, um sie selbst sein zu können, sich der Negativität, dem Tode aussetzen. Für Hegel gilt:

> nicht das Leben, das sich vor dem Tode scheut und von der Verwüstung rein bewahrt, sondern das ihn erträgt und in ihm sich erhält, ist das Leben des Geistes. Er gewinnt seine Wahrheit nur, indem er in der absoluten Zerrissenheit sich selbst findet. Diese Macht ist er nicht als das Positive, welches von dem Negativen wegsieht, ... sondern er ist diese Macht nur, indem er dem Negativen ins Angesicht schaut, bei ihm verweilt. Dieses Verweilen ist die Zauberkraft, die es in das Sein umkehrt.

Diese Zauberkraft des Seins im Tode macht die innerste Lebendigkeit des Subjektes aus, das an Stelle der starren Substanz des Spinoza tritt. Es ist das Subjekt,

> welches darin, daß es der Bestimmtheit in seinem Elemente Dasein gibt, die abstrakte d. h. nur überhaupt seiende Unmittelbarkeit aufhebt, und dadurch die wahrhafte Substanz ist, das Sein oder die Unmittelbarkeit, welche nicht die Vermittlung außer ihr hat, sondern diese selbst ist.[94]

Im Hintergrund der Konzeption des dialektischen Prozesses bei Hegel steht das organische Leben. Man kann nämlich einen Organismus als ein Ganzes verstehen, das im Aufgang in und im Durchgang durch seine Teile und Eigenschaften, seine „Momente“ oder Bestimmungen es selbst ist. Es ist aber auch daran zu erinnern, daß Hegel zu seinem dialektischen Grundgedanken durch eine Phänomenologie der Liebe angeregt worden ist. Sie findet sich in seinen theologischen Jugendschriften.[95] In der Liebe wird nämlich eine Einheit in der Unterschiedenheit verwirklicht. Die Partner sind in ein lebendiges Ganzes hineinversetzt, in dem sie miteinander eins sind, sich aber dennoch in ihrer Unterschiedenheit gegenüberstehen. In der Liebe ist uns der geliebte Mensch „nicht entgegengesetzt, er ist eins mit unserem Wesen; wir sehen nur uns in ihm — und dann ist er doch wieder nicht wir — ein Wunder, das wir nicht zu fassen vermögen“, schreibt Hegel in seinem Fragment ›Religion und Liebe‹. In der Liebe ist „Entgegensetzung“ aber so, daß ihr aller Charakter eines Fremden geraubt ist, weil in der Liebe „das Getrennte noch, aber nicht mehr als Getrenntes" anwesend ist. Hier ist ein „Kreis zu einer vollendeten Einigkeit durchlaufen". Diese Einigkeit ist die Erscheinung des Lebens selbst. Hier fühlt sich das Getrennte als einiges und darin fühlt „das Lebendige ... das Lebendige".[96] Später schreibt Hegel in seinen ›Vorlesungen über die Ästhetik‹, das Wesen der Liebe bestehe darin, „das Bewußtsein seiner selbst aufzugeben, sich in einem anderen Selbst zu vergessen, doch in diesem Vergehen und Vergessen sich erst selber zu haben und zu besitzen".

Schon im Anfangsstadium seines Denkens spricht Hegel von einer Einheit des Entwicklungsprozesses der Welt und der Reflexion. Die Reflexion bringt in dem Entwicklungsprozeß „immer mehr Entgegengesetztes" hervor, wobei im befriedigten Trieb der Tiere zum ersten Mal dieses Entgegengesetzte vereinigt wurde. Im Menschen aber ereignet sich die Aufhebung der Reflexion selber, eben in der Einheit der Liebe. Ist sie als die Aufhebung aller Trennung, in der doch das Entgegengesetzte als solches bewahrt bleibt, das Leben selbst als die Konstituierung der wahren Einheit, dann ist zu vermuten, daß in der Liebe auch der Tod überwunden wird. Hegel erklärt dies auch und kommt damit ganz in die Nähe der Reflexion auf interpersonale Erfahrungen, wie wir sie besonders im Denken Gabriel Marcels und in ähnlicher Weise bei anderen Vertretern des sogenannten dialogischen Denkens kennengelernt haben. Hegel setzt aber hinzu, die Liebenden stünden „noch mit vielem Toten in Verbindung", und zwar wegen des Besitzes an Eigentum, durch welche eine neue Form der Einheit, nämlich die der Herrschaft notwendig wird.[97] Durch Besitz und Herrschaftsverhältnisse bricht aufs neue der Tod ein. Damit leitet Hegel einen Übergang seines Denkens ein, der ihn immer mehr von der Liebe als einem persönlichen Verhältnis zwischen Menschen zu weltgeschichtlichen Betrachtungen, zum Interesse an Staat und Gesellschaft und zu einer Konzeption der Totalität führen sollte, in welcher die einzelne Existenz und persönliche Beziehungen dem unerbittlichen Gang des mit logischer Notwendigkeit voranschreitenden Prozesses untergeordnet werden. Hegel signalisiert den Anbruch eines Denkens, dem es vor allem um die „Kollektiva, die die Geschichte bewegten und die zusammengehalten wurden, man wußte nicht recht wodurch, aber jedenfalls nicht durch die Liebe" geht. Hegel glaubte zu wissen, was die kollektive Geschichte zusammenhält. Für ihn konnte diese Leistung der Einheit nur noch „dem ‚Geist' ... abgefordert werden". Helmut Kuhn stellt fest:

Was in den Frühschriften Liebe hieß, wurde in der „absoluten Philosophie", die mit der Phänomenologie des Geistes (1807) in Erscheinung trat, zu „Geist" oder „Idee". Die Liebe aber, ihrer metaphysischen Würde und ihrer Gleichrangigkeit mit dem Begriff des Seins entkleidet, erhielt eine ehrenvolle Bleibe im Bereich menschlicher Intimität, will sagen in der Ästhetik und in der Staatphilosophie.

Sie wird in den Bereich des Gefühls und der Innigkeit, „zusammen mit Gemüt, Herz und Empfindung — abgedrängt. Dabei mokiert sich Hegel über die „romantische Liebe". In ihr dreht sich „alles nur darum, daß dieser gerade diese, diese diesen liebt".[98] Hegel selbst schreibt, „warum es just nur dieser oder diese einzelne ist, das findet seinen einzigen Grund in der subjektiven Partikularität, in dem Zufall der Willkür"[99]. In den ›Grundlinien der Philosophie des Rechts‹ meint er mit Bezug auf die Liebesheirat, welche vom „subjektiven Prinzip der modernen Welt" gefördert werde, es herrsche in den modernen Dramen und anderen Kunstdarstellungen, die sich mit der Liebesheirat beschäftigen, „das Element von durchdringender Frostigkeit (d. h. die gänzliche Zufälligkeit der Sache) ..." Sie muß in diesen Darstellungen durch „die Hitze der dargestellten Leidenschaft" wettgemacht werden.[100]

Innerhalb der hegelschen Dialektik erscheint das Thema des Todes noch einmal ausdrücklich im Zusammenhang mit Kampf und Anerkennung und damit im Zusammenhang von Herrschaft und Knechtschaft. Im Kampf will das Bewußtsein zum Selbstbewußtsein werden, zu seiner Selbständigkeit vordringen, sich als Für-sich-Sein konstituieren. Das kann es nur, indem es sich vom bloßen An-sich der toten Substanz, der Unmittelbarkeit, dem fixen Bestand unterscheidet. Wir sahen schon, daß diese Aufhebung der Unmittelbarkeit durch Negativität geschieht. Sie leistet die Verflüssigung des „Fixen", und das bedeutet, das Für-sich-Sein ist nur durch die Auseinandersetzung mit dem Tod möglich. Selbstbewußtsein gewinnt sich nur in seiner

Freiheit, wenn es die „reine Negation seiner gegenständlichen Weise" zeigt, „an kein bestimmtes Dasein geknüpft" ist, nicht „an die allgemeine Einzelheit des Daseins", d.h. „nicht an das Leben geknüpft" ist. Daher geht es im Kampf um das „Daransetzen des eigenen Lebens", und zwar in der Wechselseitigkeit der Kämpfenden als „das gedoppelte Tun; Tun des andern und Tun durch sich selbst. Insofern es Tun des andern ist, geht also jeder auf den Tod des andern. Darin aber ist auch das zweite, das Tun durch sich selbst, vorhanden ...". Das Selbstbewußtsein der beiden Kämpfenden muß sich „durch den Kampf auf Leben und Tod bewähren". Darin erlangen sie „die Gewißheit ihrer selbst, für sich zu ein", zu welcher Wahrheit sie sich am andern und darin zugleich in sich selbst erheben.

Aus diesem Kampf erheben sich „zwei entgegengesetzte Gestalten des Bewußtseins", nämlich die von Herrn und Knecht. Der Knecht bleibt unselbständig, weil er sein Leben nur im Blick auf den Herrn zu vollziehen vermag. Dieser dagegen erhebt sich in die Selbständigkeit des Für-sich-Seins. Der Herr gewinnt gerade Macht über das Sein, weil er im Kampfe bewies, „daß es ihm nur als ein Negatives" gilt. Er erhob sich über die Unmittelbarkeit des bloßen Daseins, indem er das Leben aufs Spiel setzte und sich darin in seiner selbstbewußten Freiheit zeigte. Auch für Hegel erscheint also der Mensch in seiner Freiheit gerade darin, daß er sterben kann, nicht wie das Tier verendet, sondern sich zu seinem Tode verhält, z.B. eben durch die Nichtachtung des Todes. Der Mensch setzt darin die Negativität als solche und bricht das in sich verschlossene Sein auf, überführt es in die Bewegung, in welcher es sein Für-sich-Sein erlangt. Auch dem Knecht ist eine Beziehung zum Tod und darin zur Negativität eigentümlich, nämlich die der Angst. In ihr hat alles vor dem „absoluten Herrn", nämlich dem Tode, gezittert. Aus dieser Furcht vor dem Tode unterwirft sich der Knecht dem Herrn und begibt sich in „die Zucht" von Dienst und Gehorsam. Er ist dem Herrn durch Arbeit unterworfen. In ihr entdeckt er „die gegenständliche Seite oder das Bestehen" der Gegenstände. Während der Herr zu ihnen nur das Verhältnis des reinen Negierens kennt, weil sie ihm bloße Objekte der Begierde und des Verzehrens werden, muß sich der Arbeitende mit ihnen auseinandersetzen. Eben dadurch kommt das Selbstbewußtsein zu einer Vergegenständlichung im bearbeiteten Gegenstand, zur Anschauung seiner selbst, die durch die Selbständigkeit des Gegenstandes ermöglicht wird. Dieses „Bilden", in welchem der Knecht sich selbst bildet, zum Selbstbewußtsein herausbildet, indem er die Gegenstände bildet, ist die Folge der „absoluten Furcht". Bliebe die Todesfurcht des Knechtes nur innerlich, nur ein Bewußtseinszustand, würde sie sich nicht in Arbeit, Dienst und Gehorsam, im „Formieren" der Gegenstände äußern, so wäre das „natürliche Bewußtsein" noch nicht „wankend geworden". Die Negativität wäre äußerlich geblieben und die Substanz seines Bewußtseins nicht „durch und durch" von der Negativität „angesteckt" worden. Wo diese Negativität sich aber im Bilden und Formieren bewährt, da gelangt gerade der Knecht zur Wahrheit des Selbstbewußtseins, weil sie sich für ihn gegenständlich vermittelt.

Diese Selbstwerdung des Menschen durch Kampf und Arbeit, in der immer ein Verhältnis zum Tode eingeschlossen ist, kann nach Hegel das Verlangen des Menschen nach Anerkennung nicht befriedigen. Es geht im Kampf um diese Anerkennung. Der Kampf — und mit ihm Herrschaft und Knechtschaft — verlieren sich sozusagen in einer Sackgasse. Denn die Tat der Kämpfenden ist nach Hegel nur eine „abstrakte Negation", weil sich hier die beiden Kämpfenden nicht „gegenseitig voneinander durch das Bewußtsein" so zurückgeben und empfangen, daß es „das Aufgehobene aufbewahrt und erhält, und hiermit sein Aufgehobenwerden überlebt". Darum drängt der dialektische Prozeß des Bewußtseins weiter auf die gegenseitige Anerkennung als Ich. Nur in der Anerkennung durch andere ist der Mensch er selbst. Wiederum nimmt Hegel ein Motiv der dialogischen Denker und Interpersonalisten des 20. Jahrhunderts vorweg.[101]

Liegt im Gedanken des Aufgehobenseins, welches sich z. B. in der gegenseitigen Anerkennung der Menschen durchsetzt, eine Hoffnung auf ein Leben jenseits der Todesgrenze? Zwar ist nach Hegel die Negation, deren starker Ausdruck der Tod ist, der eigentliche Motor der Dialektik. Aber diese ist nach Hegel auch durch die Negation der Negation bestimmt, also durch deren Aufhebung auf den einzelnen Stufen der Entwicklung des Geistes, wie auch im Ganzen des Systems, in welchem die Negation ein bestimmendes Moment bleibt, aber als selber aufgehobenes. Von daher könnte man meinen, auch der einzelne

Mensch würde für immer von der lebendigen Totalität des Ganzen umgriffen und nicht schlechthin durch den Tod vernichtet werden. Man muß aber bedenken, daß die Bestimmungen oder „Momente" des Ganzen nach Hegel primär nicht die einzelnen Menschen oder einzelnen Lebewesen sind, sondern die Stufen, die der Geist auf seinem Gang durch die Geschichte durchläuft (gemäß der ›Phänomenologie des Geistes‹) bzw. die Inhalte des Systems als Inbegriff der logischen Bestimmungen (gemäß der ›Wissenschaft der Logik‹). So scheint der einzelne nur Funktion des umgreifenden Prozesses zu sein, an dessen persönlicher Unsterblichkeit nichts liegt.

In den ›Vorlesungen über die Philosophie der Religion‹ gewinnt die Liebe bei Hegel noch einmal Bedeutung und zwar im Zusammenhang mit Leiden und Auferstehung Christi. Der Tod gilt hier als die „höchste Spitze der Endlichkeit". Im „Schmerz des Todes" stellt sich die „höchste Negation ... die Schranke, Endlichkeit in ihrem höchsten Extrem" dar. Wird nun erklärt, daß Christus der „Gottmensch" ist, so meint dies, daß die Grundidee Hegels, nämlich die dialektische Einheit des Unendlichen und des Endlichen, das Verständnis des Endlichen als der Entäußerung des Unendlichen in Christus als „die Einheit der göttlichen und menschlichen Natur in einem gegenwärtigen Individuum" angeschaut wird. Sein Tod ist Manifestation, Hegel sagt auch, „eine allegorische oder symbolische Darstellung" der höchsten Entäußerung der göttlichen Idee: „Gott ist gestorben, Gott selbst ist tot" (Hegel zitiert hier die zweite Strophe des Kirchenliedes „O Traurigkeit, o Herzeleid" von Joh. Rist [1607—1667]). Dies „ist eine ungeheure, fürchterliche Vorstellung, die vor die Vorstellung den tiefsten Abgrund der Entzweiung bringt". Diese Entäußerung des Unendlichen in das Endliche, wodurch dieses zum Moment des Unendlichen, d.h. letztlich die Geschichte der endlichen Welt und des endlichen Menschen zur Geschichte Gottes selbst wird, bezeichnet Hegel als Liebe. Der Tod Christi ist „die höchste Anschauung der Liebe". Denn Liebe ist nichts anderes als das Sich-Aufgeben in das Anderssein und die im Tode erreichte Identität des Göttlichen mit dem Anderssein, diese „ungeheure Vereinigung dieser absoluten Extreme ist die Liebe selbst". Dieses Verständnis des Todes Christi nennt Hegel auch „spekulative Anschauung", d.h. Interpretation der Glaubensvorstellungen der christlichen Gemeinden vom Standpunkt spekulativer Dialektik aus. Anders ausgedrückt: In der Religion erscheint als Liebe, was spekulativ gedacht „unendliche Abstraktion vom unmittelbaren Willen und unmittelbaren Bewußtsein" heißt, d.h. das Absterben der natürlichen Endlichkeit und ihr Sicherheben zur „absoluten Allgemeinheit". Damit deutet sich bereits die andere Seite desselben dialektischen Prozesses an. Indem die Liebe die Radikalität der Selbstentäußerung darstellt, erweist sie sich für Hegel zugleich als der Name für die Versöhnung des Endlichen und des Unendlichen auf dem höchsten Punkt ihrer Selbstvermittlung. Wie nämlich das Unendliche sich ins Endliche entäußert und im Tode die äußerste Negation erfährt, so kehrt sie in ihm zu sich selbst zurück, indem das Endliche sich zum Allgemeinen der absoluten Idee erhebt. Im Tod geschieht nicht nur der Tod, sondern der „Tod des Todes, die Überwindung des Grabes, ... der Triumph über das Negative ...". Im Tod hat sich die menschliche Natur „in der höchsten Liebe" bewährt und der Geist sich selbst erhalten, indem er sich der äußersten Bedrohung ausgesetzt hat, so daß er nun nicht mehr als abstrakte Idee, sondern als konkret bewährter Geist erscheint, als der Geist, der durch das Negative hindurchgeht, es in sich aufnimmt, um es selber in sich aufzuheben. So ist der Geist „nur Geist als dies Negative des Negativen, welches das Negative also in sich enthält", und eben darin die „menschliche, endliche Natur". Die Anschauung der Negation der Negation oder Gottes selbst als des versöhnten und damit als der Liebe heißt in der religiösen Anschauung Auferstehung und Himmelfahrt. In ihr tritt „vor das geistige Auge ... die absolute Umkehrung, die höchste Liebe, ... das Negative des Negativen, die absolute Versöhnung ... das Aufheben des Gegensatzes der Menschen gegen Gott, ... als Auflösung in die Herrlichkeit".[102]

Hegel betont ausdrücklich, daß in der religiösen Anschauung von Tod und Auferstehung Christi nicht nur der Mensch überhaupt mit Gott versöhnt vorgestellt, sondern daß sie als in einem bestimmten Individuum geschehen angesehen werde. Hier gilt: Einer ist alle, einmal ist allemal an sich. Darin wird die Einzigkeit und zugleich die Universalität des alles einschließenden Prozesses der Geschichte Gottes angeschaut, die Selbstbewegung der einen Idee, in der alles befaßt ist. Nun kann für Hegel ein einzelner Mensch sein Bewußtsein von sich selbst immer nur im Zusammenhang mit dem Bewußtsein besitzen, das andere von ihm haben. Wir sind, was wir sind, nur, wenn andere es sehen und anerkennen. Darum gelangt die „Einzelheit der göttlichen Idee" erst zur vollendeten Wirklichkeit, wenn sie „die vielen einzelnen zu ihrem Gegenüber" hat und „diese zur Einheit des Geistes, zur Gemeinde zurückbringt und darin als wirkliches, allgemeines Selbstbewußtsein ist".[103] Unter diesen Voraussetzungen, so möchte man meinen, müsse Hegel nun doch folgern, zumindest die Mitglieder der Gemeinde und Christus selbst hätten so an dem dialektischen Prozeß der Selbstvermittlung des Absoluten teil, daß sich auch an ihnen die Negation der Negation, also die Aufhebung des Todes in der Versöhnung ereignet. Wir dürfen aber nicht vergessen: für Hegel gibt die Religion die Wahrheit der Totalität, eben die Einheit des Unendlichen und des Endlichen durch dialektische Vermittlung, nur der Anschauung nach und noch nicht im sich selbst reflektierenden Begriff. Das geschieht erst durch die Philosophie. Sie vermag, weil sie die Wahrheit des Prozesses als solche denkt, auch erst die der Religion eigentümliche Weise, diese Wahrheit zu vergegenwärtigen, aufzuklären und sich anzueigenen. Auch ist zu bedenken, daß Hegel selbst bei seiner Interpretation der christlichen Religion nirgendwo ausdrücklich von einer Auferstehung der einzelnen Menschen spricht. Auch hier geht es ihm vor allem um die Selbstversöhnung Gottes, welcher der ganze Prozeß dient. Selbst die Person Christi als eines bestimmten geschichtlichen Menschen ist ihm ja nur das Symbol dieses Allgemeinen. Der Einzelne hat als Einzelner nach Hegel keine Selbständigkeit in sich selber, sondern bleibt Funktion des Allgemeinen. Das ist vom Standpunkt der dialektischen Logik nur konsequent. Denn ihr gemäß wird der einzelne nicht etwa durch das Absolute in dem Sinne begründet, daß es ihn in sein eigenes, ihm selbst gehöriges Sein entläßt, sondern insofern er der Selbstentfaltung des Absoluten dient, das von sich weggehend zu sich zurückkehrend ewiger Kreislauf ist. Durch diese Auffassung ist Hegel zum Wegbereiter einer Entwicklung des Denkens geworden, das den einzelnen Menschen immer stärker in die Geschichte der menschlichen Gattung, die gesellschaftlichen Verhältnisse, die kollektiven Zusammenhänge auflöst. Hegels Schweigen über eine mögliche Zukunft des Menschen jenseits der Todesgrenze ist dafür eines der wichtigsten Symptome.[104] Das ist der Preis, den Hegel dafür zahlen mußte, daß er, was man später als Dialogik oder besser als Interpersonalität bezeichnet hat, der dialektischen Logik unterordnete und damit dem schicksalhaften Gang einer allgemeinen, mit Notwendigkeit sich vollziehenden Bewegung, in der über den einzelnen immer schon verfügt ist. Oder liegt in Hegels Überzeugung, daß in der Selbstversöhnung Gottes durch den Tod auch „die Welt versöhnt" ist, doch eine, freilich unausgesprochene, Hoffnung für jeden Menschen? Choron verweist auf eine Anekdote, der gemäß Hegel, als er von seiner Frau gefragt wurde, was er von der Unsterblichkeit halte und ob er daran glaube, schweigend auf die Bibel gedeutet haben soll.[105]

e) Schopenhauer

Für Schopenhauer (1788—1860) ist der Tod „der eigentliche inspirierende Genius oder der Musaget der Philosophie". Ohne den Tod würde nach seiner Überzeugung gar nicht philosophiert werden. Religion und philosophische Systeme sind für ihn das von der „reflektierenden Vernunft aus eigenen Mitteln hervorgebrachte Gegengift der Gewißheit des Todes". Wegen dieser zentralen Stellung des Todes rückt er die Behandlung der Frage nach dem Tod an die Spitze „des letzten, ernstesten und wichtigsten" der Bücher seines Hauptwerkes ›Die Welt als Wille und Vorstellung‹.[106] Schopenhauer stimmt also mit der in der Einleitung zitierten Auffassung F. Rosenzweigs überein: „Vom Tode, von der Furcht des Todes hebt alles Erkennen des Alls an."[107] Sein Denken stellt im Zusammenhang der Philosophie des 18. und 19. Jahrhunderts, deren Zeitgenosse er war, insofern einen Neueinsatz dar, als es sich entschieden von dem Vernunftoptimismus absetzt, der das Aufklärungszeitalter beherrscht und in den großen Systemen des deutschen Idealismus seine Vollendung findet. Auch der Fortschrittsoptimismus des 19. Jahrhunderts ist Schopenhauer fremd. Er betont die Sinnlosigkeit und den Leidenscharakter dessen, was wir für gewöhnlich als das normale menschliche Leben ansehen. Schopenhauer war sich dieser seiner Sonderstellung unter den Philosophen seiner Zeit bewußt und meinte, daß sein Denken gerade durch die Grundthese vom sinnblinden Willen als dem wahren Wesen der Natur die Beachtung der Zukunft finden würde. Dabei gehört die Todverfallenheit entscheidend mit zu den negativen Bedingungen unserer Existenz: „Augustins Bekenntnis ‚der Überdruß am Leben lastete schwer auf mir, aber gleichschwer auch die Furcht vor dem Sterben‘ ist ganz in seinem Sinne gesprochen.“[108]

Um Schopenhauers Auffassung des Todes zu verstehen, ist eine kurze Erörterung der im Titel seines Hauptwerkes genannten Grundbegriffe „Vorstellung“ und „Wille“ notwendig. Zunächst zur „Vorstellung“: Schopenhauer geht von der Vermittlung aller Objekte durch die Subjektivität aus. Was immer unserem Bewußtsein erscheint, ist als Objekt dieses Bewußtseins nur in diesem Bewußtsein und für es gegeben. Objekte sind gerade dadurch Objekte, daß sie von einem Subjekt vorgestellt werden. Wie es für uns keine Sonne gibt, die nicht von einem Auge gesehen wird, so setzt das Objekt durchgängig das Subjekt voraus. Das besagt: Die Welt ist unsere Vorstellung. Dabei übernimmt Schopenhauer von Kants transzendentalem Idealismus die These, die empirische Realität, d. h. die raumzeitliche Welt in ihrer kausalen Verflechtung sei eine durch die Strukturen der Subjektivität, vor allem durch die Anschauungsformen der Sinnlichkeit, Raum und Zeit, sowie die Kategorien des Verstandes, konstituierte Welt von Erscheinungen, nicht aber der Dinge an sich. So sind die Objekte nicht nur als solche durch das Subjekt vermittelt, sondern auch in dem, als was sie uns erscheinen. Daher vollendet sich Schopenhauers Überzeugung, daß die Welt unsere Vorstellung sei, darin, daß sie ihm als bloße Erscheinung gilt.

Schopenhauer widerspricht aber der Meinung Kants, das Ding an sich bleibe uns schlechthin unbekannt. Sie gilt vielmehr nur für den empirischen Standpunkt der übrigen Wissenschaften, nicht aber für die Philosophie. Ähnlich wie Fichte, Schelling und Hegel versucht Schopenhauer auf dem Boden der kritischen Philosophie Kants einen neuen Ansatz für eine spekulative Metaphysik. Er geht dabei auf Spinoza zurück, um das eine und einzige Ding an sich, die eine Substanz, welche allen Erscheinungen zugrunde liegt, neu zu bestimmen. Wie die großen idealistischen Denker will er der Substanz des Spinoza alle Starre nehmen und dynamisiert sie. Im Unterschied zu den Systemen, welche die Vernunft, das Ich oder die letzte Identität von Geist und Natur zu dem Einen erheben, das alles bestimmt, gilt für Schopenhauer der Wille als das grenzenlose und unendliche Ding an sich, das in allem gegenwärtig ist. Schopenhauer geht von der Vermittlung aller Erkenntnis durch den Leib aus. Ihn betrachten wir nicht nur als ein Objekt unter anderen Objekten von außen, sondern erfahren in unserem Leib den Willen als unmittelbar anwesend. Der Leib mit der Vielfalt seiner Strebungen und Affekte, Bedürfnisse und Leidenschaften ist Objektivation des Willens, welcher sich der Mensch auf eine mit keiner anderen Erkenntnis zu vergleichenden Weise bewußt wird. Daher ist für Schopenhauer der Wille die apriorische Erkenntnis des Leibes und der Leib die aposteriorische Erkenntnis des Willens. Bleibt unser Denken auf dieser Spur, die der Mensch im wörtlichsten Sinne am eigenen Leibe entdeckt, so wird es in allem, im Magnetismus, der vegetativen Kraft der Pflanzen, in den chemischen „Wahlverwandtschaften", in der Schwere und Undurchdringlichkeit der Materie, in der Elektrizität oder im Handeln des Menschen den Willen hervortreten sehen. Dieser manifestiert sich in verschiedenen Stufen und Höhe der Organisation, und zwar, hier folgt Schopenhauer Platon, nach ungewordenen, unerreichten, ewig seienden Musterbildern, den Ideen. Der Mensch stellt die höchste Idee der Erscheinung des Willens dar.

Mit dieser Stufung der Manifestationen des Willens ist bereits der Leidenscharakter der Welt gesetzt. Denn jede höhere Objektivation des Willens erfährt den Widerstand der niederen. Schopenhauer sieht nämlich, daß das Höhere ohne das Niedere nicht da zu sein vermag. Darum muß es dieses Niedere in seinen Dienst nehmen, ohne jedoch verhindern zu können, daß sich in ihm ein Drang nach unabhängiger Äußerung des eigenen Wesens auswirkt. Darum macht jede Stufe der Objektivation des Willens der anderen Raum, Zeit und Materie streitig. Durch diesen Drang nach Selbstbeharrung, der sich im Menschen als Egoismus zeigt, demgemäß jedes Individuum bereit ist, die ganze Welt zu vernichten, nur um etwas länger leben zu können, erhält das Dasein einen Lastcharakter, verstrickt es sich in einen ständigen Widerstreit und fällt schließlich dem Tode anheim.

Wegen der anwachsenden Vielfalt der Objektivationen des Willens muß dieser, damit das Individuum nicht dem bloßen Zufall unterworfen bleibt, dessen Lebensbewegungen durch Motive steuern. Dazu ist aber Erkenntnis notwendig. Sie erscheint auf diese Weise als ein Instrument im Dienst der Selbsterhaltung und der Fortpflanzung der Gattung. Der Wille ist Wille zum Leben und als solcher blind. Er erfindet sich aber ein Instrument, Schopenhauer sagt eine „mechane", nämlich die Formen der Anschauung und des Verstandes im Sinne Kants. Die Strukturen des transzendentalen Subjektes besitzen also nach Schopenhauer einen rein utilitären Charakter. Im menschlichen Intellekt hat sich sozusagen der Wille ein Licht angezündet, welches als Mittel dient, die Nachteile auszugleichen, die mit der komplizierten Lage der Individuen in der Welt verbunden ist, sobald die Objektivationen des Willens eine gewisse Organisationshöhe erreichen. Trifft es aber zu, daß die Welt der Erscheinungen selber erst durch die Subjektivität im Sinne Kants konstituiert wird, so folgt daraus, daß diese Subjektivität für Schopenhauer nichts anderes ist als die von Adorno und Horkheimer — unter dem Einfluß Schopenhauers — sogenannte „instrumentelle Vernunft".[109] Auch wer darin einen Widerspruch sieht, daß die transzendentale Subjektivität einerseits von den in der Welt erreichten Stufungen der Objektivationen des Willens bedingt ist, andererseits aber diese Objektivationen als bloße Erscheinungen erst begründet, wird die Frage nicht abweisen können, ob nicht Schopenhauer mit dieser Reduktion des Erkenntnisapparates der transzendentalen Subjektivität im Sinne Kants auf das erkenntnisleitende Interesse an Selbst- und Arterhaltung einen Anstoß gegeben hat, von dem her die kritische Philosophie Kants selber noch einmal kritisch hinterfragt werden muß. Verfolgt man diese Linie weiter, und zwar unter Berücksichtigung Nietzsches, welcher Schopenhauers Begriff des Willens weiterführt und als Wille zur Macht interpretiert, so ergibt sich eine Beziehung zu dem — allerdings zu differenzierenden — Verständnis der Geschichte der Metaphysik und der in ihr gründenden Wissenschaft bei Heidegger.[110]

Nach Schopenhauer ist der Wille ein Streben ohne Ziel und Ende. Auch diese Bestimmung ist später für Nietzsche bedeutsam geworden. Allerdings versuchte er, Schopenhauers negative Bewertung des

Willens in seine unbedingte Bejahung umzukehren. Nach Schopenhauer verspannt der Wille den Menschen in einen ausweglosen Widerstreit zwischen Wunsch und Befriedigung. Bleibt die Befriedigung des Wunsches aus, welcher aus dem Willen hervorgeht, so leiden wir. Werden aber unsere Begehrungen erfüllt und wir nicht sogleich von neuen Wünschen angetrieben, so versinken wir in Leere und Langeweile. Glück und Wohlsein bestehen nur in der raschen Abfolge von Wunsch, Befriedigung und neuem Wunsch. Daher ist eine dauernde Befriedigung für den Menschen unmöglich und alles Glück im Grunde negativ, da ja schon die Basis allen Begehrens, das nur augenblickshaft erfüllt wird, Mangel ist.

Warum ertragen wir ein solches Dasein? Schopenhauer antwortet: Aus Furcht vor dem Tode. Das Individuum ist ja Objektivation des Willens. Dieser ist Wille zum Leben, also ist ihm Todesfurcht notwendig immanent und nur seine Kehrseite. Die Todesfurcht trifft den Menschen härter als das Tier. Dieses wird zwar auch schon von einer angeborenen Abwehr seiner Vernichtung geleitet. Doch besitzt es eine Todesfurcht in diesem Sinne, ohne den Tod zu kennen, während der Mensch des Todes in der Vernunft bewußt und gewiß wird. Dieselbe Vernunft vermag aber auch Argumente gegen die Angst vor dem Tode zu finden. Eine Religion oder ein philosophisches System hat für Schopenhauer um so höheren Wert, als es in der Lage ist, dem Menschen eine Zuversicht zu vermitteln, in welcher er dem Tode ruhigen Auges entgegensehen kann. Ganz ungeeignet erscheint ihm in dieser Hinsicht die christliche Lehre von der Schöpfung aus dem Nichts durch Gott. Den Menschen lehren, daß er „erst kürzlich aus Nichts geworden, folglich eine Ewigkeit hindurch nichts gewesen und dennoch für die Zukunft unvergänglich seyn solle"[111], gilt ihm als unannehmbar. Eine solche Lehre trägt zur Einsicht in die Unzerstörbarkeit unseres wahren Wesens durch den Tod nichts bei. Schopenhauer geht nämlich von der Voraussetzung aus, daß nur das Anfanglose auch unzerstörbar sei, also das Ewige, welches überhaupt außerhalb der Zeit steht. Nimmt man eine Schöpfung aus dem Nichts an, so müßte man sich auch fragen, warum uns, wenn wir vor unserer Geburt eine ganze Unendlichkeit lang nichts waren, die Vorstellung so schreckt, daß wir es im Tode wieder werden.

Denn es ist unumstößlich gewiß, daß das Nichtseyn nach dem Tode nicht verschieden sein kann von dem vor der Geburt, folglich auch nicht beklagenswerter. Eine ganze Unendlichkeit ist abgelaufen, als wir noch nicht waren: Aber das betrübt uns keineswegs. Hingegen, daß nach dem momentanen Intermezzo eines ephemeren Daseyns eine zweite Unendlichkeit folgen sollte, in der wir nicht mehr sein werden, finden wir hart, ja unerträglich.[112]

Aber der Mensch

ist etwas Anderes, als ein belebtes Nichts: — und das Thier auch. Wer da meint, sein Daseyn sei auf sein jetziges Leben beschränkt, hält sich für ein belebtes Nichts: denn vor 30 Jahren war er nichts, und über 30 Jahre ist er wieder nichts.[113]

Eine wirkliche Hilfe wird uns nur zuteil, wenn wir erkennen, daß es in uns etwas gibt, das nicht aus dem Nichts stammt und darum auch der absoluten Vernichtung entzogen ist. Weil Brahmanismus und Buddhismus ein solches ungewordenes, ewiges Wesen der Welt lehren, welches in letzter Hinsicht mit dem wahren Selbst des Menschen identisch ist, stellt Schopenhauer diese Religionen über das Christentum. Sie vermitteln dem Menschen „eine Zuversicht und eine Verachtung des Todes, von der man in Europa keinen Begriff hat"[114].

Im Grunde lebt der Mensch nach Schopenhauers Ansicht nicht in der Überzeugung, der Tod sei sein Ende schlechthin, weil in einem jeden die Ahnung von der Unzerstörbarkeit unseres wahren Wesens wirksam ist. Auf der anderen Seite erleben wir, zumindest in Europa, daß die Menschen hin und her schwanken „zwischen der Auffassung des Todes als absoluter Vernichtung und der Annahme, daß wir gleichsam mit Haut und Haaren unsterblich seien. Beides ist gleich falsch: Allein wir haben nicht sowohl eine richtige Mitte zu treffen, als vielmehr den höheren Gesichtspunkt zu gewinnen, von welchem aus solche Ansichten von selbst wegfallen."[115] Der eigentliche Zauberschlüssel zu dieser wahren Mitte und diesem höheren Gesichtspunkt ist Kants Lehre von der transzendentalen Idealität der Zeit, d.h. die Überzeugung, sie sei kein objektives An-sich-Seiendes, sondern eine Anschauungsform unserer Subjektivität. Alle Gegenstände erscheinen uns in der Zeit, sie selbst aber ist nicht wieder einer dieser Gegenstände. Trifft das zu, so folgert Schopenhauer, geht im Tode nur eine Erscheinung in der Zeit zu Ende, ohne daß dadurch das Ding an sich in irgendeiner Weise angefochten würde. Denn es steht außerhalb der Zeit, obwohl es sich in ihr verobjektiviert. Mit dem Ende der Objektivation hört das Verobjektivierte, der Wille, keineswegs auf, unverändert und unveränderlich er selbst zu sein. Wir sind in die Absurditäten des Lebens zwischen Geburt und Tod verstrickt, weil wir in der Welt der Vorstellung leben, die unser Bewußtsein zeitigt. Erlischt dieses Bewußtsein, so erlischt auch die Welt der Vorstellung und der Erscheinung. Daher kann Schopenhauer fragen „Wie kann man nur beim Anblick des Todes eines Menschen vermeinen, hier werde ein Ding an sich zu nichts?"[116]. Zwar vermögen wir uns, befangen in die zeitlichen Vorstellungen, ein Wesen nicht zu denken, das jenseits von Werden und Vergehen, Aufhören und Dauer reine Gegenwart ist. Wir werden immer wieder verführt, dieses für uns Unfaßliche in Begriffen auszusagen, die der Zeit verhaftet sind. Dennoch haben wir in der Erfahrung der „Identität des Jetzt in aller Zeit" eine gewisse Möglichkeit, das schlechthin Nichtzeitliche zu erfahren.

Mittelst seiner faßt man das Allerflüchtigste, das Jetzt, als das allein Beharrende auf. Wer nun auf solch intuitive Weise inne wird, daß die Gegenwart, welche doch die alleinige Form aller Realität, im engsten Sinne, ist, ihre Quelle in uns hat, also von innen, nicht von außen quillt, der kann an der Unzerstörbarkeit seines eigenen Wesens nicht zweifeln.[117]

Dieses Wesen, jenseits der Zeit, sind wir selbst. Freilich ist es dasselbe Eine in allen Individuen, ja in der ganzen Welt der Erscheinung. Ist aber das „Eine in allem" unser eigenes Wesen, so ist es das Wesen aller Wesen, d.h. im Tode zerfällt unsere Individualität. Wir sinken dann in den einen Urgrund zurück, in dem es weder Zeiten noch Raum, aber auch keine Vielheit und damit keine Individualität gibt. Schopenhauer lehrt also die Auflösung unserer Individualität im Tode und dennoch die Unzerstörbarkeit unseres wahren Wesens. Dieses ist das unsterbliche Leben der Natur selber, der Wille.[118] Mit seiner Individualität verläßt der Mensch im Tod auch den Gegenüberstand von Subjekt und Objekt, welcher das Grundgesetz der Welt der Vorstellung ist. Das Bewußtsein, welches hier an sein Ende kommt, ist jene utilitär-instrumentelle Subjektivität, von welcher oben die Rede war.

Das bedeutet aber für Schopenhauer nicht das Ende von Bewußtsein schlechthin:

Wenn wir nun, durch den Tod, den Intellekt einbüßen; so werden wir dadurch nur in den erkenntnislosen Urzustand versetzt, der aber deshalb nicht ein schlechthin bewußtloser, vielmehr ein über jede Form erhabener seyn wird, ein Zustand, wo der Gegensatz von Subjekt und Objekt wegfällt; weil hier das zu erkennende mit dem erkennenden selbst wirklich und unmittelbar eins sein würde ...[119]

Man könnte sich nun fragen, ob mit all dem dem Menschen geholfen sei. Sinkt nämlich der Mensch im Tod in den Willen als das wahre Wesen und Ding an sich zurück und ist dieser Wille Wille zum Leben, so ist zu vermuten, daß dieser Wille nach einer neuen Objektivierung in der Welt der Vorstellung drängt. Schopenhauer spricht auch von der Palingenesie, d.h. für ihn im Unterschied zur Seelenwanderung, der Metempsychose als Übergang der Seele in einen anderen Leib, von der Möglichkeit, es könne unter Zersetzung des Individuums und Zerstörung seines Intellektes zur Neubildung einer anderen Gestalt kommen, in welche der allein unzerstörbare Wille eingeht.[120]

Nun ist der Wille nach Schopenhauers Überzeugung frei, d.h. er vermag sich selber zu bejahen oder zu verneinen. Diese Freiheit kommt ihm gerade als dem Ding an sich zu, nicht aber seiner Erscheinung. Denn im Bereich der Erscheinungen herrscht die Notwendigkeit des Kausalnexus. Diesem ist das Ding an sich enthoben. Steht der Wille aber nicht unter der Einwirkung von Ursachen, die ihm selber äußerlich sind, kann er sich in reiner Ursprünglichkeit selbst bestimmen. Für Schopenhauer gibt es so etwas wie einen Übergang aus dem Reich der Notwendigkeit, der Natur, in das Reich der Freiheit. Er nennt diese auch ein Reich der Gnade, weil er das Erwachen des Menschen zur Freiheit mit der Gnadenwirkung oder Wiedergeburt vergleicht, von welcher die christlichen Mystiker sprechen. Die grundlose Wendung des Willens zu seiner Selbstverneinung rückt für ihn aber vor allem in die Beziehung zum Buddhismus. Dieser Vollzug der Freiheit ist nämlich Einsicht in das Ganze, in das Wesen der Wirklichkeit und stellt sich uns als eine Art von intellektueller Anschauung des Dinges an sich dar, in welcher der Wille als das Prinzip von Werden und Vergehen, Nichtigkeit, Leiden und Widerstreit angeschaut wird. Eine solche Erfahrung, so berichtet Schopenhauer von sich selbst, hatte er schon in seinem 17. Lebensjahr. Er stellt sie in Analogie zum Bekehrungserlebnis des Buddha: „In meinem 17ten Jahre, ohne alle gelehrte Schulbildung, wurde ich vom Jammer des Lebens so ergriffen, wie Buddha in seiner Jugend, als er Krankheit, Alter, Schmerz und Tod erblickte."[121] In einer solchen Einsicht distanziert sich der Wille von sich selbst. Er wendet sich gegen seine eigene Tendenz zum Leiden erzeugenden Leben. Der Wille kommt zur Ruhe, er gelangt zur Gelassenheit, d. h. zur Willenlosigkeit. Diese Einsicht, welche mit der Wendung des Willens gegen seine eigene Tendenz identisch ist, ereignet sich augenblickshaft. Was so erfahren wurde, muß aber in einem stetigen Kampf immer aufs neue errungen werden, solange der Mensch im Leib lebt, der ja die Objektivation des Willens ist und durch seine Begehrungen den Menschen immer wieder in das Gedränge und Gewirre des Willens verstrickt. Hier wurzelt die Forderung Schopenhauers nach einer asketischen Lebensführung. Der Wille muß ständig durch Flucht aller Annehmlichkeiten und Genüsse des Lebens abgetötet werden. Damit bewegt sich Schopenhauer ganz auf der traditionellen Linie der Metaphysik, wonach die philosophische Lebensführung ein ständiges Sterbenlernen ist. Wir fanden diesen Gedanken schon bei Platon. Der Auflösung seiner Individualität im Tod setzt der Mensch nunmehr keinen Widerstand mehr entgegen. Er hat jetzt erkannt, daß diese Individualität eigentlich nicht sein soll, daß sie ein Fehltritt, eine Verirrung ist, die aufgehoben werden muß. Unter diesem Aspekt erscheint der Tod als eine gerechte Strafe für die egoistische Fehlhaltung, zu der uns der Wille treibt. Wir sterben nicht nur, sondern haben den Tod auch verdient:

> Der Tod ist die große Zurechtweisung, welche der Wille zum Leben, und näher der diesem wesentliche Egoismus, durch den Lauf der Natur erhält; und er kann aufgefaßt werden als eine Strafe für unser Daseyn.[122]

Zugleich erscheint der Tod als die große Befreiung. Ist nämlich die Individualität ein Fehltritt und etwas, das nicht sein soll, dann tritt der Mensch im Tode mit ihrem Verlust wieder in die Alleinheit ein. Was im Augenblick der Erleuchtung, da der Wille sich gegen sich selbst wendet, geschieht, ist eine Vorwegnahme des befreienden Augenblicks des Todes:

Das Sterben ist der Augenblick jener Befreiung von der Einseitigkeit einer Individualität, welche nicht den innersten Kern unseres Wesens ausmacht, vielmehr als eine Art Verirrung desselben zu denken ist: Die wahre ursprüngliche Freiheit tritt wieder ein, in diesem Augenblick, welcher ... als eine restitutio in integrum betrachtet werden kann. Der Friede und die Beruhigung auf dem Gesicht der meisten Toten scheint daher zu stammen. Ruhig und sanft ist, in der Regel, der Tod jedes guten Menschen: Aber willig sterben, gern sterben, freudig sterben, ist das Vorrecht des Resignierten, ... der den Willen zum Leben aufgibt und verneint.

Er verlangt

keine Fortdauer seiner Person. Das Daseyn, welches wir kennen, gibt er willig auf: Was ihm statt dessen wird, ist in unsern Augen nichts; weil unser Daseyn, auf jenes bezogen, nichts ist. Der buddhaistische Glaube nennt jenes Nirwana, d.h. Erloschen.[123]

Die Vorbereitung zu solchem Verlöschen des Willens geschieht nach Schopenhauer nicht nur in der asketischen Resignation gegenüber den Annehmlichkeiten des Lebens, sondern auch in der Selbstlosigkeit der Liebe, in welcher wir unseren Egoismus zugunsten anderer überwinden. Schopenhauer hat aber auch immer wieder darauf aufmerksam gemacht, daß der Wille, der nicht mehr will und sich von sich selber distanziert, seine neu gewonnene Freiheit in reiner, nicht mehr utilitär und instrumentell gebundener Erkenntnis, sondern in absichtsloser Kontemplation verwirklicht. Sie hält sich nicht mehr in der Subjekt-Objekt-Spaltung, weil in ihr der Wille sich selbst anschaut. Als vermittelndes Medium dieser Selbstanschauung hat Schopenhauer vor allem die Musik hoch geschätzt und eine eigene Philosophie der Musik entwickelt. In der Musik spricht sich nicht die Erscheinung, sondern der Wille an sich selber aus. Darum wäre eine vollständig gelungene Übersetzung dessen, was die Musik gibt, in Begriffe die wahre Philosophie. Die Fähigkeit aller Kunst, besonders aber der Musik, uns den Genuß des Schönen zu gewähren, liegt gerade darin, daß sie das wahre Wesen aller Dinge, den Willen, losgelöst von seiner Tendenz zu wollen darstellt. Die Kunst erhebt den Willen in die reine Anschauung und nimmt ihm durch diese Entwirklichung Leiden und Qual. Damit erhebt sich aber noch eine neue, entscheidende Frage: Können wir uns mit der Antwort zufrieden geben, der Wille, solange er Wille zum Leben ist, verstrickt uns in Kampf, Qual und Tod, wenn wir aber diesen selben Willen zur reinen Anschauung erheben, dann treten wir in das Reich der Freiheit und auch der Schönheit ein? Schopenhauer antwortet, daß unserer Erkenntnis unübersteigbare Grenzen gesetzt sind. Wir können letztlich doch nur auf dem Boden der Welt der Erscheinung argumentieren.

Hieran liegt es, daß vom Daseyn, Wesen und Ursprung der Welt ein vollständiges, bis auf den letzten Grund gehendes und jeder Anforderung genügendes Verständnis unmöglich ist. Soviel von den Gränzen meiner und aller Philosophie.[124]

Von daher erklärt Schopenhauer ausdrücklich, daß in seiner Philosophie „die Welt nicht die ganze Möglichkeit alles Seyns ausfüllt, sondern in dieser noch viel Raum bleibt für Das, war wir nur negativ bezeichnen als die Verneinung des Willens zum Leben“[125]. Damit liegt nach Schopenhauer über dem Tod des Menschen — und also auch über seinem Leben — eine letzte Verhülltheit. Sie tritt besonders im Denken des 20. Jahrhunderts hervor und wird uns noch eigens beschäftigen.

IV. DAS PROBLEM DES TODES IM „NEUEN" DENKEN

Die Entwicklung des philosophischen Denkens nach dem Tode Hegels ist durch eine tiefgreifende Kritik des Idealismus bestimmt, der bei Hegel zu einem gewissen Höhepunkt gelangt war. Dabei gerät in der Krise des Idealismus die Metaphysik im ganzen in eine Krise, die bis heute nicht überwunden wurde und immer wieder zur Diskussion steht. Wir wollen das Denken, welches jetzt einsetzt, als ein „neues" Denken bezeichnen. Das Wort vom neuen Denken findet sich, freilich in jeweils anderem Sinn, bei L. Feuerbach und F. Rosenzweig. Es will einen anderen Einsatz und Ansatz bezeichnen, der das Denken aus dem bisherigen Traditionszusammenhang heraus-, ja entgegenstellt. Auch jene Philosophen, von denen in diesem Kapitel die Rede sein wird, die das Wort vom neuen Denken nicht wörtlich übernehmen, stellen sich doch unter seinen Anspruch, allerdings in je anderer Weise. Ob das neue Denken die Metaphysik überwindet oder verwandelt, im Kampf gegen sie zutiefst an sie gebunden bleibt oder nur Gegenpositionen aufbaut, die selber ihrerseits als metaphysisch bezeichnet werden können, müßte eigens für jeden der genannten Denker genauso untersucht werden, wie das jeweils zugrunde gelegte Verständnis von Metaphysik.

1. *Existenzphilosophie*

a) Jaspers

Das neue Denken der später so genannten Existenzphilosophie, aber auch Heideggers, Rosenzweigs und Marcels sind von der Sprengung des in sich geschlossenen Vernunftsystems Hegels mitbestimmt, die Schelling in seiner Spätphilosophie vollzogen hat. Einer ihrer Grundgedanken besagt, daß die menschliche Vernunft von einer alles

Denken bedingenden Voraussetzung herkommt, die es selbst im Denken nicht einholen kann und die ihm „unvordenklich" bleibt. Es ist das Sein. Es ist dem Denken immer schon erschlossen, aber nur als Möglichkeit. Das Denken hält sich überhaupt in Möglichkeiten und vermag von daher auszudenken, was sein kann. Das „daß" des Seins, die Wirklichkeit, vermag es aber nicht zu erdenken. Von daher weist Schelling dem einzelnen Seienden, vor allem dem Menschen, eine Rolle zu, die es im reinen Vernunftsystem, das den allgemeingültigen Notwendigkeiten des Denkens folgt, dabei aber nur im Möglichen bleibt, nicht zukommen konnte.[1]

Kierkegaard hat diesen Ansatz Schellings zur Existenzphilosophie und Existenztheologie hin weiterentwickelt. Er war, wie seine Tagebuchaufzeichnungen bezeugen, zunächst von Schellings Vorlesungen in Berlin über die Philosophie der Offenbarung fasziniert, weil Schelling von „Wirklichkeit" sprach. Diese Wirklichkeit wird bei Kierkegaard zum Freiheitsvollzug des je einzelnen Menschen, der sich zu sich selbst zu verhalten hat. In der Geschichtsmetaphysik Hegels sieht Kierkegaard ein Überspielen des einzelnen Menschen am Werk, das ihn den übergreifenden geschichtlichen Prozessen ausliefert. Diesen Versuch, sich im „Weltgeschichtlichen" zu betrügen, wie Kierkegaard sagt, zugleich aber Wirklichkeit mit einem gedachten System bloßer Möglichkeiten zu verwechseln, greift er an. Es ist leicht ersichtlich, daß in einer Philosophie, die in dieser Weise den einzelnen in den Mittelpunkt stellt, das Problem des Todes mit besonderer Radikalität zum Thema werden mußte. Es spielt daher in der Existenzphilosophie überall eine wichtige Rolle. Die Auffassung Kierkegaards wurde innerhalb der Darstellung der verschiedenen Beiträge zur Erkenntnistheorie des Todes schon behandelt, so daß wir jetzt kurz auf Jaspers, Sartre und Camus zu sprechen kommen können.

Der Begriff der Existenz, der im Mittelpunkt der Philosophie von Karl Jaspers (1883—1969) steht, meint nicht das jedem Seienden zukommende Dasein, sondern bezieht sich auf den einzelnen Menschen, sofern er sich in seiner Freiheit und in seinem Transzendieren über alle Welt hinaus realisiert. Wir sehen: Was Kierkegaard „Selbst" nennt und Existenz im Sinne von Jaspers sind eng miteinander verwandt. Der Mensch läßt sich nach Jaspers auf verschiedenen Ebenen betrachten: Als Dasein, als Bewußtsein überhaupt, als Geist und als Existenz. Als Dasein steht er in Sorge und Furcht, im Planen und Handeln, kämpft er um sein Überleben und untersteht er biologischen Gesetzmäßigkeiten. Als Bewußtsein überhaupt vollzieht er logische Gültigkeit auf der Ebene des Verstandes im Sinne von Kant. Als Geist versucht er sein Dasein, vor allem im Hinblick auf den gesellschaftlichen Zusammenhang, sinnhaften Ideen zu unterstellen, die dem Getriebe des Daseins und den Ergebnissen des Bewußtseins Gehalt und Richtung geben sollen. Innerhalb dieser drei Stufen unseres Seins stehen wir in Bezogenheit auf eine der beiden Weisen des Seins an sich, das uns umfängt, auf die Welt nämlich. Als Existenz dagegen beziehen wir uns über alle Welt hinaus auf das Sein, „das niemals Welt wird, aber durch das Sein in der Welt gleichsam spricht". Das ist die Transzendenz. Sie ist nur, „wenn die Welt nicht aus sich besteht, nicht in sich selbst gegründet ist, sondern über sich hinausweist. Ist die Welt alles, so ist keine Transzendenz. Ist aber Transzendenz, so liegt im Weltsein ein möglicher Zeiger auf sie".[2] Während der Mensch im Dasein, Bewußtsein überhaupt und im Geist auf Welt bezogen ist, verhält er sich als Existenz zur Transzendenz. Er geht für Jaspers nicht in der Welt auf. In ihm bezeugt sich ein Ungenügen, eine Unangemessenheit an die Welt und ein Drang zum Unbedingten. Nur wenn er sich unbedingten Forderungen unterwirft und aus unbedingten Entscheidungen lebt, gewinnt er sein Selbstsein. Unbedingt, d.h. für Jaspers: Unbegründbar durch alle Überlegungen, die sich innerhalb der Welt halten, seien sie nun praktisch nützlicher, wissenschaftlicher Art oder durch gesellschaftliche Zwecke gefordert. Nur wenn all das überstiegen wird, erwacht Existenz.

Der Sprung über alles Welthafte hinaus geschieht nach Jaspers im Durchgang durch die von ihm sogenannten „Grenzsituationen". Zu ihnen zählt er die endliche Begrenztheit des Menschen, Leiden, Schuld, Kampf und Tod. Allen Grenzsituationen ist folgendes gemeinsam: Wenn ich mich von ihnen im Ernst betreffen lasse, nämlich so, daß ich sie nicht mehr als allgemeine Vorkommnisse des Menschenlebens schematisiere, sondern als von mir in der unvertretbaren Einsamkeit meines je eigenen Seins auszustehende erfahre, zerbrechen alle die Wirklichkeit verschleiernden Harmonisierungsversuche. Nie kann ich mich dabei beruhigen, daß Tod ist, daß Leid und Schuld sind. Aber sie sind unaufhebbar. Damit enthüllt sich das Weltdasein als antinomisch. Die Welt im ganzen und ohne Rest beginnt zu versinken. Sie zeigt, daß sie kein tragfähiger Grund für mein Sein ist. Sie war aber bisher für den Menschen das dichte und volle Sein, das sich mit dem Gewicht seiner Realität so aufdrängte, daß er im Verfallen an sie seines Selbstseins verlustig gegangen war. Solange nämlich das Leben auf irgendein Welthaftes gebaut ist, sei es Genuß oder Macht, Arbeit, Werk oder auch Dienst an der Gesellschaft, wird die Grundtatsache übersehen, daß es im Sein des Menschen jeweils um die Verwirklichung einer unvertretbaren Einzigkeit geht. Läßt sich der Mensch nämlich von innerweltlichen Zielen und Aufgaben bestimmen, so versteht er sich aus allgemein einsichtigen Zusammenhängen. Er ist dann ein Fall eines Allgemeinen und hat sich noch nicht in seiner Einzigkeit gefunden, im Abgrund seiner Freiheit, in dem Ursprung, welcher er selbst ist. Wird aber alles Weltimmanente fraglich, gibt es in ihm keinen Halt mehr für den Menschen, dann versinken mit der Welt alle Gegenständlichkeit und alles Allgemeingültige. Nur dann ist die Grenzsituation durchgestanden, wenn kein Grund der Rechtfertigung für das Leben in der Welt aus dem Welthaften selbst mehr genommen werden kann, aus keiner Sache, keinem Ziel, keinem sozialen Zweck. Aber das Nichts, die Leere, in welcher sich der Mensch dann befindet, ist nicht das leere Nichts, sondern der überweltliche Urgrund allen welthaften Seins. Im Abgrund des Nichts betrifft den Menschen das Sein selbst, die absolute Transzendenz, die unsagbare Übergegenständlichkeit, für die der religiöse Glaube die Chiffre „Gott" hat. Die im Durchgang durch die Grenzsituationen mögliche Vergewisserung der Transzendenz durch Existenz, in der sich Existenz als durch Transzendenz geschenkt weiß, nennt Jaspers philosophischen Glauben.

In unserem Zusammenhang ist wichtig, wie die Grenzsituation des Todes für Jaspers diese existentielle Wahrheit von Transzendenz zu eröffnen vermag. Zunächst ist darauf hinzuweisen, daß Jaspers im Anschluß an Kant das Bewußtsein des Daseins von sich selbst als Erscheinung in der Zeit versteht. Alles kommt darauf an, daß dieses Dasein „erscheinende Seite“ der Existenz „wird, ihr Ausdrucksmedium und der Boden, auf dem sie sich vollzieht“. Dabei stehen Dasein und Existenz für Jaspers in einer ständigen, unaufhebbaren Spannung. Will ich mein Dasein unbedingt festhalten in Lebensgier, Genußwillen, aber auch im Willen zur Selbsterhaltung im Sinne des Verlangens nach einer endlosen Fortsetzung des Daseins, verwirke ich Existenz. Der Mensch kann sich im Dasein so verfangen, daß er es nimmt, „als ob es das Sein an sich wäre“. Dann verfängt er sich im Wechsel von Angst vor dem Tode und Vergessen des Todes. Allerdings gleitet er auch umgekehrt ab, wenn er „die Daseinserscheinung so gleichgültig“ findet, daß er sie verachtet und sich ihr Ende im Tode nichts angehen läßt.

Als mögliche Existenz bin ich wirklich nur, wenn ich daseiend erscheine, in der Erscheinung aber mehr als erscheine. Kann ich daher das Leiden am Ende als Dasein zwar nicht aufheben, so doch in der Existenzgewißheit sogleich überwinden, d.h. seiner Herr bleiben. Der Tod ist für Existenz die Notwendigkeit ihres Daseins durch Verschwinden ihrer immer zugleich unwahren Erscheinung.[3]

Dem entspricht nach Jaspers eine zweifache Angst. Unser Daseinswille sieht sich angesichts des Todes in das „Schaudern vor dem Nichtsein“ gestellt. Dieser Angst „vor dem vitalen Nichtdasein“ steht die existentielle Angst gegenüber, welche sich vor dem „existentiellen Nichtsein“ ängstet, d.h. vor dem Verlust der existentiellen Wirklichkeit, welche darin besteht, daß der Mensch im Durchgang durch die Grenzsituationen sein Selbst ergreift. Dieser Gedanke ist uns schon von Kierkegaard her bekannt: Indem der Mensch sich dem sicheren, dem Zeitpunkt seines Eintretens aber unsicheren Tod stellt, vermag er den Augenblick existentieller Wirklichkeit zu ergreifen. In diesem Augenblick, der immer wieder neu vollzogen werden muß, kann die Angst vor dem Tode „vernichtet“ werden, und zwar nur in ihm, niemals aber durch objektivierbares Wissen. Solche augenblickliche Gegenwart existentieller Wirklichkeit ereignet sich für Jaspers

im Todesmut des heroischen Menschen, der aus Freiheit sich einsetzt; im Wagnis des Lebens, wo es in hellem Bewußtsein einem Menschen beschieden ist, zu wissen und zu wollen, daß er sich mit einer Sache identifiziere, und daß er sich, seines Seins gewiß, sagen kann: Hier stehe ich und falle; überall wo existentielle Wirklichkeit dem Tode entgegenblickt in dem Bewußtsein eines Seins, das sich in der Zeit erscheint, und von sich her nur in der Zeit als Erscheinung wissen kann, sich aber darin eines Ursprungs gewiß ist, den es nicht weiß.[4]

Unsterblichkeit ist für Jaspers Chiffre der in solchen Augenblicken realisierten existentiellen Wirklichkeit. In ihr bricht ewiges Sein durch. Es wird für uns als gegenwärtige Daseinstiefe im Augenblick anwesend, aber nicht im Weitergehen der Zeit jenseits der Todesgrenze.

Der zweifachen Angst, also der vor dem Ende des vitalen Daseins und der vor der verwirkten Existenz, der Angst seine Möglichkeiten vertan zu haben, entspricht der zweifache Tod. Ein Dasein, von dem wir uns vorstellen können, daß es endlos dauern würde, wäre für Jaspers dennoch in sich tot, ja würde zur Qual des Nichtsterbenkönnens, „wenn in ihm die Möglichkeit eigentlicher Existenz" verspielt wird. Der andere Tod, eben die nicht verwirklichte Existenz, wird in dem Maße überwunden, als durch „verwirklichte Möglichkeit ... das Leben" erfüllt wird. Der Schrecken vor dem Tode hält uns solange in Atem, als wir uns noch nicht verwirklicht haben und nun das Nichtsein als die auf uns zukommende Unmöglichkeit existentieller Verwirklichung erfahren müssen. Trotzdem will Jaspers nicht einer Existenz das Wort reden, der gemäß das höchste „Leben den Tod will, statt ihn zu fürchten". Das gilt zunächst deshalb, weil „der Gipfel nicht der Alltag ist" und daher das menschliche Leben immer wieder durch „die Doppelheit der Todesangst und Lebenslust einerseits und der stets neu sich erwerbenden Seinsgewißheit andererseits" bestimmt bleibt. In dem „Gefaßtsein auf den Tod" müssen beide Momente ständig anwesend sein, damit der Mensch sich aus dieser Spannung immer wieder neu zum Erwerben der existentiellen Gewißheit aufgerufen fühlt. Dann vermag das Leben tiefer zu werden angesichts des Todes, ohne doch der Gefahr ein für allemal entronnen zu sein, „angstvoll sich selbst zu verlieren in der Leere, in der Existenz sich verdunkelt". Aus diesem Grunde lehnt Jaspers auch den Versuch sowohl der Stoiker wie der Epikureer ab, sich gegenüber dem Tod unempfindlich zu machen durch die unberührbare Ruhe des Geistes oder den Gedanken, der Tod gehe uns nichts an, weil er, solange wir leben, nicht ist und wenn er ist, wir nicht mehr sind. Solche Gedanken mögen richtig sein, wenn sie „unbegründete die vitale Angst fördernde Vorstellungen" bekämpfen wollen. Sie vermögen aber nicht „das Schaudern ... vor dem Gedanken des Nichtseins aufzuheben". Auch wird damit eine „um so tiefere Vergeßlichkeit im Wesentlichen" befördert, nämlich beiseite geschoben, „daß ich noch zu Ende zu bringen habe, daß ich nicht fertig bin, daß ich noch wieder gut zu machen habe". Vor allem aber: In solchen Vorstellungen wird der „Fremdheitscharakter" des Todes dadurch festgehalten, daß man ihn doch wieder nur vom „bloßen Dasein" versteht, dadurch in der Welt der Erscheinungen befangen bleibt und nicht zu dem durchdringt, was für Jaspers das Entscheidende ist. Es besteht darin, „daß ich auf ihn (den Tod) zugehen kann als zu meinem Grunde und daß in ihm Vollendung, aber unbegreiflicher Art, sei. Tod war weniger als Leben und forderte Tapferkeit. Tod ist mehr als Leben und gibt Geborgenheit".

An diesem Punkt kommt Jaspers auf die Wandlungsfähigkeit des Menschen zu sprechen. Es gibt für ihn keine ein für allemal festgelegte Stellungnahme zum Tod. Diese wandelt sich vielmehr „in Sprüngen neuen Erwerbens durch das Leben, so daß ich sagen kann: der Tod wandelt mit mir". Diese Wandlung geschieht gerade dadurch, daß die zweifache Angst und der zweifache Tod, von denen oben die Rede war, immer neu aufeinanderstoßen.

Darum ist es kein Widerspruch des Menschen mit sich selbst, wenn er mit allen Fasern seines Wesens am Leben hängt, jede Wirklichkeit des Daseins dem schattenhaften Nichtsein vorzieht, und wenn er das Leben, es noch in seiner Widersprüchlichkeit und Narrheit liebend, verachtet; wenn er am Tode zu verzweifeln scheint und sich angesichts des Todes seines eigentlichen Seins bewußt wird; wenn er nicht begreift und doch vertraut; wenn er das Nichts sieht und dennoch eines Seins gewiß ist; wenn er den Tod als Freund und Feind erblickt, ihn meidet und ihn ersehnt.

Nur als Faktum für objektivierbares Wissen ist der Tod

eine immer gleiche Tatsache, in der Grenzsituation hört er nicht auf zu sein, aber er ist in seiner Gestalt wandelbar, ist so, wie ich jeweils als Existenz bin. Er ist nicht endgültig, was er ist, sondern aufgenommen in die Geschichtlichkeit einer sicher scheinenden Existenz.

Im Tode geht Existenz zu ihrem Grunde, in der Grenzsituation des freien Sichergreifens angesichts des Todes durchbricht sie die Welt der Erscheinungen und rührt an das Sein, das Jaspers Transzendenz nennt. Daher vermag der Mensch auch angesichts des Todes noch zu vertrauen. Dennoch lehnt Jaspers alle Vorstellungen von einer „Unsterblichkeit" ab. Sie scheint ihm am Bild eines zeitlich jenseits der Todesgrenze weitergehenden Lebens gewonnen zu sein und somit wieder am Dasein als Erscheinung und Faktum, gerade nicht aber an der Existenz und ihrem Bezug zur Transzendenz. Nur der religiöse Glaube sagt darum, was die Existenzerhellung als Gegenwart des Ewigen im existentiell erfüllten Augenblick auslegt, in der Chriffre der Unsterblichkeit aus. Blicken wir auf objektives Wissen, so müssen wir sagen, daß das zeitliche Ende des Menschen durch den Tod das Ende des Daseins schlechthin bedeutet:

Ich lasse mir Beweise für die Unsterblichkeit geben und begnüge mich gar mit ihrer Wahrscheinlichkeit. Jedoch sind nicht nur alle Unsterblichkeitsbeweise fehlerhaft und hoffnungslos, ist eine Wahrscheinlichkeit in dieser absolut wichtigen Angelegenheit sinnwidrig, sondern es läßt sich gerade die Sterblichkeit beweisen. Empirisch ist das Leben unserer Seele gebunden an leibliche Organe,

so daß wir behaupten dürfen, das „durch Sinnenwelt, Erinnerung, durch Wollen und Bewußtsein" bestimmte Dasein zerfällt im Tode schlechthin.[5] Jaspers erteilt also sowohl dem philosophischen Unsterblichkeitsglauben wie dem christlichen Vertrauen auf Auferweckung eine deutliche Absage, wobei er übrigens die Unterschiede zwischen beiden Auffassungen nicht zur Sprache bringt. Meinte Platon jenes bloße Weitergehen zeitlichen Daseins jenseits der Todesgrenze, als er aus der Erfahrung des menschlichen Geistes als des für das ewig Seiende offenen, die Theorie von der Unsterblichkeit begründete? Läßt sich die Hoffnung auf Auferweckung von den Wünschen und dem Selbsterhaltungstrieb her begründen, die in dem von Jaspers als „vital" gedeuteten „Dasein" bestimmend sind? Führt Jaspers nicht den klassischen Dualismus der Metaphysik in einem neuen Gewand weiter, wenn der Widerspruch von Geist und Natur, Seele und Leib, Wirklichkeit „an sich" und Erscheinung jetzt in den von Dasein und Existenz überführt wird? Durch diesen neuen, existentiellen Dualismus geraten die Aussagen von Jaspers über Tod und Unsterblichkeit in eine Schwebe, welche seine Aussagen kaum noch deutbar machen. Einerseits heißt es, daß „alles mit dem Tode zu Ende ist“ und wir uns der Forderung unterstellen sollen, „diese Grenze“ zu ertragen. Andererseits will Jaspers nicht behaupten, „daß Existenz im Tode als ihrem letzten Augenblick verschwinde, weil sie aufhört, Dasein zu sein. Daher kann ich Ewigkeit weder objektivieren noch leugnen“. Wir sollen „in ... Liebe“ ergreifen, „daß das Nichtmehrsein von allem im absoluten Grund“ der „Transzendenz aufgehoben sei! — Am Ende birgt das Schweigen in seiner Härte die Wahrheit des Unsterblichkeitsbewußtseins“[6] und die Geborgenheit, welche der Tod gibt.

b) Sartre und Camus

Sartre wendet sich gegen alle Auffassungen, die dem Tod eine das Leben des Menschen abschließende und ganz-machende Funktion zuschreiben wollen, wie wir es bei Heidegger gesehen haben. Der Tod ist für ihn kein Schlußakkord einer Melodie, der sozusagen aus Stille gemacht ist, weil die Stille, die folgen wird, wenn der Akkord vorbei ist, in ihm selbst bereits mitschwingt und er auf diese Stille hin konzipiert ist. Eine solche Auffassung des Todes schreibt er Heidegger zu, der im Vorlaufen in den Tod diesen selbst noch einmal zu einer Möglichkeit des sich entwerfenden und sich verstehenden Daseins machen will. Eine solche Konzeption kann Sartre nicht annehmen, weil er für ihn genau wie die Geburt ein zufälliges Faktum ist, über das wir in keiner Weise verfügen und es daher auch niemals verstehen können. Für Sartre bricht der Tod völlig „von außen“ in die Freiheit, d. h. für ihn, in das sich entwerfende und seine Möglichkeiten realisierende Sein des Menschen ein. Der Mensch will, da er durch keinen fixierbaren Wesensbestand bestimmt ist, sich selbst durch freie Entwürfe verwirklichen und im Verhalten zu sich selbst, dem Grundthema aller Existenzphilosophen, sich zu dem machen, was er ist. In diesem Ergreifen seiner Möglichkeiten ist er „für-sich“ und als solcher eine setzende Aktivität. Der Tod dagegen kommt als ein sinnblindes Faktum, das ihn all seiner Möglichkeiten beraubt, über ihn, so daß er in die absolute Passivität des An-sich, das sich nicht entwerfen kann und kein Verhältnis zu sich selbst hat, zurücksinkt. Nehmen wir ernst, daß wir, solange wir leben, noch Möglichkeiten haben, die unverwirklicht sind, so muß man erkennen, daß der Tod uns nicht zu unserer Ganzheit verhilft, wenn wir angstbereit in ihn vorlaufen, sondern daß wir, wenn wir gestorben sind, als eine unabgeschlossene, für immer ihrer Ganzheit entbehrende „offene Ganzheit" übrigbleiben. In ihr ist, wie Sartre sich ausdrückt, unser Leben gleichsam stehengeblieben. Im Tode erlangen wir zwar eine Endgültigkeit, aber eine absurde, weil in ihm das ganze Leben, alle Möglichkeiten, die wir bisher realisiert haben, von der sturen Faktizität des An-sich-Seins als der äußersten Nichtung unserer Freiheit überholt werden. Die Unbestimmtheit des Todes, die Ungewißheit des Zeitpunktes seines Eintretens ist ein Ausdruck dieser Zufälligkeit. Auf den Tod kann man nach Sartre nicht einmal warten. Warten kann man auf einen Zug, von dem man weiß, daß er den Ausgangsbahnhof bereits verlassen hat und in einer bestimmten Zeit eintreffen wird. Ein solches Wissen ist uns gegenüber dem Tod immer versagt. Wir wissen niemals, ob sich nicht der Zustand der Welt im jetzigen Augenblick so verändert hat, daß unser Tod näher oder ferner gerückt ist. Es ist daher absurd, zu meinen, man könnte sich zu ihm verhalten und gerade durch seine Unbestimmtheit, wie Kierkegaard und Heidegger gemeint haben, das Heute, die Gegenwart als Möglichkeit des Selbstseins ergreifen. Es ist klar, daß auch ein Standpunkt wie der von Jaspers auf dem Hintergrund solcher Voraussetzungen unmöglich wird.[7]

Für A. Camus gehört die Gewißheit des Todes zentral in die Erfahrungen der Absurdität, von denen unsere Existenz bestimmt ist. Wir gehören der Zeit, heißt es im ›Mythos von Sysiphos‹ und damit dem Tod, so daß eine „blutige Mathematik" über uns waltet, bis wir als Leichen zu einem Ding geworden sind, auf dem eine „Ohrfeige kein Mal" mehr hinterläßt.[8] Ein derart von der Absurdität bestimmtes Dasein zwingt uns, die Frage nach dem Sinn zur leitenden Grundfrage allen Denkens überhaupt zu machen. Sie ist von einer Macht der Absurdität provoziert, die so stark ist, daß nach der Auffassung Camus' jeder Mensch, der sich seine Situation nicht verschleiert, irgendwann einmal an Selbstmord denkt: „Der Wurm sitzt im Herzen des Menschen", dem „tödlichen Spiel, das von der Erhellung der Existenz zur Flucht aus dem Leben führt, muß man nachgehen ..."[9]. Später wurde für Camus das Problem des Selbstmordes von dem des Mordes überholt. Dabei spielte für ihn die Reflexion auf Erfahrungen mit Krieg, Revolution und totalitärer Herrschaft, welche die Situation des 20. Jahrhunderts entscheidend mitprägen, eine wichtige Rolle. Der „absurde Standpunkt" wird insofern verlassen, als Camus zu zeigen vermag, daß der Erfahrung von Absurdität die Verwiesenheit des Menschen auf Sinn zugrunde liegt, menschliches Sprechen und Handeln immer Sinnvoraussetzungen machen muß. Dabei behauptet Camus einen Vorrang des gegenwärtigen Sinnes z. B. in der Erfahrung der Schönheit der Natur gegenüber utopischen Zukunftsverheißungen. Über die Möglichkeiten des Menschen hinaus, Sinnerfahrungen zu machen, setzt das Engagement für andere Sinn voraus, und zwar einen solchen, welcher durch ein Moment von Allgemeingültigkeit mitbestimmt ist. Die Anerkennung einer solchen Sinnbasis unserer Existenz verschärft noch für Camus die Frage nach dem Tod. Gibt es nämlich Sinn, dann muß gerade der Tod als diejenige Macht erscheinen, die jeden Sinn nichtet, so daß ein unüberwindlicher Zwiespalt zwischen Sinn und Absurdität übrigbleibt. Gegen ihn, d. h. also gegen den Tod, muß man, wenn auch ohnmächtig, protestieren. Die Betonung der radikalen Endlichkeit des Menschen wie auch jener Vorrang der Gegenwart lassen für Camus jede Aussicht in ein Jenseits als undiskutabel scheinen. Dabei hat er wohl immer den Standpunkt beibehalten, der im Mythos von Sysiphus vertreten wird, daß die Zustimmung zur Endlichkeit und zum Tod den Menschen in die Freiheit seiner Möglichkeiten, das Endliche erfahren und zu gestalten, frei setzt.

Übrigens schlägt bei Camus die existenzphilosophische Metaphysikkritik in eine gewisse Kritik dieser Kritik um. Gibt es nämlich so etwas wie allgemeingültige Werte, wie Camus den eben angesprochenen Sinnhorizont nicht ganz unmißverständlich nennt, so muß so etwas wie eine Natur oder Wesenheit angesetzt werden, an der alle einzelnen Menschen teilhaben. Das aber ist einer der Grundgedanken der klassischen Metaphysik. Leider hat Camus der eigene Tod, den er am 4. Januar 1960 bei einem Autounfall erlitt, daran gehindert, die damit eingeleitete Auseinandersetzung weiterzuführen.[10]

2. L. Feuerbachs Religionskritik als Kritik des Jenseitsglaubens

Zum „neuen" Denken L. Feuerbachs (1804—1872) gehört eine fundamentale Kritik der bisherigen Auffassungen von Tod und Unsterblichkeit. Schon in einem Begleitbrief, den er zusammen mit seiner Dissertation Hegel übersandt hat, bringt er zum Ausdruck, er wolle die bisherigen Anschauungen „von Zeit, Tod, Diesseits, Jenseits, Ich, Individuum, Person und ... Gott ... vernichten".[11] Immer wieder ist er im Verlaufe seines Denkens auf dieses Thema zurückgekommen, so daß wir in seinen Anschauungen über Tod und Unsterblichkeit ein Kernstück seines Denkens vor uns haben. Dabei müssen wir freilich darauf achten, daß für Feuerbach die Frage nach Tod und Unsterblichkeit unmittelbar mit der nach Gott zusammengehört. Im wichtigen 19. Kapitel seiner Schrift ›Das Wesen des Christentums‹ erklärt Feuerbach, der Glaube an die persönliche Unsterblichkeit sei identisch mit dem Glauben an den persönlichen Gott. Feuerbach ist nämlich der Überzeugung, Gott werde im Christentum als absolute und uneingeschränkte Persönlichkeit verstanden. Diese ist aber nichts anderes als der Traum, welchen der Mensch von sich selbst träumt, wenn er von seinem eigenen himmlischen und unsterblichen Leben spricht. Er stellt sich dann selbst als eine uneingeschränkte, von allen irdischen Grenzen frei gewordene Persönlichkeit vor. So ist Gott nur ein anderer Name für des Menschen eigene Vollkommenheit. In der Vorstellung Gottes phantasiert sich der Mensch in den Himmel. Was wir einmal sein wollen, nämlich nach unserem Tode, das setzen wir in Gott als jetzt schon existierend im Himmel an. Im Begriff Gottes antizipieren wir unsere eigene Zukunft. Gott ist nichts anderes als der Entwurf des Menschen von sich selbst. So ist nicht der Mensch von Gott abhängig, wie die Religion behauptet, sondern Gott vom Menschen. Ist Gott nur die als gegenwärtig phantasierte Vorwegnahme unserer Zukunft, dann fallen Leugnung Gottes und Leugnung der Unsterblichkeit des Menschen in eins zusammen.

In der Projektion des Menschen, die er bisher „Gott" genannt hat, liegt eine Wahrheit und eine Unwahrheit. Die Wahrheit ist, daß der Mensch in dieser Projektion seinem Verlangen nach unbeschränkter Vollkommenheit Ausdruck verleiht. Ihre Unwahrheit liegt darin, daß in der Vorstellung „Gott" der Mensch sich seiner selbst entfremdet hat. Er denkt sich selber in dieser Vorstellung und merkt es gar nicht. Er hat als ein fremdes, ihm gegenüberstehendes Wesen angesetzt, was er selber ist. Darum ist es die Aufgabe des „neuen" Denkens Feuerbachs, den Menschen aufzufordern, die Projektion rückgängig zu machen, sich mit sich selbst zusammenzuschließen, die Religion, also den Glauben an Gott und die Unsterblichkeit, an das Jenseits, als einen Umweg des Menschen zu sich selbst zu betrachten und so sich auf die eigenen Füße zu stellen. Darum kann Feuerbach fordern, daß alle Theologie in Anthropologie aufgelöst werden müsse. Dieses zu vollziehen nennt er eine „autonomische Tat", die in seinem neuen Denken geleistet wird. Sie vollzieht die Rückkehr aus dem erträumten Jenseits in die Realität des Diesseits und lehrt den Menschen, die unendlichen Möglichkeiten, die er besitzt, zu realisieren und nicht in der Flucht in das Jenseits zu verlieren. Die Rücknahme der Projektion, welche Gott heißt, und die Aufgabe des Unsterblichkeitsglaubens führt den Menschen auch insofern zu seiner wahren Natur zurück, als der Mensch für Feuerbach nur Mensch ist mit dem Menschen. Dieser Grundzug der Mitmenschlichkeit des Menschen wird durch die Religion insofern verdeckt, als in ihr jeder nach seiner eigenen Unsterblichkeit trachtet, sich darum von den anderen Menschen isoliert und aus den Möglichkeiten, welche die Menschheit als Gattung hat, herausstellt. Zurücknahme der Projektion, Aufgabe des Glaubens an Unsterblichkeit, Rückkehr in die Heimat des Diesseits, Sich-Begreifen als Mitmensch — das sind verschiedene Aspekte ein und desselben Vollzuges, den Feuerbachs neues Denken begründen will. Dabei darf nicht vergessen werden, daß diese Umkehr des Denkens sowohl im Dienst des Strebens nach Autonomie steht, wonach sich der Mensch selbst als das höchste Wesen einsetzt, wie auch im Dienst einer Kritik des Vorranges des Geistes, der Idee und des Denkens. Feuerbachs Denken ist Idealismuskritik — wie das Kierkegaards oder die Spätphilosophie Schellings. Für seine Anthropologie gewinnen die sinnlichen Bedürfnisse des Menschen, vor allem in den späteren Schriften Feuerbachs, eine tragende Bedeutung. Als Mitmensch ist der Mensch das Wesen der geschlechtlichen Bestimmtheit als Mann und Frau. Die Gegenstände, welche menschlicher Erkenntnis offenstehen, sind primär in den konkreten Bedürfnissen des Leibes fundiert und nicht etwa in einem abstrakten sich selbst denkenden Ich. Ihre Bedeutsamkeit erschließen die Gegenstände als Objekte von Geschlechtstrieb, Hunger, Durst, von Interesse an Selbsterhaltung und von Verlangen nach Glück. Trotz dieser Kehre zum sinnlichen Bedürfnis als einer anthropologischen Basis bleibt Feuerbach zugleich bei dem Gedanken der Tradition der Metaphysik, daß es im Sein des Menschen um Unendliches geht. Aus dem Zusammenstoß des unendlichen Verlangens des Menschen und seiner Fähigkeit, auf Unendliches zu reflektieren, mit den endlichen und begrenzten Daseinsbedingungen in Natur und Gesellschaft, deren Symptom für Feuerbach vor allem der Tod ist, entsteht die Religion mit ihrem Unsterblichkeitsglauben. Auf dieser Stufe der menschlichen Entwicklung traut der Mensch sich noch nicht zu, das Unendliche als sein eigenstes, innerstes Wesen zu begreifen. Der Mensch vermag das nur, wenn er sich als Gattungswesen versteht. Das „Sein für andere", seit Feuerbach eine vielzitierte Bestimmung des Menschen, fällt bei Feuerbach mit dem Leben für die Gattung, das Allgemeine, fällt mit der Gemeinnützigkeit des Menschen zusammen. Wir sollen mit ganzer Seele und mit ganzem Herzen für die Menschheit leben und nicht als einzelne, sondern in ihr unser unsterbliches Sein erlangen, wie Feuerbach im Anfang des 19. Kapitels von ›Das Wesen des Christentums‹ betont. Wenn auch der einzelne im Tode seine persönliche Identität verliert und es mit ihm als Individuum schlechthin vorbei ist, so schreitet die Menschheit in ihrer Geschichte in einer „fortgehenden Überwindung von Schranken, die zu einer bestimmten Zeit für Schranken der Menschheit, und darum für absolute, unübersteigliche Schranken gelten"[12], fort. Als vom Sinn der Geschichte der Gattung Umgriffener und in ihm Aufgehobener partizipiert der Einzelne an einem unendlichen Sinn. Der Tod, wir sahen es schon, wird von Feuerbach als unaufhebbares natürliches Geschehen bestimmt, das der einzelne als Tatsache hinzunehmen hat. Aber dieser Tod wird in der Geschichte der Menschheit „zur Bedingung des Fortschritts". Die Menschheit vermag nämlich nur dann zu immer höheren Gestaltungen ihres Lebens voranzuschreiten, wenn die Menschen, die einer niederen Stufe der Entfaltung der Menschheit entsprechen, durch den

Tod verschwinden. So gibt allein die geschichtliche Bestimmung dem Menschen seinen Wert. Außerhalb der Geschichte ist der Mensch „nur das entblößte Individuum, das eitle, abgezogene, inhaltlose, nichtige Individuum".[13] Darin bleibt Feuerbach ganz Hegelianer und stellt sich in die Reihe derer, für welche der einzelne sich angesichts der kollektiven Entwicklung der Menschheit mit seinem Todesschicksal versöhnen kann.[14]

3. *Marx und Marxismus*

Karl Marx (1818—1883) setzt die Religionskritik Feuerbachs voraus. Er ist der Überzeugung, daß Feuerbach die Religion und den Unsterblichkeitsglauben ein für allemal gültig kritisiert habe. Dennoch kritisiert Marx Feuerbach, weil er für ihn noch in die Reihe der Philosophen gehört, welche die Welt nur verschieden interpretiert haben, während es doch darauf ankommt, sie zu verändern. Diesen berühmten Satz hat Marx gerade auch gegen Feuerbach formuliert. Feuerbach wollte zwar — gegenüber den Abstraktionen des Idealismus — zum konkreten und realen Menschen zurückkehren. Er verstand ihn aber noch nicht als das Wesen, das sich selbst hervorbringt, indem es die zum Leben notwendigen Mittel gesellschaftlich produziert. Der Mensch muß nach Marx aus dem Ganzen der gesellschaftlichen, d. h. der Produktionsverhältnisse begriffen werden. Weil Feuerbach dieses nicht sah, blieb ihm auch verborgen, daß alle Entfremdung des Menschen von sich selbst in gesellschaftlichen Verhältnissen, d. h. in Produktionsverhältnissen, ihren Grund haben muß. Darum kann die Befreiung des Menschen nicht, wie Feuerbach meinte, dadurch erfolgen, daß das Bewußtsein des Menschen sich als verkehrt durchschaut und als solches aufhebt. Es müssen vielmehr die tatsächlich gegebenen gesellschaftlichen Verhältnisse durch die praktische Bewegung der Revolution überwunden werden.

Von daher ergibt sich, daß auch die Religion in der gesellschaftlichen Entfremdung ihren Ursprung hat. Zwar ist sie ein verkehrtes Bewußtsein, als solches aber die Spiegelung verkehrter gesellschaftlicher Verhältnisse. Die Religion ist „das Selbstbewußtsein und das Selbstgefühl des Menschen, der sich selbst entweder noch nicht erworben oder schon wieder verloren hat". Dieser Mensch ist aber „kein abstraktes, außer der Welt hockendes Wesen. Der Mensch, das ist die Welt des Menschen, Staat, Sozietät". Sie

produzieren die Religion, ein verkehrtes Weltbewußtsein, weil sie eine verkehrte Welt sind. Die Religion ist die allgemeine Theorie dieser Welt, ihr enzyklopädisches Kompendium, ihre Logik in populärer Form, ihr spiritualistischer Point d'honneur, ihr Enthusiamus, ihre moralische Sanktion, ihre feierliche Ergänzung, ihr allgemeiner Trost — und Rechtfertigungsgrund.

Als solcher „Geist geistloser Zustände", in welchem „der Seufzer der bedrängten Kreatur, das Gemüt einer herzlosen Welt" hörbar wird, ist sie dann schließlich „das Opium des Volkes". Religion hat also eine Wahrheit in sich. In ihr spricht sich das Elend des Menschen aus, wenn es auch seiner wahren Gründe noch nicht inne geworden ist. Zugleich protestiert der Mensch in der Religion gegen sein Elend. Das „religiöse Elend ist in einem der Ausdruck des wirklichen Elends und in einem die Protestaktion gegen das wirkliche Elend".[15] Der Mensch will sein gesellschaftlich bedingtes Elend loswerden. Darum träumt er sich die Jenseitswelt, in der es ihm besser geht als in seinem diesseitigen Dasein. Die Religion gaukelt ihm allerdings nur eine phantastische, wirklichkeitsleere und illusionäre Traumwelt vor. Darum bedeutet sie einerseits ein Sich-Erheben über das gegenwärtige Elend, andererseits aber auch die Unfähigkeit, dieses Elend in seiner Realität zu erkennen und abzuschaffen. Sie tröstet und hilft über das Unglück hinweg, indem sie wie das Opium betäubt, aber nicht heilt. Daher ist die Religion nicht nur das Selbstbewußtsein oder die Theorie der „geistlosen Zustände", sondern dient zu ihrer Rechtfertigung und Befestigung. Sie lenkt ab, beschwichtigt, lehrt den Menschen einverstanden zu sein, wo er in revolutionärer Aktion verändern und eine neue Realität setzen könnte. So ist die Religion in ihrem Charakter als Jenseits-, d.h. Unsterblichkeitsglaube Ideologie, ideologischer Überbau, nicht die Realität, sondern nur deren Spiegel, Spiegel einer verkehrten Welt. Ihren Trost, das Jenseits, braucht der Mensch in dem Augenblick nicht mehr, wo die gesellschaftlichen Verhältnisse verändert und die in ihnen begründeten Entfremdungen abgeschafft sind. Dann wird der Jenseitstrost der Religion als ein illusorisches Glück des Volkes aufgehoben und durch das wirkliche ersetzt.

Das Engagement für die reale, im Diesseits zu gewinnende Zukunft erfüllt Marx und die meisten Marxisten so sehr, daß das Problem des Todes nicht mehr weiter bedacht wird. Nach Marx ist der Tod ein „Sieg der Gattung über das bestimmte Individuum". Dieses ist aber „nur ein bestimmtes Gattungswesen, also sterblich".[16] Der darin gelegene Sieg der Gattung über das Individuum stört Marx nicht, weil er grundsätzlich der Überzeugung ist, daß es nicht auf „das Atom", nämlich den einzelnen ankomme, sondern auf „das Allgemeine".[17] Es ist bemerkenswert, daß sich bei Marx bezüglich des Todes ein naturalistischer und ein idealistischer Aspekt miteinander vermischen. Die Berufung auf die Gattung, welche im Tode über den einzelnen siegt, ist offenbar ein aus der Biologie genommenes Argument. Die Aufforderung aber, daß der einzelne sich am Allgemeinen orientieren und nicht auf seine atomistische Einzelheit starren solle, entspricht dem hegelschen Idealismus. Beiden Argumenten ist eines gemeinsam: Der Vorrang des Allgemeinen. Ihn zu vollziehen bedeutet für Marx eine Selbsttranszendenz des Bewußtseins des einzelnen, ein über sich hinausgehen, in dem es erst zu sich selbst kommt. Diese Transzendenz richtet sich in ihrem Kern auf die gesellschaftliche Aktion, die Selbstverwirklichung durch Arbeit und revolutionäre Bewegung. Die Menschheit muß sich als ein „großes soziales Unternehmen"[18] verstehen. Ihm soll sich der einzelne anschließen, an der geschichtlichen Tat der Befreiung der Menschheit mitwirken und sich so in den zukunftorientierten Zug der Menschheitsgeschichte hineinstellen. Von da aus gesehen stellt der Tod für den klassischen Marxismus kein wichtiges philosophisches Problem mehr dar. Wo der überzeugte Marxist mit dem Tod konfrontiert wird, vermag er alle Todesangst zu überwinden, wenn er in der Überzeugung sterben kann, durch seinen Tod der großen, gemeinsamen Sache der Befreiung der Menschheit gedient zu haben. Vor allem Ernst Bloch hat diesen „Roten Helden" gefeiert:

Nur eine Art Menschen kommt auf dem Weg zum Tod fast ohne überkommenen Trost aus: der Rote Held. Indem er bis zu seiner Ermordung die Sache bekennt, für die er gelebt hat, geht er klar, bewußt in das Nichts, an das er als

Freigeist zu glauben gelehrt worden ist. Sein Opfertod ist deshalb auch von dem der früheren Blutzeugen verschieden ...

Denn der kommunistische Held opfert sich im Unterschied zu den christlichen Märtyrern „ohne Hoffnung auf Auferstehung. Sein Karfreitag ist durch keinen Ostersonntag gemildert, gar aufgehoben, an dem er persönlich wieder zum Leben erweckt wird". Dennoch stirbt auch er „als Bekenner, überlegen, wie nur je ein Urchrist oder Täufer".[19]

An Feuerbach, Marx und den Marxismus wären, wenn es um ihr Verständnis des Todes geht, vor allem folgende Fragen zu stellen: 1. Den genannten Denkern geht es um die Befreiung des Menschen. Nun kann aber eine Phänomenologie des Todes zeigen, daß der Mensch nie so sehr unfrei, verdinglicht, entfremdet, seiner selbst entglitten ist, als im Tode. In ihm hört jedes Verhalten des Menschen zu sich selber auf. Tod ist Verhältnis- und damit Freiheitslosigkeit. Müßte nicht gerade sie überwunden werden, wenn der Mensch frei sein, mit sich identisch und von Zwängen befreit leben soll? Muß nicht, wenn der Tod das letzte Wort hat, das Unternehmen Emanzipation als gescheitert gelten? 2. Das marxistische Denken stellt mit Recht die Solidarität der Menschen miteinander heraus. Auch Feuerbachs Verweis auf das Sein des Menschen mit dem Menschen unterstreicht eine entscheidende anthropologische Grundkomponente. Angesichts des Todes entsteht aber die Frage, ob die Solidarität mit allen Leidenden und Elenden voll durchgehalten wird, wenn man immer wieder erklärt, der Tod des einzelnen sei eigentlich bedeutungslos, es komme auf den Gang der Geschichte im Ganzen an. Müßte nicht eine Solidarität, die diesen Namen verdient, alle Menschen so einschließen, daß am Ende keiner verlorengeht und alle die Freiheit erlangen, in welcher der Mensch unentfremdet sinnvolle Existenz mit dem anderen Menschen zu vollziehen vermag? Schließt eine solche Solidarität nicht die Hoffnung auf eine Gemeinschaft der Menschen, und zwar aller Menschen, jenseits der Todesgrenze ein?[20] 3. Es könnte sein, daß die Frage nach dem Sinn unserer Existenz eine Antwort verlangt, welche deutlich macht, daß eine Anthropologie zu kurz greift, die den Menschen nur von seinen sinnlichen Bedürfnissen oder den gesellschaftlichen Produktionsverhältnissen und der Emanzipation von Zwängen der Natur und der Gesellschaft her versteht. Wenn sich herausstellen sollte, daß in der Transzendenz des einzelnen über sich hinaus, die sowohl von Feuerbach wie von Marx auf die kollektiven Prozesse der Gesellschaft hin umgebogen wird, eine ursprüngliche Verwiesenheit des Menschen auf einen absoluten Sinn hin gegeben ist, wie es z.B. Platon sah, müßte dann nicht von daher die Frage nach dem Tod noch einmal ganz neu aufgerollt werden? 4. Schließlich muß man sich fragen, ob nicht die Gleichgültigkeit gegenüber dem einzelnen und seinem Tod angesichts der geschichtlichen Entwicklung auf die Zukunftsgesellschaft hin mit Notwendigkeit zu einer politischen Praxis führt, der gemäß die heute Lebenden je nach Bedarf um der angeblich besseren Zukunft willen, eingesetzt, verbraucht und getötet werden dürfen. Man fordert heute, daß Theorien nicht nur auf ihre logische Konsistenz, sondern auch auf ihre gesellschaftlichen Folgen hin untersucht werden müßten. Wer dies tut, kann die Frage nicht unterdrücken: Führt die Bestimmung des Verhältnisses von Individuum und Kollektiv im Marxismus, die eine Stellungnahme zum Tod einschließt, aus der marxistischen Doktrin selbst zu der Gleichgültigkeit gegenüber dem Sterben des Menschen, wie sie uns die bisherige Geschichte des Marxismus lehrt, oder kann sie aus Mißverständnissen der ursprünglichen Intentionen des Marxismus erklärt werden?

4. Nietzsche

Gehört Nietzsche (1844—1900) in das „neue", nachmetaphysische Denken hinein? Heidegger verstand Nietzsches Philosophieren gerade als die Vollendung der Metaphysik. Nietzsche beantwortet nämlich die Frage nach dem Seienden im Ganzen, also die Frage nach dem, was das Seiende von seinem beherrschenden Grundzug her ist, mit der These vom „Willen zur Macht". In ihr spricht sich aus, was die Metaphysik von Anfang an gewesen ist, nämlich die Vergessenheit des Seins zugunsten der Untersuchung des Seienden, welches gemäß dem Modell der Vorhandenheit ausgelegt und bestimmt wird. Das metaphysische Denken ist „vorstellendes" Denken, in dem es alles Seiende in die Subjekt-Objekt-Spannung einstellt, d.h. alles Seiende nur als Gegenstand eines vorstellenden Subjektes zu denken vermag. Dieser Grundzug der Metaphysik, der sie verborgen beherrscht, tritt aber erst in der neuzeitlichen Metaphysik offen zu Tage, indem diese im Unterschied zur antiken und mittelalterlichen Metaphysik als Metaphysik der Subjektivität von Descartes an sich formuliert. Dabei wird das Subjekt als Selbstbewußtsein verstanden, das seiner selbst gewiß ist: „Die Subjektivität des Subjektes bestimmt sich aus der Gewißheit dieses Bewußtseins."[21] In dieser Gewißheit sichert es sich selbst als das „ständig Anwesende". Dieses Interesse an der eigenen Bestandsicherung des Subjektes, kann aber nach Heidegger letztlich nur verstanden werden, wenn dieses Selbstbewußtsein im Sinne Nietzsches als ein Zentrum des Willens zur Macht verstanden wird, in welchem dieser als der Grundzug allen Lebens sich selbst sucht, ja letztlich nichts anderes will, als sich selbst, den Willen als Willen zur Macht. Er will nichts anderes als, wie Heidegger sagt, „machten". Er ist unbedingter Wille zur Macht, d.h. ein Wille, der auf ständige Machtsteigerung aus ist, und zwar derart, daß schon „das bloße Stehenbleiben auf einer Machtstufe" als „der Beginn des Sinkens der Macht" angesehen werden muß. Er will über die jeweils erreichte Machtstufe hinaus und ist in diesem Sinne „Übermächtigung". In diesem Zug zur ständig wachsenden Übermächtigung, die an kein Ende kommt, will sich die Macht „ihrer selbst in der Unbedingtheit ihres Wesens" bemächtigen.[22]

Der Wille zur Macht läßt nicht nur das Subjekt, den Menschen, in seine sich selbst sichernde Subjektivität einrücken, sondern verwandelt alles übrige Seiende in die „Vergegenständlichung". In ihr ist alles auf die Subjektivität, das sich selbst denkende Ich, welches sich die Gegenstände vor-stellt, zu-gestellt. Dieses Verhältnis von Subjekt und Objekt ist die Voraussetzung moderner Wissenschaft und Technik. Indem Nietzsche die Essenz, das Wesen der Wirklichkeit überhaupt als Wille zur Macht interpretiert, bringt er zur Sprache, was aus den Seienden im Verlauf der Geschichte der Metaphysik geworden ist. Dabei steht er unter dem Geschick, welches die Metaphysik von Anfang an bestimmt, dem der Vergessenheit des Seins, das sich am Anfang, nämlich im vorsokratischen Denken gezeigt hatte, dann aber im Verfallen des Denkens an das Seiende unbedacht geblieben ist.

Weil Nietzsche die innerste Tendenz dieses Jahrtausende zurückreichenden Geschicks offenbar macht, gehört er für Heidegger noch in die Geschichte der Metaphysik selbst. Freilich kündet er zugleich auch deren Ende an, indem er den Tod des Gottes der Metaphysik, das Ende der Herrschaft der übersinnlichen Werte und die Unheimlichkeit des Nihilismus ansagt, durch den der Mensch hindurch muß, nachdem alle bisherigen Sinn-Wertsetzungen ihre Verbindlichkeit verlieren und ihre geschichtliche Stunde vorbei ist.

Dieser Interpretation Nietzsches durch Heidegger muß sicher entgegengehalten werden, daß Nietzsche sich selbst als einen neuen Anfang verstand, der in seiner Person und in seinem Denken ein gegenüber allem bisherigen unerhört Anderes zu vertreten hat. Heideggers These, Nietzsche gehöre als Schlußpunkt noch in die Geschichte der Metaphysik selber hinein, ist von Heideggers eigenem Entwurf dieser Geschichte abhängig. Es kann hier nicht unsere Aufgabe sein, eine umfassende Untersuchung darüber anzustellen, in welchem Sinn Heideggers Einordnung Nietzsches in die Metaphysik zutrifft bzw. in welchem Maß Nietzsche doch schon ihren Boden verlassen hat. Vielleicht läßt aber gerade der begrenztere Umkreis unseres Themas, nämlich die Frage nach dem Tod bei Nietzsche deutlich werden, daß er in radikaler Weise Neuland betreten und die Metaphysik hinter sich bringen wollte, sich aber letztlich doch nicht völlig von ihr abzustoßen vermochte.

Im Zusammenhang der Frage nach dem Tod muß uns vor allem Nietzsches Lehre von der ewigen Wiederkehr des Gleichen interessieren. Man hat sie lange Zeit für eine skurrile Nebensache im Denken Nietzsches gehalten. In Wirklichkeit stellt sie die Spitze dar, auf welche dieses Denken zielte und in dem es sich zusammenfaßt.

Der Gedanke von der ewigen Wiederkehr und der vom Willen zur Macht machen ein einheitliches Gefüge aus. Zeigt sich im Willen zur Macht, was das Seiende seinem Wesen nach ist, so in der ewigen Wiederkunft des Gleichen „wie das Ganze des Seinden anwest“[23]. Weil dieses „Wie“ den „Charakter seines ‚Daß‘ “[24] festsetzt, kann Heidegger auch sagen, daß sich im Gedanken der Wiederkunft für Nietzsche gemäß der alten metaphysischen Unterscheidung von *essentia* und *existentia*, das Wesen alles Seienden im Willen zur Macht und in der Wiederkehr die Weise seiner Existenz, seines Daß-Seins ausspricht.

Die erste Mitteilung des Gedankens von der ewigen Wiederkehr in der ›Fröhlichen Wissenschaft‹ trägt die Überschrift ›Das größte Schwergewicht‹.[25] Das heißt: Von diesem Gedanken wird für Nietzsche deutlich, was in Zukunft für die Menschen die Hauptbedingung der Möglichkeit seiner Selbstverwirklichung und des gültigen Verhältnisses zur Wirklichkeit im Ganzen mit sich bringt, nachdem alle bisherigen Bestimmungen des Menschen hinfällig geworden sind. Diese Bedingung, also die Anerkennung der ewigen Wiederkehr des Gleichen bringt einen tragischen Grundzug mit sich, ja mit dem „Denken des Wiederkunftsgedankens wird das Tragische als solches zum Grundcharakter des Seienden“[26]. Darum trägt der nächste Abschnitt der ›Fröhlichen Wissenschaft‹ den Titel ›Incipit tragoedia‹. Dieses Schlußstück bildet zugleich, mit geringen Abweichungen, den Anfang der Vorrede zu ›Also sprach Zarathustra‹, wobei beide Stücke mit dem Satz beginnen: „Also begann Zarathustras Untergang.“ Dabei ist zu beachten, daß Nietzsche die Lehre des persischen Religionsstifters Zarathustra, in welcher der Unterschied von Gut und Böse eine entscheidende Rolle spielt, in sein Gegenteil aufhebt, und zwar gerade dadurch, daß er ihn als den ersten und eigentlichen „Denker des Gedankens ... von der ewigen Wiederkehr des Gleichen“ dichtet.

> Dieser Gedanke ... ist so sehr der schwerste, daß ihn zunächst keiner der bisherigen und durchschnittlichen Menschen denken kann und auch nicht zu denken beanspruchen darf; sogar Nietzsche selbst nicht. Deshalb muß Nietzsche, um den schwersten Gedanken, d.h. die Tragödie, beginnen zu lassen, den Denker dieses Gedankens erst dichten.[27]

Für unser Thema ist vor allem wichtig: die zentrale Stellung der Lehre von der Wiederkehr bedeutet für Nietzsche u.a. auch die Ablösung der von ihm aufs schärfste zurückgewiesenen metaphysisch-christlichen Auffassung von der Unsterblichkeit des Menschen in einem Jenseits. In dem Gedanken der Wiederkehr versucht er einen neuen Begriff von Ewigkeit zu denken, welcher diese mit der Zeit und damit mit der Endlichkeit vermittelt und aus der „Hinterwelt“ des Jenseits auf die Erde zurückholt. Um den Gedanken der Wiederkehr im Ganzen von Nietzsches Denken ausmachen zu können, müssen wir ihn in seinem Kontext mit den anderen zentralen Punkten dieses Denkens zu sehen versuchen:

Am bekanntesten ist Nietzsche durch seine Verkündigung des Todes Gottes geworden. Er meint den Tod des Gottes, der durch die Synthese von Metaphysik und Christentum zur Herrschaft gelangte. Gott ist der zusammenfassende Name für den Vorrang der jenseitigen Hinterwelt und der Verachtung des Diesseits, die Spitze und der Inbegriff der bisher gültigen Werte. Er ist der Gott all dessen, was Nietzsche angreift: Lebensfeindliche, ressentimenterfüllte Moral, Leibverachtung, Schwäche, die sich als Tugend tarnt, Mitleid, das doch zur Willkür und Grausamkeit fähig ist. Vor allem ist Gott der Name Nietzsches für die Unfreiheit des Menschen. Denn dieser Gott unterwirft den Menschen einer vorgegebenen Bestimmung. Dieser vermag nämlich nur dann zur Identität mit sich selbst zu gelangen, wenn er den von außen ihm übergeworfenen Zweck, das „Wozu" des Menschseins erreicht. In der Tat hat ja die Metaphysik eine solche „Bestimmung des Menschen" (Fichte) immer wieder zu denken versucht, z.B. als Hinordnung auf die intellektuelle Anschauung des Absoluten, also der philosophischen Voraussetzung der christlich-theologischen Lehre von der ewigen Schau Gottes, als unendlicher Fortschritt im Werden der moralischen Persönlichkeit (Kant), als ästhetisch-sittliche Totalität (Schiller), als größtes Glück der größten Zahl (Bentham), als Übergang vom Reich der Notwendigkeit in die Freiheit (Marx) usw. Die Annahme einer solchen Bestimmung des Menschen setzt eine teleologische Weltordnung voraus, welche der Mensch zu erkennen vermag und anzuerkennen hat. Innerhalb ihrer muß er sich bewähren, um seinen „Endzweck" zu erreichen. Eine solche Ordnung lehnt Nietzsche um der Freiheit des Menschen willen ab.[28] Der Tod Gottes ist daher Bedingung menschlicher Freiheit:

In der Tat, wir Philosophen und „freien Geister" fühlen uns bei der Nachricht, daß der „alte Gott tot" ist, wie von einer neuen Morgenröte angestrahlt; unser Herz strömt dabei über von Dankbarkeit, Erstaunen, Ahnung, Erwartung — endlich erscheint uns der Horizont wieder frei, gesetzt selbst, daß er nicht hell ist, endlich dürfen unsere Schiffe wieder auslaufen, auf jede Gefahr hin auslaufen, jedes Wagnis des Erkennenden ist wieder erlaubt, das Meer, unser Meer liegt wieder offen da, vielleicht gab es noch niemals ein so offenes Meer.[29]

Gott stirbt nicht nur, er muß getötet werden. Wer nach dieser Tat, der größten, die es je gab, „geboren wird, gehört um dieser Tat willen in eine höhere Geschichte, als alle Geschichte bisher war"[30]!

Mit dem Tode Gottes hängt der Nihilismus zusammen, den Nietzsche heraufziehen sieht. Er hinterläßt zunächst Leere, Orientierungslosigkeit, ein Stürzen „rückwärts, seitwärts, vorwärts, nach allen Seiten" und ein „Irren ... wie durch ein unendliches Nichts ...", so daß wir uns fragen müssen: „Haucht uns nicht der leere Raum an? Ist es nicht kälter geworden? Kommt nicht immerfort die Nacht und mehr Nacht?"[31] Noch ist der Nihilismus ein unvollständiger. Man glaubt nicht mehr an den Gott der Metaphysik, läßt aber im Grunde doch noch alles beim alten, indem man z. B. nunmehr paradoxerweise an das Nichts glaubt oder in den Wissenschaftsglauben des Positivismus verfällt.[32] Es wird aber dahin kommen, daß wir eine Zeitlang nicht wissen werden, „wo aus, noch ein".[33] Dann wird die Zerstörung jedes Haltes an einer Transzendenz die große Sonnenfinsternis des Nihilismus unabweislich machen. Daß Metaphysik und Christentum schließlich in einen solchen Nihilismus führen, sieht Nietzsche in deren Wesen begründet. Denn das Verlangen nach Transzendenz, Hinterwelt und nach einem göttlichen Stützpunkt ist für ihn Ausdruck einer Dekadenz des Willen, kraft derer sich der Mensch seiner Möglichkeiten begibt und sich zum „Kamel" macht, das sich die Last göttlicher Fremdherrschaft aufbürden läßt.

Der Nihilismus soll für Nietzsche aber nur ein Zwischenzustand bleiben und durch die Heraufkunft des Übermenschen überwunden werden. Das Vakuum, welches mit dem Tode Gottes entsteht, fordert den Menschen heraus, über sich selbst hinauszugehen, auf den Übermenschen zu. Gott und der bisherige Mensch sterben zusammen. Darum verkündet Zarathustra: „Tot sind alle Götter, nun wollen wir, daß der Übermensch lebe."[34] In ihm liegt der neue Sinn des Seins: „Ich will die Menschen den Sinn ihres Seins lehren: welcher ist der Übermensch, der Blitz aus der dunklen Wolke Mensch."[35] Der Übermensch ist für Nietzsche der Inbegriff einer Zukunft, in welcher der Mensch ganz aus sich lebt und auf nichts höheres angewiesen ist. Er ist zur bruchlosen Identität gekommen, so daß er von einer Schönheit erfüllt ist, wie man sie bis zu ihm hin nicht gekannt hat. Er darf nicht mit den „höheren Menschen" verwechselt werden, zu denen Zarathustra spricht. Denn auch sie haben noch niedriges in sich, Schwäche, von der sie sich abstoßen müssen, Mängel, die sie zu überwinden haben. Darum wehrt sich Nietzsche gegen die Vorstellung, der Übermensch könne eine Art von Held oder Heros sein. Denn auch dieser muß noch überwinden, steigen, kämpfen und hat somit noch vom „Geist der Schwere" in sich. Dieser Geist zeigt sich vor allem in der herkömmlichen Moral und ihrer ständigen Auseinandersetzung des Menschen mit der Sünde. Dieser Geist ist es, welcher den Menschen zu einem Kamel macht, das sich geduldig alles aufladen läßt, was den Menschen bisher belastet hat, also die Unterscheidung von Gut und Böse, eine heuchlerische Nächstenliebe, die nach Nietzsches Auffassung den Menschen hindert, es bei sich selbst auszuhalten, so daß sie bei anderen umherschweifen. Er bezeichnet aber auch alles „Inwendige" am Menschen, was „der Auster gleich, nämlich ekel und schlüpfrig und schwer erfaßlich" ist.[36] Davon ist auch noch in dem auf den Übermenschen zustrebenden höheren Menschen. Nietzsche will aber einen Menschen, der so sehr alle Grenzsteine hinter sich gebracht hat, daß diese selber „in die Luft fliegen", so daß er die Erde neu taufen kann, nämlich „als ‚die Leichte' ".[37] Die höheren Menschen sind Zarathustra „nicht hoch und stark genug". Darum bleibt der Übermensch für ihn „das Unerbittliche, das in mir schweigt ...".[38] Der Übermensch ist für Nietzsche „Schatten, Traum, Schweigen, d.h.: das heile Über des Menschen ist ganz anders als alle daseiende, verfügbare und besprechbare Wirklichkeit des Menschen"[39]. Er ist Hoffnung und Gegenstand der „großen Sehnsucht", ohne daß genau gesagt werden könne, worin sein Wesen besteht. Wenn er ihn auch als erlösenden Menschen der großen Liebe oder als schöpferischen Geist bezeichnet, er bleibt zuletzt „der Namenlose — dem zukünftige Gesänge erst Namen finden!"[40]. So ist mit dem Übermenschen

wesentlich das reine Über im genauen Sinne gedacht. Es schwebt ein nicht-mehr-Mensch vor den Augen unseres Denkers als das, was alleine das reine Bild des von keinem Widerspruch mehr zerteilten, des vollkommenen Menschenwesens wiedergeben kann ...[41]

Oben wurde schon deutlich, daß der Wille zur Macht für Nietzsche als das innerste Wesen aller Dinge gilt. Ist der Übermensch das letzte Ziel der Sehnsucht Nietzsches und der Wille zur Macht das Sein alles Seienden, dann müssen beide, der Übermensch und der Wille zur Macht, in Beziehung zueinander stehen. Der Übermensch muß auch derjenige sein, der sich vom Willen zur Macht, der zugleich Kraft des Befehlens wie höchste Lebendigkeit bedeutet, bestimmen läßt. In diese Richtung weist der Zusammenhang zwischen dem vielzitierten „Herrenmenschen", der alle Sklavenmoral hinter sich gebracht hat, und dem Übermenschen. Dennoch wird man sehen müssen, daß in Nietzsches innerster Hoffnung, wie sie in den Tanzliedern des „Zarathustra" oder dem Abschnitt „Von der großen Sehnsucht" zum Ausdruck kommt, dieses Herrentum überschritten wird. In diese Richtung weisen auch Nietzsches Bemerkungen, wonach zunächst das „Kamel", das sich dem „Du sollst" unterworfen hat, von dem Menschen abgelöst werden muß, für den das „Ich will" maßgeblich ist (Löwe), die eigentliche Erfüllung des Menschseins aber nach Nietzsche im Kind liegt, das im Einklang mit der Welt spielend von sich sagen kann „Ich bin". Eindeutig auszumachen sind die Beziehungen zwischen dem Willen zur Macht und dem Übermenschen jedoch nicht.

Sicher ist, daß nach Nietzsche eine Richtung der Geschichte auf den Übermenschen zu angenommen werden muß und damit auch eine Richtung des Willens zur Macht, welcher die Grundbewegung der Wirklichkeit darstellt. Dadurch stoßt Nietzsche aber auf ein schwerwiegendes Problem. Der Wille zur Macht kann nämlich als Wille zum Willen, als ständig sich übersteigender Wille kein Ziel haben. Weil er sich selbst will, geht er „wesenhaft in sich selbst zurück" und hat somit

> keinen irgendwo für sich bestehenden und gleichsam als Mündungsgebiet das Werden aufnehmenden Zielzustand. Andererseits aber setzt der Wille zur Macht nicht nur zuweilen seine bedingten Ziele. Er ist als Übermächtigung ständig unterwegs zu seinem Wesen. Er ist ewig tätig und muß doch zugleich gerade ziel-los sein, sofern „Ziel" noch einen an sich bestehenden Zustand außerhalb seiner selbst bedeutet.[42]

Der Wille muß immer auf ein Ziel gerichtet sein, weil sich sonst die innerste Struktur des Willens selbst auflösen würde. Wille muß wollen. Das Wollen aber will stets etwas. Nach Nietzsche will es aber nur sich selbst. So muß Nietzsche eine ziellose Welt zu denken versuchen, die sich zwar immer in der Bewegung des Werdens und Vergehens befindet, darin aber ziellos ist. Damit stoßen wir zum Gedanken der ewigen Wiederkehr des Gleichen vor. Er zeigt sich uns zunächst darin, daß Nietzsche den Willen, der die Grundbewegung der Welt darstellt, als ein Kreislaufgeschehen zu interpretieren versucht. Karl Löwith hat das so ausgedrückt:

Im Wollen des immer wiederkehrenden Kreislaufs der Zeit des Seins wird der so wollende Wille auch selber aus einer geraden Bewegung zum voran- wie zurückwollenden Kreis, dessen Bewegung nicht, wie die des Ziele und Zwecke setzenden Wollens, zur Zukunft hin offen, sondern in sich selbst geschlossen ist, und der darum in allem Gewollten ausschließlich sich selber und stets das Gleiche und immer das Ganze will.[43]

Folgt aber daraus, daß der Wille auf sich zurückgebogen ist, schon der immer wiederkehrende Kreislauf der Zeit und alles Seienden? Diese Annahme Nietzsches wird wohl nur verständlich, wenn wir erkennen, daß es sich im Gedanken der Wiederkehr auch um den Versuch handelt, eine Antwort auf die Frage nach der Vergänglichkeit und damit nach dem Tode zu finden. Aber auch darüber geht dieser „abgründlichste" Gedanke[44] noch hinaus. Er zielt auf das in sich Verschlungene des Willens, der sich selbst will und zugleich den Sieg über den Tod will, wie er nach dem Ende der Metaphysik und des Christentums noch gedacht werden kann. Das ist für Nietzsche jedoch nur möglich, wenn sich in diesem Gedanken die höchste Lebensbejahung daran entfaltet, daß auch das Kleine und Niedrige am Menschen endgültig bejaht wird. Die höchste Lebensbejahung, das große Ja und Amen, enthüllt eben darin seinen tragischen Charakter. Kommt nämlich alles wieder, dann auch dieses Verächtliche am Menschen. Dann endet der Weg der zukünftigen Geschichte nicht ein für allemal im Übermenschen, sondern muß immer wieder aufs neue gegangen werden. „Alles geht, alles kommt zurück; ewig rollt das Rad des Seins. Alles stirbt, alles blüht wieder auf, ewig läuft das Jahr des Seins." Steht es so, dann muß Zarathustra als „der Fürsprecher des Lebens" zugleich „der Fürsprecher des Leidens" sein. Gerade als „der Fürsprecher des Kreises" ruft er seinen „abgründlichsten" Gedanken. In ihm redet sein Abgrund selbst, seine „letzte Tiefe“, die er „ans Licht gestülpt“ hat. Wo dieser Abgrund redet, ruft er: „Heil mir!“ Zugleich aber: „Ekel, Ekel, Ekel ... Wehe mir!“[45]

Im dritten Teil von ›Also sprach Zarathustra‹ hat Nietzsche in dem Abschnitt ›Von Gesicht und Rätsel‹ den Gedanken von der ewigen Wiederkehr in seinem Zusammenhang mit der Frage nach der Zeit expliziert.[46] Zarathustra befindet sich während eines mühevollen Aufstiegs im Hochgebirge in einer Auseinandersetzung mit dem Geist der Schwere. Er sitzt in der Gestalt eines Zwerges, der halb Maulwurf ist, beim Aufstieg auf seinen Schultern und lähmt ihn. Um ihn zu überwinden und ihm zu zeigen, daß Zarathustra der Stärkere ist, stellt er den Zwerg vor das Rätsel des Gedankens von der ewigen Wiederkehr. Zarathustra meint, daß der Zwerg diesen Gedanken nicht tragen könne. Im Mittelpunkt des Rätsels steht ein Torweg. In ihm kommen zwei Wege zusammen, „die ging noch niemand zu Ende“. Die Wege sind zwei Ewigkeiten, nämlich die der Vergangenheit und die der Zukunft: „Diese lange Gasse zurück: die währt eine Ewigkeit. Und jene lange Gasse hinaus — das ist eine andere Ewigkeit. Am Torweg stoßen sie zusammen. Sein Name heißt ‚Augenblick‘. Das besagt: Hinter uns, die wir jetzt in diesem Augenblick anwesend sind, liegt eine Ewigkeit. Mit dieser Auffassung will Nietzsche über das gewöhnliche Verständnis der Zeit hinaus. Nach dieser ist sie eine Aneinanderreihung von Jetztpunkten, welche die Gerade der Zeit aus der Vergangenheit in die Zukunft — oder umgekehrt — bildet. Für Nietzsche sind im Augenblick Vergangenheit und Zukunft so verknotet, daß das Vergangene das Kommende und das Kommende das Vergangene ist. Gilt die Vergangenheit als kreisende Ewigkeit, muß alles Kommende in ihr schon gewesen sein und die Zukunft bringt es wieder:

Muß nicht, was laufen kann von allen Dingen, schon einmal diese Gasse gelaufen sein? Muß nicht, was geschehen kann von allen Dingen, schon einmal geschehen, getan, vorübergelaufen sein? Und wenn alles schon dagewesen ist: Was hältst du Zwerg von diesem Augenblick? Muß auch dieser Torweg nicht schon — dagewesen sein? Und sind nicht solchermaßen fest alle Dinge verknotet, daß dieser Augenblick alle kommenden Dinge nach sich zieht? Also .. sich selber noch? ... Und diese langsame Spinne, die im Mondscheine kriecht, und dieser Mondschein selber, und ich und du im Torwege, zusammen flüsternd von ewigen Dingen, von ewigen Dingen flüsternd — müssen wir nicht alle schon dagewesen sein? — und wiederkommen und in jener anderen Gasse laufen, hinaus, vor uns, in dieser langen schaurigen Gasse — müssen wir nicht ewig wiederkommen?

Ewig wiederkommen, weil der Kreis der Zeit nicht nur einmal durchlaufen wird, sondern als das in sich verschlungene Geschehen der Welt selbst sich unauflöslich als das Eine und Selbe im steten Werden erbringt und vollbringt. So zeigt sich: Es gibt für Nietzsche Ewigkeit nur als die Zeit selbst, nicht als das platonisch Gedachte ständig Anwesende und darum wahrhaft Seiende oder als in sich ruhendes Jetzt einer anfang- und endlosen Wesensfülle.[47] Im Ring der Wiederkehr fallen Zeit und Ewigkeit zusammen. Ewigkeit wird verzeitlicht und Zeit verewigt.

Der Zwerg errät das Rätsel: „‚Alles gerade lügt‘, murmelte verächtlich der Zwerg. ‚Alle Wahrheit ist krumm, die Zeit selber ist ein Kreis‘." Er schaut verächtlich auf Zarathustras abgründigsten Gedanken. Zarathustra selbst gerät in eine tiefe Krise. Er weiß ja, daß sein Gedanke der Wiederkehr auch alles Niedrige und Kranke, alles Unglück und Sterben verewigt. Darum kriecht ihm sein Gedanke wie eine Schlange in den Mund und würgt ihn — zunächst in der Gestalt eines Hirten, den Zarathustra auffordert, der Schlange den Kopf abzubeißen, wobei aber zu beachten ist, daß sich Zarathustra schließlich mit dem Hirten in den Abschnitt „der Genesende" selber identifiziert. Der Schlange den Kopf abzubeißen, besagt den Ekel, die Sinnlosigkeit des würgenden Wissens „alles ist gleich, es lohnt sich nichts", zu überwinden, aber gerade im Ja und Amen zur Wiederkehr. Zarathustras Tiere, Adler und Schlange, also Tiere des kreisenden Steigens und der in sich verschlungenen Wiederkehr halten ihm die andere Seite der Wiederkehr entgegen. Sie locken ihn mit dem Glanz und der unsagbaren Sinntiefe der endlichen Welt:

Tritt hinaus aus deiner Höhle: die Welt wartet dein wie ein Garten. Der Wind spielt mit schweren Wohlgerüchen, die zu dir wollen; und alle Bäche möchten dir nachlaufen. Alle Dinge sehnen sich nach dir, dieweil du sieben Tage allein bliebst, — tritt hinaus aus deiner Höhle. Alle Dinge wollen deine Ärzte sein!

Zarathustra hält es ihnen vor, daß sie aus der Furchtbarkeit seines Kampfes mit dem Gedanken der ewigen Wiederkehr sobald „ein Leier/Lied“ gemacht haben, gibt aber zu, daß er selber sich in seinem Zusammenbruch „den Trost erfand“, daß er „wieder singen müsse“. Jetzt geben die Tiere zu erkennen, daß sie ihn erkannt haben. Sie wissen, wer er ist und werden muß, nämlich der Lehrer der ewigen Wiederkehr. Sie fordern ihn auf, dieses Schicksal auf sich zu nehmen, als der erste diese Lehre zu lehren, d.h. vor allem, das Leben in seiner stets wiederkehrenden Größe und Vergeblichkeit anzunehmen. Er soll singen, und zwar neue Lieder auf einer neuen Leier. Er darf es jetzt, denn Tod und Leben sind für ihn in einem übergreifenden Ring verschlungen. Sterben heißt jetzt, aufatmen „vor Seligkeit“. Denn im Tod wird eine „große Schwere und Schwüle“ genommen. Würde Zarathustra sterben, so würde er sagen können „Nun sterbe und schwinde ich“ und „Im Nu bin ich ein Nichts. Die Seelen sind so sterblich wie die Leiber“. Der Tod soll ja gerade nicht in einen ein für allemal anbrechenden Sieg hineinverschlungen werden wie es Paulus in 1 Kor 15 sagt, sondern den Gedanken der Wiederkehr zufolge, immer wieder gestorben werden. Dieser Gedanke besagt aber auch:

> Aber der Knoten von Ursachen kehrt wieder, in den ich verschlungen bin — der wird mich wieder schaffen. Ich selber gehöre zu den Ursachen der ewigen Wiederkunft. Ich komme wieder, mit dieser Sonne, mit dieser Erde, mit diesem Adler, mit dieser Schlange — nicht zu einem neuen Leben oder besseren Leben oder ähnlichem Leben — Ich komme ewig wieder zu diesem gleichen und selbigen Leben, im Größten und auch im Kleinsten, daß ich wieder aller Dinge ewige Wiederkehr lehre, — daß ich wieder das Wort spreche vom großen Erden- und Menschen-Mittage, daß ich wieder den Menschen den Übermenschen künde.

Für Zarathustra persönlich ist dies ein ewiges Los. Immer wieder wird er der Verkündiger der ewigen Wiederkehr und des Übermenschens sein. Zarathustra zerbricht an seinem Wort. Aber zugleich kehrt Nietzsche, im vollen Ernstnehmen der ewigen Wiederkehr das Wort vom Anfang des ›Zarathustra‹ um: „Also — endet Zarathustras Untergang“.[48]

In seinem Gedanken der ewigen Wiederkehr geht Nietzsche über die Metaphysik hinaus, indem er hinter sie zurückkehrt. Die Vorstellung eines in sich verschlungenen Umschlagens von Leben und Tod begegnete uns schon im Dionysosmythos und den Auswirkungen, die er auf das vorsokratische Denken, ja selbst auf die Metaphysik (Platon, Stoa) gehabt hat. Nietzsche hat die bestimmende Macht des Dionysischen im Daseinsverständnis der Griechen in seiner Frühschrift ›Die Geburt der Tragödie aus dem Geiste der Musik‹ dargestellt und in seinem Spätwerk ›Ecce homo‹ Dionysos mit Christus konfrontiert — ähnlich wie Hölderlin, freilich in einem ganz anderen Sinn. Dionysos bedeutet für Nietzsche Bejahung des Lebens in seiner Ganzheit, so daß die Tiefen der Vitalität nicht verleugnet werden. So ist Dionysos ein Gegenbild gegen die Leibverachtung und asketische Moral der Tradition, welche Nietzsche bekämpfte. Im Dionysischen liegt für ihn aber auch das überschwengliche, ekstatisch-verzückte Jasagen zu einem Leben, das Werden und Vergehen ohne teleologisches Festgelegtsein ist und daher ohne den tragischen Aspekt unaufhörlichen Bauens und Zerstörens gar nicht gedacht werden kann. Das Dionysische ist das Hin und Her des Weltspieles, in dem nichts einmal und für immer geleistet und erfüllt ist, aber doch in sich so sinnerfüllt, daß es nicht nur einmal sondern immer wieder sein kann und sein soll. Das ist das Gold, welches Nietzsche im „Nacht-Auge des Lebens blinken" sah.[49] Dionysos ist letztlich der Name für die Göttlichkeit der großen alles umfassenden Einheit. In ihr gehört alles in seiner Vielfalt und Unterschiedenheit in eines zusammen. Man kann den Gedanken von der ewigen Wiederkehr nur angemessen beurteilen, wenn man beachtet, daß Nietzsche Erfahrungen kennt, denen gemäß diese alles umfassende und zugleich alles in sein Eigenes hervorbringende Einheit durchbricht. In solchen Augenblicken wird die Welt „vollkommen", wie Nietzsche es in der Mittagserfahrung aus dem IV. Teil des ›Zarathustra‹ zur Sprache gebracht hat. In solchen Augenblicken bricht jene Lust durch, von der er sagt, daß sie Ewigkeit will, „tiefe, tiefe Ewigkeit".[50] In ihnen steht die Seele „überreich und schwer" da, „ein Weinstock mit schwellenden Eutern und gedrängten braunen Gold/Weintrauben ...". Dann empfängt sie „neue Namen und bunte Spielwerke". Sie heißt nun u. a. „Umfang der Umfänge" und „Nabelschnur der Zeit" und „azurne Glocke".[51] Sie heißt Umfang der Umfänge, weil sich in einer solchen Erfahrung erweist, daß sie die

Offenheit für das Ganze der Wirklichkeit ist und diese als das Spiel der Einheit, in welchem die Welt sich rundet, die Dimension ausmacht, in welcher die Seele zu Hause ist. Da ihr solches im Augenblick widerfährt, ist sie zugleich die Nabelschnur der Zeit, das, in dem sich die Einheit des Ganzen ereignet, Vergangenheit und Zukunft nahe beisammen sind. Azurne Glocke heißt sie, weil in solchen Augenblicken, bei solchem Schlag der Zeit alles im Horizont des Licht/Abgrundes geborgen ist. Nietzsche hat ihn im Engadin erfahren, wo ihn der Gedanke von der ewigen Wiederkehr wie eine blitzhafte Erleuchtung beim Anblick der Dichte und Identität eines pyramidenhaft geformten Felsens überkam, welcher an der Mündung des Surlejbaches in den Silvaplaner See lagert: „O Himmel über mir, du Reiner! Tiefer! Du Licht/Abgrund! Dich schauend schaudere ich vor göttlichen Begierden. In deine Höhe mich zu werfen — das ist meine Tiefe! In deine Reinheit mich zu bergen — das ist meine Unschuld!"[52] Von solchen Erfahrungen her will Nietzsche seine „schenkende Tugend" verstanden wissen. Denn jetzt streckt die Seele, in dem „Überreichtum", welcher ihr widerfährt, „sehnende Hände" aus, welche nach dem rufen, der eine Mitteilung aus diesem Überreichtum empfangen kann, dem Übermenschen. In solcher Erfahrung wird der Mensch „ein Segnender und ein Ja/Sager", der noch „in alle Abgründe" sein „segnendes Ja/sagen" tragen will.[53]

Wir müssen beachten, daß die beiden „langen Gassen", also Vergangenheit und Zukunft, im Torweg des Augenblicks zusammentreffen. Versteht man an dieser Stelle aus „Gesicht und Rätsel" den Augenblick als bloßen Jetztpunkt, so erscheint die Lehre von der Wiederkehr als willkürlich, ja absurd. Nietzsche hätte dann nur behauptet, die aus Jetztpunkten bestehende Zeitreihe sei keine gerade, sondern ein Kreis. In Wirklichkeit geht es aber Nietzsche darum, daß der erfüllte Augenblick des Einklangs von Mensch und Welt, die Erfahrung der Totalität, des Einsseins mit allem, nicht für immer vorbei sei und dem endgültigen Tode anheimfalle. Da er Ewigkeit als jenseitige Unweltlichkeit ablehnt, muß er dadurch den Augenblick verewigen, daß er ihn immer wiederkehren läßt. Dafür nimmt er in Kauf, daß auch alle Absurdität in den Ring dieser neuen „Ewigkeit" eingeschlossen bleibt. Zielt aber die „große Sehnsucht" des Menschen nicht auf eine endgültige Überwindung aller Absurdität und auf ein Bleiben und Wohnen in dem Sinn, der sich in solchen Totalitätserfahrungen eröffnet, wie Nietzsche sie dargestellt hat? Die Erfüllung einer solchen Sehnsucht setzt den Tod des Todes voraus. Sie braucht aber deswegen keineswegs in eine jenseitige Hinterwelt zu führen, wie sie von Nietzsche an der Herrschaft des Übersinnlichen und der damit verbundenen Moral kritisiert worden ist. Eine in dieser Hinsicht — nicht in jeder möglichen — legitime, ja notwendige Kritik der Metaphysik besagt darum noch keineswegs das Ende dessen, was biblisch „neuer Himmel und neue Erde" heißt. Im Gegenteil, Nietzsches Erfahrungen und Forderungen könnten, wenn man so will, einen „nachmetaphysischen" Zugang zum Sinn solcher Verheißungen eröffnen. Ein theologisches Denken, welches sich der Kritik neuzeitlichen und gegenwärtigen Philosophierens stellt, könnte in der Auseinandersetzung mit Nietzsche und nicht nur mit Marx, den Positivisten und Sprachanalytikern auch und gerade für die Eschatologie vieles lernen. Die Auseinandersetzung zwischen Dionysos und dem Gekreuzigten, welche Nietzsche angesagt hat, ist noch keineswegs ausgetragen.[54]

5. Die Verhülltheit des Todes (Heidegger, Adorno)

Blicken wir auf unsere Darlegungen der Frage nach dem Tod in der Philosophie zurück, so erscheint eine verwirrende Fülle von Meinungen und Überzeugungen, von Thesen und Argumenten. Wir hörten, der Tod müsse als die Befreiung des Menschen aus seiner Entfremdung, als Geburt in ein neues Leben oder als Eingang in das Eine, welches alles ist, verstanden werden. Es war von Erfahrungen die Rede, in denen wir in diesem sterblichen Leben das Absolute und Unzerstörbare berühren, wobei wir uns freilich solchen Erfahrungen in unserer Freiheit öffnen müssen. Wie der Mythos und die Religionen „Hoffnungsbilder" wider den Tod (E. Bloch) entfaltet haben, so versuchte die Philosophie immer wieder ihre Argumente der Endgültigkeit der Vernichtung des Menschen im Tode entgegenzusetzen. Wir stießen aber auch auf die Überzeugung, im Tod sei alles zu Ende, und auf die Forderung, uns in die Unvermeidlichkeit des Endes zu fügen, uns als einzelne Menschen nicht zu wichtig zu nehmen, weil alles auf die geschichtliche Entwicklung der menschlichen Gesellschaft ankäme. Wir hörten vom Protest gegen das Todesgeschick oder von der Erklärung, der Tod gehe uns nichts an. Auch wenn man zugibt, daß nicht alle vorgetragenen Thesen von gleicher Tragkraft sind und man sehr wohl zwischen ihnen argumentierend zu unterscheiden vermag, wird man doch behaupten dürfen, daß über dem Tod des Menschen eine unaufhebbare Verhülltheit liegt. Dieser Terminus will besagen, daß uns der Tod sowohl als Ende wie auch als Vollendung als „leere Schattenhaftigkeit" oder als „erreichte Fülle des Lebens" zu erscheinen vermag.[55] Wir wissen nicht, was im Tod mit uns geschieht, bevor wir ihn nicht selber hinter uns gebracht haben. Dies bedeutet aber, weil der Tod ständig in unserem Leben anwesend ist, daß sich uns der Sinn unserer gesamten Existenz in der Verhülltheit des Todes verhüllt. Steht es so, dann ist es heute eine der vordringlichsten Aufgaben einer Philosophie des Todes, zu klären, warum der Tod unter dem Zeichen der Verhülltheit steht. Diese Fragestellung ergibt sich für uns Heutige auch deshalb, weil wir wie noch keine Generation vor uns einen Überblick über die Geschichte der Todesfrage in Mythos, Religion, Philosophie und Literatur besitzen und uns unser geschichtliches Wissen lehrt, daß es zu dieser Frage niemals eine eindeutige, von allen akzeptierte und endgültige „Lösung" geben kann.[56] Vielleicht bringt uns gerade die Einsicht in die Notwendigkeit der Verhülltheit des Todes einem Verstehen dessen näher, was uns im Tode erwartet.

Vor allem M. Heidegger hat die Frage nach der Verhülltheit des Todes bedacht. Sie gehört für ihn in den Mittelpunkt seines Denkens, den er immer wieder als die eine Frage seines Denkens herausgestellt hat: in die Frage nach dem Sein. Indem Heidegger sie neu zu stellen versucht, will er hinter die abendländisch-europäische Metaphysik zurückgreifen. Nach seiner Überzeugung ist nämlich die Geschichte des bisherigen metaphysischen Denkens durch die „Seinsvergessenheit" bestimmt. Im frühen Denken der Griechen hat zwar eine Geschichte der Wahrheit, d.h. der Unverborgenheit des Seins begonnen. Das Denken hat sich aber aufgrund eines geschichtlichen Geschicks im metaphysischen Fragen nicht dem Sein selbst, sondern dem Seienden zugewandt. Indem es vorgestellt, der Grund des Seienden in einem anderen Seienden und der Grund alles Seienden im höchsten Seienden gesucht wird, hat sich das Sein entzogen. In diesem Geschick gründet „der bestimmende Vorgriff und der ständige Eingriff des technologischen Vorstellens", durch welche das Seiende im Ganzen, wie es uns Heutigen erscheint, bestimmt wird. „Neues" Denken bedeutet also für Heidegger die Wieder-holung eines verlorenen Anfangs, durch welche „die Möglichkeit eines gewandelten Weltaufenthaltes des Menschen"[57] vorbereitet wird. Es kann hier nicht unsere Aufgabe sein, diese „Verwindung", wie Heidegger sagt, der Metaphysik und der in ihr begründeten neuzeitlichen Wissenschaft weiterzuverfolgen oder in eine Auseinandersetzung mit diesem Konzept einzutreten. Wir müssen uns auf den Aspekt der Todesfrage beschränken.

Wir sahen, als innerhalb der Beiträge zur Erkenntnistheorie des Todes von Heideggers ›Sein und Zeit‹ die Rede war, daß der Tod als Möglichkeit dem Menschen nichts „zu ‚Verwirklichendes' und nichts", was er „als Wirkliches selbst sein könnte" mehr läßt. Vollzieht der Mensch das Vorlaufen in den Tod, versteht er sich also in der ausgezeichneten Möglichkeit des Daseins, dem Sein zum Tode, so wird ihm die „Unmöglichkeit jeglichen Verhaltens zu" nach Heidegger „‚immer größer', d. h. sie enthüllt sich als solche, die überhaupt kein Maß, kein Mehr oder Minder kennt, sondern die Möglichkeit der maßlosen Unmöglichkeit der Existenz bedeutet".[58] In dieser Maßlosigkeit hat sich Heidegger ein erstes Mal die innere Zusammengehörigkeit von Sein und Nichts — und im Zusammenhang damit von Tod und Angst — gezeigt, welche er in seinen späteren Veröffentlichungen immer wieder zur Sprache gebracht hat. Wir beziehen uns zunächst auf eine zentrale Stelle aus dem Vortrag ›Das Ding‹. Hier heißt es von den Menschen, daß sie die „Sterblichen" seien. Sie heißen so, weil sie

den Tod als Tod vermögen. Nur der Mensch stirbt. Das Tier verendet. Es hat den Tod als Tod weder vor sich noch hinter sich. Der Tod ist der Schrein des Nichts, dessen nämlich, was in aller Hinsicht niemals etwas bloß Seiendes ist, was aber gleichwohl west, sogar als das Geheimnis des Seins selbst. Der Tod birgt als der Schrein des Nichts das Wesende des Seins in sich. Der Tod ist als der Schrein des Nichts das Gebirg des Seins. Die Sterblichen nennen wir jetzt die Sterblichen — nicht, weil ihr irdisches Leben endet, sondern weil sie den Tod als Tod vermögen. Die Sterblichen sind, die sie sind, als die Sterblichen, wesend im Gebirg des Seins. Sie sind das wesende Verhältnis zum Sein als Sein.[59]

Diesen zunächst befremdlichen Text können wir im Blick auf andere Aussagen Heideggers folgendermaßen deutlicher zu machen versuchen: Der Tod ist der Schrein des Nichts, weil der Mensch im Vorlaufen in den Tod vor das Nichts gebracht wird. Was im Tode auf den Menschen zurückt, erscheint im Unterschied zu allem Seienden als das Nichts. Es ist aber keineswegs das schlechthin Nichtige eines vollendeten Nihilismus, welcher sagt, „alles sei nichts, so daß es sich nicht lohne, weder zu leben noch zu sterben". Im Nichts geht vielmehr das über den Menschen auf, das, weil es kein Seiendes ist, wie das Nichts erscheint, obwohl es doch das ist, „aus dessen Lichtung erst jegliches Seiende in das zurückkehrt, was es ist und zu sein vermag". Setzt sich also der Mensch der Angst aus, so läuft er in das vor, aus dem her und in dem erst alles als das erscheint, was es ist. „Eine Erfahrung des Seins als des Anderen zu allem Seienden verschenkt die Angst, ... die uns in den Schrecken des Abgrundes stimmt." Das angstbereite Vorlaufen in den Tod erscheint somit als eine Transzendenz über alles Seiende in ein Verborgenes, welches „als das Geheimnis des Seins selbst" den Menschen in Anspruch nimmt, indem er in den Tod vorläuft. Eben deswegen kann der Mensch in diesem Vorlaufen lernen, das Nichts als das „schlechthin Andere zu allem Seienden" zu erfahren, als das Nichts, das „west als das Sein".[60] So ist der Tod der Schrein des Nichts und das Gebirg des Seins zugleich. Dabei dürfen wir wohl in „Gebirg" zugleich „Verborgenheit" wie „Geborgenheit" heraushören, nämlich die Geborgenheit im Verborgenen, welche denen zuteil wird, die sich in ihrem Sein als Menschen um ihren Tod wissend und zu ihm sich verhaltend, als „das wesende Verhältnis zum Sein als Sein" verstehen lernen. Wir können im Sinne Heideggers auch sagen: Der Mensch soll im Vorlaufen in den Tod die Differenz zwischen Sein und Seienden erfahren, die ontologische Differenz, sich selber in den Unterschied von Sein und Seiend hineinstellen, um so die Ankunft des Seins, d. h. das Überkommenwerden des Seienden durch das Sein auszutragen.

In all dem ereignet sich ein Rückstoß des Zukünftigen, nämlich des Todes, in die Gegenwart. Von ihm hatte schon Kierkegaard in einem im übrigen von Heideggers Seinsdenken völlig verschiedenen Kontext gesprochen. Für Heidegger bedeutet dieser Rückstoß des Todes in die Gegenwart die Möglichkeit der Vergegenwärtigung dessen, woraufhin der Mensch als sterblicher in seinem Wissen um den Tod aussteht. Dieser Grundgedanke Heideggers ist aber wohl nur tragfähig, wenn wir gegenwärtig im Vorlaufen in den Tod und am Ende unseres Lebens im Tod in denselben Abgrund hineingehalten werden, ja ihn in unserer jetzigen Gegenwart nur vergegenwärtigen können, wenn im Tod selber ein Bezug zu dem Abgrund, zum Sein geschieht und der Tod die eigentliche Eröffnung der ontologischen Differenz ist. Was wird also nach Heidegger aus dem Menschen im Tode?

Seine Hinweise in die Richtung dieser Frage sind spärlich. Sie müssen es sein, weil ja dem Tod, wenn er über alles hinausführt, was wir als Seiendes vorstellen können, die Verhülltheit zu eigen sein muß, um die es uns hier geht. Gelangten wir im Tod von den einen Seienden zu anderen, dann eignete ihm keine Verhülltheit. Ist er aber die eigentliche Eröffnung der ontologischen Differenz, also des Unterschiedes zwischen dem Sein und den Seienden, dann entzieht sich das, was im Tod mit dem Menschen geschieht, einem Denken und Sprechen, welches am Seienden orientiert ist. Deswegen versteht Heidegger das rätselhafte Fragment 27 des Heraklit („der Menschen wartet, wenn sie gestorben, was sie nicht hoffen noch wähnen"), im Sinne der Verhülltheit des Todes. Er bezieht sich in einem Gespräch mit Eugen Fink über dieses Fragment auf Mozart: „Mozart sagte ein Vierteljahr vor seinem Tode: ‚Der Unbekannte spricht zu mir.' ". In diesem Zusammenhang unterscheidet Heidegger zwischen Erwarten und Hoffen. Für ihn liegt im Hoffen „immer ein Rechnen auf etwas, im Erwarten dagegen ... die Haltung des Sichfügens". Im Erwarten liegt „das Sichfügen, die Zurückhaltung". Das Hoffen dagegen „bedeutet ‚sich mit etwas fest befassen' " und enthält „gleichsam ein aggressives Moment, die Erwartung dagegen das Moment der Verhaltenheit". Heidegger zieht die Erwartung als „die Verhaltung der Verhaltenheit und des Sichfügens" vor. In ihr verhält sich der Mensch zur Verhülltheit, zum Unbekannten des Todes. Im Erwarten macht sich der

Mensch in diesem Unbekannten und Verhüllten gleichsam „fest“[61], im Verzicht auf ein „Rechnen auf etwas“,[61] das nach Heidegger im Hoffen immer noch liegt. So steht seine Unterscheidung von Hoffen und Erwarten ganz im Dienst des Sichfügens in die Verhülltheit. Dabei ist es allerdings wichtig zu bemerken, daß Heidegger der Überzeugung ist, die Menschen seien — er spricht an dieser Stelle von der Brücke als Bauwerk — auf all ihren zögernden und hastigen Wegen „immer schon unterwegs zur letzten Brücke“, weil sie „im Grunde danach trachten, ihr Gewöhnliches und Unheiles zu übersteigen, um sich vor das Heile des Göttlichen zu bringen“. Sie wollen dies „als die Sterblichen“, welche „auf die andere Seite kommen“ wollen.[62] Sterblich sein, den Tod „als Tod vermögen“, den Unterschied von Sein und Seienden auszutragen, in den Schrecken des Abgrundes gehalten zu sein, dies heißt nach Heidegger zugleich nach dem Heilen und Göttlichen zu verlangen, obwohl das Sein, nach Heideggers ausdrücklicher Auskunft, nicht mit Gott verwechselt werden darf. Allerdings könnte es sein, daß gerade die Verschränkung der Frage nach dem Sein und der Todesfrage bei Heidegger den Schlüssel für das Verhältnis von Sein, Gottheit und Gott bei Heidegger enthält, welches den Interpreten so viele Schwierigkeiten bereitet. Otto Pöggeler hat nämlich aus Anlaß von Heideggers Tod in seinem Aufsatz ›Der Nachbar des Todes‹ mitgeteilt,

> daß Heidegger sein Hauptwerk aus den 30iger Jahren (die immer noch unpublizierten ›Beiträge zur Philosophie‹) enden läßt mit Gedanken über den „Vorbeigang“ des „letzten Gottes“ — jenes Gottes, der nicht metaphysisch als höchstes Seiendes zum Stehen zu bringen ist, der zwar das gewesene Göttliche in ein Letztes sammelt, aber nicht der letzte einer Reihe ist, sondern allein erfahren wird, wenn der Mensch das Letzte und Äußerste des Todes aussteht.[63]

Das besagt wohl: Nur wer sich in den Schrecken des Abgrundes im Vorlaufen in den Tod angstbereit hineinbegibt, vermag der Dimension inne zu werden, die Heidegger das Sein nennt und die erreicht sein muß, wenn der Gott erfahren und gedacht werden soll, der kein Seiendes neben anderen Seienden mehr ist. Weil die Verhülltheit des Todes und die ihr entsprechende Erwartung zu keinen Gewißheiten zu gelangen vermag, wie sie sich auf Sachverhalte und Vorkommnisse im Bereich des Seienden beziehen, ist es ihr auch versagt, mit einer solchen empirischen Gewißheit zu erklären, mit dem Tode sei alles aus. Damit wäre ja das Wesen der Verhülltheit ebenfalls aufgehoben. Vielmehr ergibt sich die Möglichkeit, aus der Verschränkung von Nichts und Sein, Angst und Tod, den Abgrund, der im Tod auf uns zukommt und vor dem wir uns ängstigen, als das uns überkommende Nichts zu verstehen, welches das Sein selbst ist. Freilich eröffnet sich der Erwartung diese Möglichkeit nur, wenn sich die Menschen als die Sterblichen verstehen „— nicht weil ihr irdisches Leben endet, sondern weil sie den Tod als Tod vermögen". Die Möglichkeit des Vorlaufens in den Tod wird ihnen jetzt zur Möglichkeit in das Gebirg des Seins zu gelangen, und zwar vor dem faktischen Tode, sofern sie sich als das „wesende Verhältnis zum Sein als Sein" verstehen. Dieses Verhältnis eröffnet aber auch die Möglichkeit, beim „letzten Geläut", dem Läuten der Totenglocke, „ins Gebirg des Seins" zu gelangen.[64]

Ja, Heidegger spricht im Anschluß an Vers 49 von Hölderlins Dichtung ›Griechenland‹, welcher von der „Lebensliebe" spricht, diese schließe „den Tod ein, weil der Tod, indem er kommt, zugleich entschwindet ... Die Sterblichen sterben den Tod im Leben. Im Tod werden die Sterblichen un-sterblich"[65].

Im § 49 von ›Sein und Zeit‹ heißt es, daß die ontologische Analyse des Seins zum Ende „keiner existentiellen Stellungnahme zum Tode" vorgreife. Sie wolle nicht darüber entscheiden, „ob ‚nach dem Tode' noch ein anderes, höheres oder niedrigeres Sein möglich ist, ob das Dasein ‚fortlebt' oder gar, sich ‚überdauernd', ‚unsterblich' ist". Zwar bleibt diese Analyse „insofern rein ‚diesseitig', als sie das Phänomen lediglich daraufhin interpretiert, wie es als Seinsmöglichkeit des jeweiligen Daseins in dieses hereinsteht". Denn in einer methodisch gesicherten Weise kann erst dann gefragt werden, „was nach dem Tode sei, wenn dieser in seinem vollen ontologischen Wesen begriffen ist".[66] Die zitierten Stellen aus den späteren Schriften Heideggers machen deutlich, daß für ihn in diesem ontologischen Wesen des Todes selbst die Möglichkeit einer Geborgenheit aufscheint, welche jenseits aller verdinglichenden Spekulationen und Gewißheiten steht. Bernhard Welte hat diese verborgene Geborgenheit und bergende Verborgenheit des Todes in seiner Ansprache zur Beisetzung Heideggers am 28. Mai 1976, die den Titel ›Suchen und Finden‹ trägt, folgendermaßen zum Ausdruck gebracht:

Was kein Wort sagt und kein Bild malt, ist das Geheimnis.[67] Heidegger suchte es immerfort. Er suchte es auf seinem Weg, und er suchte es im geheimnisvollen Geschick des Todes am meisten. Was ist es? Das Nichts? Das Sein, das Heitere und Heile? ... Das Gebirge des Seins: der Tod birgt und verbirgt also etwas. Sein Nichts ist nicht nichts. Er birgt und verbirgt das Ziel des ganzen Weges. Es wird hier das Sein genannt.[68]

Die Verhülltheit des Todes findet im gegenwärtigen Denken nicht nur bei Heidegger, sondern auch bei anderen Autoren ihren Ausdruck. Das gilt nicht nur für die Philosophie, sondern auch für die Literatur.[69] Im Denken der Verhülltheit des Todes vermag sich die Philosophie gegen den Dogmatismus der These vom natürlichen Tod zu bewähren, welche heute im Vordergrund des Interesses steht. Auch Th. W. Adorno hat auf seine Weise die Verhülltheit gedacht. In seiner Polemik gegen Heidegger ist ihm entgangen, daß es hier, freilich unter beiderseits völlig verschiedenen Vorzeichen, eine Parallele zwischen Heidegger und ihm gibt. Für Adorno steht Philosophie im Zusammenhang der Verzweiflung, welche durch die faktischen Zustände bedingt ist, in denen wir uns aufgrund des Verlaufes der bisherigen Geschichte der Menschheit vorfinden. Im ersten Kapitel wurde schon dargestellt, daß nach Adorno ein Bann über der Geschichte und über der Natur liegt. Er ist in der Vormacht der instrumentellen Vernunft begründet, welche als Identitätslogik vom Interesse des Menschen an Selbsterhaltung und Herrschaft geleitet ist. Unter diesen historischen Umständen zeigt sich Welt „als das überwältigende Wirkliche, das in seinen ‚Bannkreis' auch die Philosophie einbezieht, die sich gerade gegen diese verzweifelte Wirklichkeit kritisch und helfend absetzen wollte."[70] Unter diesen Umständen muß Philosophie jedem Anspruch entsagen, Erlösung bringen zu können, obwohl sie aufgefordert ist, alles unter dem Aspekt der Erlösung zu denken, d. h. alles Bestehende zu negieren:

Philosophie, wie sie im Angesicht der Verzweiflung einzig noch zu verantworten ist, wäre der Versuch, alle Dinge so zu betrachten, wie sie vom Standpunkt der Erlösung aus sich darstellten. Erkenntnis hat kein Licht, als das von der Erlösung her auf die Welt scheint: Alles andere erschöpft sich in der Nachkonstruktion und bleibt ein Stück Technik. Perspektiven müßten hergestellt werden, in denen die Welt ähnlich sich versetzt, verfremdet, ihre Risse und Schründe offenbart, wie sie einmal als bedürftig und entstellt im messianischen Lichte darliegen wird.

So muß der philosophische Gedanke selbst noch „seine eigene Unmöglichkeit ... begreifen um der Möglichkeit willen".[71] Das besagt aber, jede konkrete Utopie wird unaussagbar und jeder „Standpunkt" muß dialektisch aufgehoben werden. Anderenfalls verfielen sowohl die Utopie wie dieser Standpunkt erneut dem Bann; dennoch muß am Gedanken der Erlösung festgehalten werden, nicht nur um des Menschen, sondern auch um der Dinge, der Natur willen, welche unter dem Bann der Herrschaft, mit welcher sie der Mensch unterjocht hat, und nicht als das zu erscheinen vermag, was sie ist: „Unversöhnlichem Denken ist die Hoffnung auf Versöhnung gesellt, weil der Widerstand des Denkens gegen das bloß Seiende, die gebieterische Freiheit des Subjekts, auch das am Objekt intendiert, was diesem verloren ging."[72] Dem Auftrag im ständigen, negativen Aufheben des Bestehenden um der Erlösung aus dem Bann willen treu zu bleiben, sieht Adorno so radikal, daß dieser Forderung gegenüber „die Frage nach der Wirklichkeit oder Unwirklichkeit der Erlösung selber fast gleichgültig"[73] wird.

Es versteht sich, daß unter diesem Vorzeichen einer durchgängigen und alles bestimmenden Verhülltheit für Adorno keine positiven Aussagen über ein Leben des Menschen jenseits der Todesgrenze möglich sind. Dennoch ist für Adorno der Gedanke, „der Tod sei das schlechthin Letzte, unausdenkbar. Versuche der Sprache, den Tod auszudrücken, sind vergebens bis in die Logik hinein; wer wäre das Subjekt, von dem da prädiziert wird, es sei jetzt, hier, tot"[74]. Hier kommt es zu einer Parallele der Aussagen über die Erlösung, den Tod und den Sinn des menschlichen Lebens. Wie wir ständig im Namen der Erlösung denken müssen, ohne positiv sagen zu können, worin sie bestehe und was in ihr geschehe, so müssen wir auch sagen:

Wäre der Tod jenes Absolute, das die Philosophie vergebens beschwor, so ist alles überhaupt nichts, und jeder Gedanke ins Leere gedacht, keiner läßt mit Wahrheit irgend sich denken. Denn es ist ein Moment der Wahrheit, daß sie samt ihrem Zeitkern dauere; ohne alle Dauer wäre keine, noch deren letzte Spur verschlänge der absolute Tod.

Dennoch ist keine fixierte „Unsterblichkeitsthese" möglich. Es gilt vielmehr: Die Idee des absoluten Todes „spottet des Denkens kaum weniger als die von Unsterblichkeit". Die Sinnfrage muß unter dieselbe Grundfigur gestellt werden: „Was ohne Schmach Anspruch hätte auf den Namen Sinn, ist beim Offenen, nicht in sich Verschlossenen; die These, das Leben habe keinen, wäre als positive genauso töricht, wie ihr Gegenteil falsch ist; wahr ist jene nur als Schlag auf die beteuernde Phrase."[75] Will das Denken nicht selbst wieder unter den Bann geraten, der seinen Ursprung in der Identitätslogik hat, welche alles in das „Verschlossene" hineinstellt, und dennoch daran festhalten, daß „nichts als wahrhaft Lebendiges erfahren werden" kann, „was nicht auch ein dem Leben Transzendentes verhieße",[76] dann muß es sich dabei bescheiden, „eine Möglichkeit zu repräsentieren, die keine sein kann, die auch keine Un-Möglichkeit sein kann, weil ihr der Vergleich fehlt". Das besagt für die Frage nach dem Tod, daß „angesichts des Todes nichts Anhalt gibt, von endgültiger Möglichkeit oder Unmöglichkeit zu sprechen"[77]. Der Tod entzieht sich uns in die Verhülltheit. Noch einmal Adorno: „Ist Rettung der innerste Impuls jeglichen Geistes, so ist keine Hoffnung als die der vorbehaltlosen Preisgabe..." Das Denken tastet sich über sich selbst hinaus, indem es sich nirgendwo mehr fest macht und gerade dadurch den „gestus der Hoffnung" vollzieht.[78] „Unfertig zu sein und es zu wissen ist der Zug ...gerade jenes Denkens, mit dem es sich zu sterben lohnt."[79]

Wir schließen mit einem Hinweis, der auf eine sehr einfache Weise die Verhülltheit des Todes deutlich machen kann und vielleicht zugleich die Spur eines Argumentes für Hoffnung in sich trägt: Wer der Überzeugung ist, daß mit dem Tode alles aus ist, wird die Wahrheit seiner Überzeugung niemals endgültig erfahren können. Hat er nämlich recht, so ist im Tode keiner mehr da, der wissen kann, daß er mit seiner These recht hat. Wer sich von einer Hoffnung über den Tod hinaus tragen läßt, wird die Bestätigung seiner Hoffnung erst im Tode selbst, und vorher niemals endgültig, als gerechtfertigt erkennen. Hat er unrecht, so wird er dies Unrecht niemals einzusehen brauchen, denn dann ist es im Tode mit ihm schlechthin zu Ende. So folgt: Nur derjenige, der über die Todesgrenze hinaus hofft, hat die Chance, überhaupt eine Verifikation seiner Überzeugung zu erleben. In einer so entscheidenden Sache aber überhaupt keine Bestätigung einer Überzeugung erlangen zu können, ist für den Denkenden, sofern er Vernunft ernst nimmt, das Schlechteste überhaupt. Sollten wir also nicht, einfach weil wir denken können, auf eine Transzendenz über die Todesgrenze hinaus hoffen? Stünde es so, dann wäre schon die Frage nach dem, was im Tode aus uns wird, als eine Frage des Denkens ein möglicher Grund von Hoffnung, auch wenn ihr keine Antwort wird.[80]

ANMERKUNGEN

Einleitung: Warum Philosophie des Todes?

[1] E. Ströker, Der Tod im Denken Max Schelers, in: Max Scheler im Gegenwartsgeschehen der Philosophie, Bern-München 1975, 199.

[2] W. Kamlah, Kann man den Tod „verstehen"?, Passionsbetrachtungen eines Philosophen, Neue Zürcher Zeitung, Freitag, 9. April 1976, Fernausgabe Nr. 83, 27 f. jetzt auch: Meditatio Mortis, Stuttgart 1977, 12 f.

[3] Genaueres s. G. Scherer, Strukturen des Menschen. Grundfragen philosophischer Anthropologie, Essen 1976, 58 f.

[4] F. Rosenzweig, Der Stern der Erlösung, 4. Aufl., Den Haag 1976, 3.

[5] S. dazu G. Scherer, Der Tod als Frage an die Freiheit, Essen 1971.

I. Die Frage nach dem Tod im Zeitalter der Wissenschaft

[1] S. dazu J. Schwartländer, Der Tod und die Würde des Menschen; A. Auer, Das Recht des Menschen auf einen „natürlichen Tod", beide in: Der Mensch und sein Tod, hrsg. von J. Schwartländer, Göttingen 1976, Kleine Vandenhoeck Reihe 1426; A. Auer, H. Menzel, A. Esser, Zwischen Heilauftrag und Sterbehilfe, Köln 1977.

[2] H. Marcuse, Triebstruktur und Gesellschaft, Frankfurt 1967, 233 f.

[3] J. Améry, Hand an sich legen. Diskurs über den Freitod, Stuttgart 1976, 20 und 30.

[4] J. Améry, a.a.O., 33.

[5] J. Améry, a.a.O., 113.

[6] J. Améry macht mit Recht darauf aufmerksam, daß psychologische Kategorien hinsichtlich der Situation des Suizidanten nicht zureichen, weil sie „immer nur die Masken" sind, „hinter denen die Urtatsachen der Existenz sich verbergen" (a.a.O., 111).

[7] Interviews mit Sterbenden, Stuttgart und Berlin 1969; Was können wir noch tun?, Ebd. 1974; Menschlich sterben, in: A. Paus, Grenzerfahrung Tod, Graz 1976, 339 ff.

[8] E. Kuebler-Ross, Menschlich Sterben, a.a.O., 339 f.

[9] A. Auer, a.a.O., 83 f.

[10] W. Schulz, Wandlungen der Einstellung zum Tode, in: Der Mensch und sein Tod, 99.

[11] L. Feuerbach, Sämtliche Werke, neu hrsg. von G. Bolin und F. Jodl, Bd X, Stuttgart-Bad Cannstadt 1960—1964, 234 f.

[12] J. Schwartländer, a.a.O., 11.

[13] Genaueres dazu in G. Scherer, Strukturen des Menschen, vor allem 109 ff.

[14] J. Schwartländer, a.a.O., 10.

[15] J. Schwartländer, a.a.O., 11.

[16] S. vor allem W. Fuchs, Todesbilder in der modernen Gesellschaft, Frankfurt/Main 1969.

[17] M. Scheler, Tod und Fortleben, Gesammelte Werke, Bd 10: Schriften aus dem Nachlaß, Bd I, Bern 1957, 34.

[18] A.a.O., 22.

[19] Scheler, a.a.O., 28—30 ist sich darüber im klaren, daß die von ihm aufgezeigte historische, einem bestimmten Menschentypus zugehörige Verdrängung des Todes klar unterschieden werden muß von der zeitweiligen Entlastung unserer „Gemütszustände" von der Todesgewißheit. Denn nur durch diese „generelle Verdrängung" der evidenten Todesidee durch einen Lebenstrieb" ist „jene Erscheinung möglich, die ich den ‚metaphysischen Leichtsinn' des Menschen nennen möchte", nämlich die „Fröhlichkeit", zu der der Mensch trotz der „Schwere und Evidenz des Todesgedankens" gelangen und ohne die er normalerweise gar nicht leben kann (28).

[20] A.a.O., 34.

[21] Jetzt M. Scheler, Gesammelte Werke, Bd 8: Die Wissensformen und die Gesellschaft, Bern-München 1960.

[22] Alle Zitate Th. W. Adorno, Negative Dialektik, Frankfurt 1966, 312 f. und 352 f., 359 f. s. auch M. Horkheimer und Th. W. Adorno, Dialektik der Aufklärung, Frankfurt/Main 1969.

[23] J. Schwartländer, a.a.O., 19.

[24] W. Schulz, a.a.O., 94 und 100.

[25] A.a.O., 103 ff.

[26] A.a.O., 104.

[27] A.a.O., 104.

[28] Auch in seinem Werk: Philosophie in der veränderten Welt, Pfullingen 1972, sieht Schulz das Verhältnis der Philosophie zu den Wissenschaften zu eingleisig im Sinne einer Anpassung der Philosophie an die Wissenschaften. Ein fruchtbares Gespräch zwischen beiden kann erst in Gang kommen, wenn auf beiden Seiten sowohl die Bereitschaft besteht, den Gesprächspartner in

dem je Eigenen seiner Erkenntnisinteressen, Methoden und Einsichten gelten zu lassen, als auch dort, wo es notwendig erscheint, sich gegenseitig in Frage zu stellen.

[29] A.a.O., 27.

[30] W. Weischedel, Skeptische Ethik, Frankfurt/Main 1976, 35—39. Weischedel hat seinen Standpunkt ausführlicher entfaltet in: Der Gott der Philosophen, 2. Bde., Wissenschaftliche Buchgesellschaft, Darmstadt 1971 und 1972.

[31] A.a.O., 194 f

[32] A.a.O., 196.

[33] A.a.O., 210 f.

[34] A.a.O., 195.

[35] S. dazu W. Cramer, Gottesbeweise und ihre Kritik, Frankfurt/Main 1967; Grundlegung einer Theorie des Geistes, 3. Aufl., Frankfurt/Main 1975; Das Absolute und das Kontingente. Untersuchungen zum Substanzbegriff, 2. Aufl., Frankfurt/Main 1976.

[36] K. Cramer, Rede am Grabe meines Vaters, in: Perspektiven der Philosophie, Bd 1, Amsterdam 1975, 333 ff.

II. Zur Erkenntnistheorie des Todes

[1] U. Mann, Der Tod in der religiösen Vorstellungswelt der Zeiten und Kulturkreise, in: Grenzerfahrung Tod, hrsg. von A. Paus, Graz-Wien-Köln 1976, 44.

[2] E. Ströker, Der Tod im Denken Schelers, 203.

[3] S. dazu die Beiträge von W. Doerr und J. Illies in: Was ist der Tod? hrsg. von J. Schlemmer, 2. Aufl., München 1970; E. Schmalenberg, Tod und Tötung, Stuttgart 1976, 110—114.

[4] Scheler, Tod und Fortleben, 30.

[5] E. Ströker, 203.

[6] Scheler, 22 und 26.

[7] Alle Zitate Scheler, 18 ff.

[8] P. L. Landsberg, L'Expérience de la Mort, Paris 1933, 13.

[9] A.a.O., 23.

[10] E. Ströker, a.a.O., 210.

[11] A.a.O., 209.

[12] A.a.O., 211.

[13] Ähnlich Ströker, a.a.O., 212.

[14] Auch hierin besteht Übereinstimmung mit E. Ströker, a.a.O., 211.

[15] M. Theunissen, Der Gebetsglaube Jesu und die Zeitlichkeit des Christseins, in: Jesus. Ort der Erfahrung Gottes, Freiburg 1976, 41.

[16] S. Kierkegaard, Gesammelte Werke, Bd. VIII, hrsg. und aus dem Dänischen übertragen von E. Hirsch, H. Gerdes u. a., 13/14: Erbauliche Reden 1844/45, 2. Aufl., Düsseldorf 1964.

[17] Jetzt in der Gesamtausgabe, I. Abt., Bd 2, Frankfurt 1976.

[18] Die Krankheit zum Tode, a.a.O., XI, 24/25, 2. Aufl. Düsseldorf 1957, 127 und 128.

[19] Erbauliche Reden, 177.

[20] M. Theunissen, Der Begriff Ernst bei Sören Kierkegaard, Freiburg 1958, 144.

[21] Kierkegaard, Erbauliche Reden, 194.

[22] A.a.O., 198.

[23] A.a.O., 182.

[24] A.a.O., 187.

[25] A.a.O., 200.

[26] Theunissen, a.a.O., 147.

[27] Alle Zitate „Sein und Zeit", § 46, 314 f.

[28] A.a.O., § 47, 316 ff.

[29] A.a.O., § 48, 326, und § 9, 56. In zwei Anmerkungen im sogenannten „Hüttenexemplar", nach welchem hier zitiert wird, in welchem Heidegger in Todtnauberg zu arbeiten pflegte, macht er ausdrücklich darauf aufmerksam, daß das Dasein, indem es sich zu seinem Sein verhält, das „Seyn überhaupt" zu bestehen hat. Anm. c, 56 und Anm. a, 16.

[30] A.a.O., § 48, 326. Das Zitat stammt aus dem ›Ackermann aus Böhmen‹, den Heidegger nach der Ausgabe von A. Bernt und K. Burdach (Vom Mittelalter zur Reformation. Forschungen zur Geschichte der deutschen Bildung, Hrsg. von K. Burdach, Bd III, 2. Teil) 1917 zitiert.

[31] A.a.O., § 48, 323.

[32] A.a.O., § 49, 327 ff.

[33] A.a.O., § 50, 333.

[34] A.a.O., § 53, 348.

[35] A.a.O., § 53, 351.

[36] A.a.O., § 53, 351.

[37] Gesamtausgabe, II. Abt., Bd 24, Die Grundprobleme der Phänomenologie, Frankfurt am Main 1975, 407.

[38] Sein und Zeit, § 53, 347.

[39] A.a.O., § 52, 341.

[40] A.a.O., § 52, 341 f.

[41] A.a.O., § 51, 358.

[42] A.a.O., § 52, 343.

[43] A.a.O., § 53, 353. Im Hüttenexemplar fügt Heidegger hinzu, „d. h. aber nicht nur Angst und erst recht nicht: Angst als bloße Emotion".

[44] G. Marcel, Gegenwart und Unsterblichkeit, Frankfurt am Main 1961, 287.

[45] G. Marcel, Tod und Unsterblichkeit, in: Auf der Suche nach Wahrheit und Gerechtigkeit, Frankfurt 1964, 75 ff.

[46] Gegenwart und Unsterblichkeit, 297 f.

[47] G. Marcel, Sein und Haben, Paderborn 1954.

[48] Es ist kein Zufall, daß Erich Fromm in seinem Buch ›Haben oder Sein‹ (Stuttgart 1967, 9) u. a. auf Marcels Unterscheidung von Sein und Haben zurückgreift.

[49] Das ontologische Geheimnis, Reclams Universal-Bibliothek 8643/44, Stuttgart 1961, 8.

[50] Alle Zitate aus ›Das ontologische Geheimnis‹, 9—12.

[51] Gegenwart und Unsterblichkeit, 293.

[52] Tod und Unsterblichkeit, 68 und Gegenwart und Unsterblichkeit 300 f.

[53] Das ontologische Geheimnis, 16.

[54] Die Menschenwürde und ihr existentieller Grund, Frankfurt am Main 1965, 96.

[55] A.a.O., 298.

[56] F. Wiplinger, Der personal verstandene Tod, München und Freiburg 1970, 45. Für F. Wiplinger erfährt sich der Mensch erst dort selbst, wo er von einem konkreten Du geliebt wird und ihm in dieser Liebe antwortet. Daher ist für ihn Selbstsein gleichursprünglich mit Wirsein und Selbsterfahrung in Wirerfahrung eingebunden. In diesem „Wir sind" eröffnet sich die höchste Möglichkeit unseres Seinkönnens. Darum bricht mit dem Tode eines geliebten Menschen wahrhaftig eine Welt zusammen. Von daher setzt sich Wiplinger scharf gegen Eugen Fink ab, welcher zwar zugibt, daß Sterben ein völliges Herausfallen „aus der gemeinsamen, geteilten, intersubjektiven Welt von Menschen und Dingen" sei, dennoch aber erklärt, wir müßten im Hinblick auf einen Verstorbenen als Hinterbliebene sagen „sein Tod war kein Weltuntergang — nur ein Individuum ist verschwunden". Dem gegenüber gilt für Wiplinger, daß, sobald wir die Einmaligkeit und Unersetzbarkeit des Menschen, den wir lieben, wie die Unwiederholbarkeit der Liebe selbst ernstnehmen, die Unterscheidung zwischen Fremd- und Eigentod hinfällig werden muß. F. Wiplinger, a.a.O., 23 und 45; E. Fink, Metaphysik und Tod, Stuttgart 1969, 37.

[57] Landsberg, a.a.O., 28 f. und 31 f.

[58] Wiplinger, a.a.O., 44.

[59] Ähnlich spricht B. Welte von einer Dialektik von Liebe und Angst, die

uns in Bann hält, solange wir leben. S. dazu B. Welte, Dialektik der Liebe, Frankfurt/Main 1973.

[60] Wiplinger, a.a.O., 48 f.

[61] A.a.O., 37.

[62] Das Gilgamesch-Epos, hrsg. von A. Schott, Stuttgart 1958, 8. Tafel II, 13 und 14; 9. Tafel I, 3—5.

[63] Ähnlich sagt er im Hinblick auf den Tod seiner Mutter: „... Das Leben, das eines geworden war aus meinem und ihrem, wurde gleichsam zerrissen ...", Con. IV, 6 und IX, 12.

[64] Con. IV, 4 und 6.

[65] Augustinus, a.a.O., und Wiplinger, a.a.O., 49.

[66] Tod und Unsterblichkeit, 77.

[67] Leipzig 1934.

[68] In der Forderung dieses Pluralismus besteht Einigkeit mit E. Fink, allerdings nicht mit seiner Begründung, die in seiner Unterscheidung von Eigentod und Fremdtod ihre Wurzeln hat. Hiergegen bleibt die Kritik Wiplingers berechtigt. S. E. Fink, a.a.O., 37, und F. Wiplinger, a.a.O., 34.

[69] Tod und Unsterblichkeit, 285.

[70] Gegenwart und Unsterblichkeit, 268; Tod und Unsterblichkeit, 80 f.

[71] Tod und Unsterblichkeit, 70 ff.

[72] A.a.O., 84.

[73] Gegenwart und Unsterblichkeit, 302.

[74] Tod und Unsterblichkeit, 85.

[75] Gegenwart und Unsterblichkeit, 287.

[76] Tod und Unsterblichkeit, 76.

[77] G. Marcel, Der Tod und die Hoffnung, in: Geheimnis des Seins, Wien 1952, 474.

[78] G. Marcel, Wert und Unsterblichkeit, in: Das ontologische Geheimnis, 79.

[79] Der Tod und die Hoffnung, a.a.O., 472. An dieser Stelle ist zu bemerken, daß Marcel nicht nur als Philosoph, sondern auch als Musikkritiker und als Theaterschriftsteller hervorgetreten ist.

[80] Wert und Unsterblichkeit, 79.

[81] Tod und Unsterblichkeit, 69.

[82] Gegenwart und Unsterblichkeit, 291 f.

[83] G. Marcel, Das inkarnierte Sein, der Mittelpunkt der metaphysischen Reflexion, in: Schöpferische Treue, München-Paderborn-Wien 1963, 17 ff.

[84] Tod und Unsterblichkeit, 85.

[85] Marcel beruft sich auch auf „Arten der Ko-Präsenz ..., die nicht auf die Art von Nebeneinanderstellung" rückführbar sind bei telepathischen Phänomenen (Gegenwart und Unsterblichkeit, 300).

[86] Wiplinger, 106.

[87] Das ontologische Geheimnis, 29.

[88] Tod und Unsterblichkeit, 83.

[89] Brief über den Tod Carolines vom 2. Oktober 1809 an Imanuel Niethammer, hrsg. von J. L. Döderlein, Stuttgart-Bad Cannstadt 1975, Zeile 36—39.

[90] Döderlein, a.a.O., Zeile 6—9.

[91] Alle zitierten Stellen stammen aus einem Brief vom Februar 1811 an E. F. Georgii, s. Döderlein, a.a.O., Anmerkung zur Zeile 37 des Briefes an Niethammer.

[92] Tod und Unsterblichkeit, 76.

III. Tod und Unsterblichkeit — Grundlegende Denkmodelle in der Geschichte der Metaphysik

[1] S. dazu M. Eliade, Schamanismus und archaische Ekstasetechnik, Zürich-Stuttgart o. J.

[2] S. dazu vor allem die Mythenkritik des Xenophanes von Colophon aus dem 6. Jh. v. Chr.

[3] W. Nestle, Vom Mythos zum Logos. Die Selbstentfaltung des griechischen Denkens, 2. Aufl., Stuttgart 1975; W. Jäger, Die Theologie der frühen griechischen Denker, Stuttgart 1953; W. Kranz, Die griechische Philosophie, 5. Aufl., Bremen 1962; F. K. Mayr, Geschichte der Philosophie, I. Antike, Kevelaer 1966; W. Capelle, Die griechische Philosophie, I. Von Thales bis zum Tode Platons (Sammlung Göschen 857/857a), Berlin 1971; W. Röd, Die Philosophie der Antike, 1. Von Thales bis Demokrit, München 1976.

[4] K. Kerényi, Dionysos. Urbild des unzerstörbaren Lebens, München-Wien 1976.

[5] F. Nietzsche, Werke III, Die Philosophie im tragischen Zeitalter der Griechen, hrsg. von K. Schlechta, 6. Aufl., Frankfurt a. M. 1969, 1076 ff.

[6] 31. Wir zitieren die Fragmente der Vorsokratiker in der Regel nach: Die Fragmente der Vorsokratiker, griechisch und deutsch von H. Diehls, hrsg. von W. Kranz, 17. Aufl., 1974 (unveränderter Nachdruck der 6. Aufl. von 1951).

[7] Der Spruch des Anaximander, in: Holzwege, Frankfurt/Main 1950, 296 ff.

[8] J. Choron, Der Tod im abendländischen Denken, Stuttgart 1967, 36. Es gibt aber Interpreten, welche die Ansicht vertreten, die „Seienden Dinge“ des Satzes des Anaximander dürften nicht als die individuierten, konkreten Seienden verstanden werden, sondern als die grundlegenden Qualitäten, wie z. B. das Heiße, das Nasse, das Trockene usw., welche sich aus dem Apeiron in

ihre Gegensätze hinein entfalten. Vielleicht dachte er auch nicht an diese „quasi substantiellen Qualitäten", sondern an das Feuer, das Meer usw. Man kann aber nicht, wie W. Röd es tut, einerseits behaupten, die Seienden müßten als jene substanzartigen Qualitäten angesehen werden, andererseits aber feststellen, der Satz spreche nicht von einem Werden und Vergehen der Seienden aus und in das Apeiron, sondern aus und in jene Qualitäten. Beide Thesen heben sich nämlich gegenseitig auf. Entweder sind die Seienden die Einzelseienden. Dann ist es möglich zu behaupten, Anaximander wolle sagen, sie entstünden aus und vergingen in diese Qualitäten. Oder aber die Seienden sind selbst diese Quasisubstanzen. Dann aber redet der Text sehr wohl vom Apeiron als dem Grund des Entstehens und Vergehens. Aber auch in diesem Fall muß die oben zitierte Auffassung Chorons vom Aufgehobensein des Todes im unzerstörbaren Ganzen nicht falsch sein. Röd beruft sich für seine Auffassung u. a. auf Conford (W. Röd, a.a.O., 41).

[9] Er soll auf dem Höhepunkt seines Schaffens in der 69. Olympiade, d.h. 504—500, gestanden haben. Über sein Geburts- und sein Todesjahr wissen wir nichts genaueres.

[10] W. Kranz, Die griechische Philosophie, 57.

[11] Auf die schwierige Frage nach Einheit und Unterschied zwischen dem Logos, dem Einen, dem Weisen, und dem Feuer — manche Ausleger betrachten das Feuer als die Archä im Sinne Heraklits — kann hier nicht eingegangen werden. S. dazu M. Heidegger-E. Fink, Heraklit, Frankfurt/Main 1970. Ebensowenig kann hier das Verständnis des Logos bei Heraklit im Sinne eines sich darlegenden Verhältnisvollzuges bei Klaus Held diskutiert werden, wodurch er eine mehr objektivistische und eine mehr subjektivistische Auslegung Heraklits zu überbrücken versucht (Klaus Held, Der Logos-Gedanke des Heraklit, in: Durchblicke. Martin Heidegger zum 80. Geburtstag, Frankfurt 1970, 162 ff.).

[12] Der Überlieferung nach soll Heraklit auch von einer Auferstehung des Fleiches, dem irdischen, sichtbaren, in dem wir geboren sind, sprechen und lehren, daß Gott diese Auferstehung bewirkt. Er soll nämlich gesagt haben: „Vor ihm aber, der dort ist, erhöben sie sich und Wächter wurden wach der Lebendigen und der Toten." Heraklit soll auch von einem Weltgericht durch Feuer gesprochen haben (Fr 63). Es ist aber nicht ausgeschlossen, daß solche Äußerungen auf Mißverständnisse und apologetische Interessen der Kirchenväter zurückgehen, welche solche Worte Heraklits überliefert haben.

[13] Martin Heidegger, Was ist das — die Philosophie?, Pfullingen 1956.

[14] Fr 7 und 8.

[15] J. Choron, a.a.O., 41.

[16] W. Röd, a.a.O., 54.

[17] Zur Fortwirkung der pythagoreischen Lehre von der Weltharmonik bei Keppler, Shakespeare und Goethe, s. W. Kranz, a.a.O., 39.

[18] W. Kranz, a.a.O., 44. Ungeklärt ist die Frage, ob die Lehre der Pythagoreer von der Unsterblichkeit der Seele historisch auf schamanistische Wurzeln zurückführt. Es kann sein, daß im Schamanismus zum ersten Mal die Vorstellung aufgekommen ist, die Seele sei ein vom Leib unterschiedenes, in sich selbständiges Wesen. Denn in den ekstatischen, tranceähnlichen Zuständen, in die sich die Schamanen zu versetzen vermögen, um mit der Welt der Toten Kontakt aufzunehmen, wird eine gewisse Loslösung der Seele vom Leib und eine Transzendierung der raumzeitlichen Gebundenheit des Leibes erlebt. Ja man betrachtet die Ekstase wegen dieser Loslösung der Seele vom Leib als eine Art Sterben und darum als wirklichen Eintritt in die Gemeinschaft der Toten. Aus ihr kehrt der Schamane dann allerdings in den Leib und damit in den irdischen Sozialverband zurück, um die Weisungen der Toten auszurichten. Zumeist wird auch eine Beziehung zwischen den Pythagoreern und den Orphikern angenommen. Diese waren für die Entwicklung von Jenseitsvorstellungen im griechischen Denken deshalb so bedeutsam, weil sie in der Gestalt der elysischen Gefilde der düsteren Totenwelt bei Homer das Bild eines seligen Lebens der Toten entgegenstellten. Wahrscheinlich hat über Pythagoras die orphische Todesvorstellung, welche bei den Orphikern mit einem Kult und mit Mysterienhandlungen verbunden war, die mit dem Dionysoskult zusammenhingen, Eingang in die Philosophie gefunden.

[19] Theaitetos, 155 d.

[20] Symposion, 204 c, 4 f.

[21] M. Fleischer, Hermeneutische Anthropologie, Berlin-New York 1976, 14.

[22] M. Fleischer, a.a.O., 15.

[23] M. Theunissen, Der Gebetsglaube Jesu und die Zeitlichkeit des Christseins, 64.

[24] Nach Platon versuchen schon die Tiere in einer gewissen Weise den Tod zu überwinden, und zwar dadurch, daß sie Junge hinterlassen. Auf der Ebene des Biologischen zeigt sich im Zeugen und Gebären und in der Sorge für den Nachwuchs eine Vorstufe des Eros. Der Eros will zeugen, aber im Schönen. In ihm erfährt er den Anruf dessen, was über allen Tod hinaus und gegen den Tod nach Leben verlangt. Im Schönen eröffnet sich der Sinnhorizont des Seins. In ihm will alles, was lebt, bleiben und zeugen. Das gilt auch für die körperliche Zeugung beim Menschen. Insofern erscheint der Eros auf dieser Stufe als kosmische Macht. Für den Menschen ist dies freilich nur der Anfang einer Aufstiegsbewegung, die über die Liebe eines jungen Menschen zu einem schönen Körper hinübergreift auf die zu allen schönen Körpern, von da zum „pädagogischen Eros“, nämlich zur Liebe der Schönheit in den Seelen junger

Menschen. Hier geht es bereits um eine Überwindung der Abhängigkeit vom sinnlich Körperlichen und dadurch vom Vereinzelten, weil diese Stufe des Eros „die Trefflichkeit der Seele in vielen Individuen" (M. Fleischer, a.a.O., 17) anzielt. Eine Stufe höher steht die Liebe zum Schönen in Sitten und Gesetzen, wie wir sie z. B. bei den Staatsgründern finden. Dann steigt der Eros zu dem Schönen der Wissenschaften. Hier ist das Einzelne zugunsten des allgemein Wißbaren überwunden und die Reden, in denen der Eros zeugt und schöpferisch wird, heißen Philosophie. Erst danach kann die Erkenntnis des Schönen selbst als des Einen, durch das alles andere schön ist, vorbereitet werden. Wo die Erleuchtung durch es eintritt und mit ihr der Überschritt sowohl zu dem ganz mit sich Einigen, in sich Ruhenden und wandellos Unverderblichen, hört das Streben nach Weisheit auf, weil dessen Ziel, die Weisheit selbst, gewonnen ist.

[25] Die Einheit des Gedankenganges hat zuletzt M. Fleischer in ihrer mehrfach zitierten Hermeneutischen Anthropologie eindrucksvoll dargelegt.

[26] M. Fleischer, a.a.O., 35.

[27] Im ›Phaidon‹, worin die Ideenlehre zum ersten Mal systematisch vorgetragen wird, kreisen die Gespräche vor allem um das Schöne an und für sich, das Gleiche, Gerechte, Gute und Große. Wir können diese Ideen transzendentale Ideen nennen, weil sie sich auf die grundlegenden Bedingungen alles Erkennens und Handelns beziehen und sie allem Seienden zugrunde liegen und nicht nur bestimmten Gegenstandsbereichen. Platon kennt auch solche Ideen, nämlich die urbildlichen Strukturen und Wesenszusammenhänge, die den einzelnen entstehenden und vergehenden Naturdingen als sich gleichbleibende und unwandelbare Modelle zugrunde liegen (z. B. die Idee des Pferdes als das allgemeine Wesen, an dem die vielen, einzelnen Pferde teilhaben). Außerdem kennt Platon die Gegenstände der Mathematik als Ideen. Im ›Parmenides‹, im ›Timaios‹ und in seinem ›Siebenten Brief‹ hat Platon die Ideenlehre weiterentwickelt. Eine knapp gefaßte erste Einführung in die Ideenlehre bietet G. Martin, Platon, rororo Bildmonographien 150; s. auch K. Bormann, Platon, Freiburg-München 1973.

[28] Platon hat nie behauptet, die Seele sei eine Idee, sondern hat immer nur ihre Ähnlichkeit oder Verwandtschaft mit den Ideen herausgestellt. Dafür war einmal der Gedanke maßgeblich, daß die Seele durch ihre Anwesenheit im Leib verunreinigt wird. Solange sie im Leibe ist, ist ihr Bezug zu den Ideen und damit ihr eigenes Wesen nicht bei sich selbst, sondern in der Entfremdung. Außerdem zeigt das Sonnengleichnis im ›Staat‹, daß sich Seele und Idee insofern voneinander unterscheiden, als die Seele der Sitz der Vernunft ist, die Idee aber das der Vernunft Vernehmbare.

[29] M. Fleischer, a.a.O., 52.

[30] Verwandt mit diesem Argument ist das aus dem ›Phaidros‹, wo Platon die Seele als ein aus sich selbst bewegtes Prinzip des Lebens und der Bewegung ansieht, welches, weil es aus sich bewegt ist und nicht von außen angestoßen wird, nicht aufhören kann, sich zu bewegen und zu leben.

[31] M. Scheler, Die Stellung des Menschen im Kosmos, 8. Aufl., Bern-München 1975.

[32] K. Bormann, Platon, a.a.O., 138. Dieses Buch bietet eine gute Einführung in das platonische Denken.

[33] Obwohl Platons Lehre von den drei Seelenteilen sehr eng mit der Überzeugung von der Präexistenz der Seele und seinem Mythos vom Absturz der Seele in den Leib verbunden ist, können wir im Rahmen der vorliegenden Darstellung diesem wichtigen Teil der platonischen Anthropologie nicht nachgehen. Es sind nur folgende kurze Hinweise möglich. In seinem Dialog ›Phaidros‹ stellt Platon die menschliche Seele im Bild eines Wagengespanns mit zwei Pferden dar. Im Gefolge der Götter umkreist es die Himmelskuppel, um der Ideen ansichtig zu werden. Der Wagenlenker ist die Vernunft, das erste Pferd zeichnet den Mut und den Willen im Sinne eines biologischen Potentials des Abwehrens und Angreifens, „des Stehvermögens", wir können auch sagen der Aggressivität, wenn wir diesem Wort nicht unbedingt einen destruktiv-zerstörerischen Sinn beilegen wollen. Immerhin ist zu bedenken, daß im utopischen Staat Platons die Menschen, die vor allem durch diesen „Thymos" bestimmt sind, zu Kriegern ausgebildet werden sollen. Das zweite Pferd ist das Bild der Begierde, des Verlangens nach Lust, der libidinösen Wünsche in ihrer Maßlosigkeit. Dieses Pferd sperrt sich gegen die himmlische Fahrt zu den Ideen und reißt schließlich den Wagenlenker und das andere Pferd in das irdische Dasein und die Leiblichkeit hinab. Nach der Vorstellung des ›Phaidros‹ bildet die Seele eine Einheit von Vernunft, Wille — Mut und Begierde, wobei aber ein Bruch durch sie selbst hindurchläuft, weil ja das eine Pferd zur Erde, zum Leib niederzieht. Im ›Thimaios‹ dagegen erhält die unsterbliche Seele erst bei ihrem Eintritt in den Körper die beiden niedrigen, jetzt „sterblich" genannten Seelenfunktionen. Im ›Staat‹ spricht Platon davon, daß jeder Mensch eigentlich drei Wesen in sich berge, einen Menschen, einen Löwen und ein vielköpfiges Ungetüm. Damit wird dasselbe bezeichnet, was im ›Phaidros‹ unter den drei Seelenteilen erscheint. Wichtig ist dabei, daß dem Bilde des Menschen eigentlich nur die Vernunft entspricht. Der Mensch, seinem wahren Wesen nach also das Vernunft- und Logoshafte, soll aber den Löwen — im ›Phaidros‹ das höhere Pferd — gegen das Ungetüm der Leidenschaften und Begierden einsetzen. Platon hat mit der Vorstellung der drei Grundfunktionen auch völkerkundliche Überlegungen verbunden und ihnen die drei Tugenden Weisheit, Tapferkeit und Besonnenheit zugeordnet. Was

aber unsterblich ist an der Seele, das wahrhaft Menschliche, die Vernunft, oder aber die ganze Seele mit ihren drei Teilen, bleibt letztlich ungeklärt. Näheres s. C. A. van Peursen, Leib-Seele-Geist, Gütersloh 1959, 40 ff.

[34] Zur Idee einer universalen Vergebung s. G. Scherer, Der Tod als Frage an die Freiheit, Essen 1971, 197 ff.

[35] M. Fleischer, a.a.O., 59 ff.

[36] Choron, a.a.O., 67. Er spricht hier von einer „gebrochenen" Unsterblichkeit. Denn die Seele vergeht, spätestens im Weltbrand, kann aber letztlich nicht zerstört werden. Uneinigkeit bestand zwischen den frühen Stoikern darüber, ob alle Seelen bis zum Zeitpunkt eines Weltbrandes ihren Körper überleben würden oder nur die der Weisen.

[37] S. dazu E. Benz, Das Todesproblem in der stoischen Philosophie, Stuttgart 1929.

[38] Choron, a.a.O., 69 f.

[39] Epist. ad Lucil, 54, 4 f.

[40] Rozelaar, a.a.O., 93.

[41] Consol. ad Polyb., IX, 8. 9.

[42] Epist. ad Lucil., 102, 21—23, 26.

[43] S. dazu Sein, Nichtsein und Angst, in: P. Tillich, Sein und Sinn, Stuttgart 1969, 33 ff.

[44] E. Jüngel, Tod, Stuttgart 1971; ders., Der Tod als Geheimnis des Lebens, in: Der Mensch und sein Tod, hrsg. von J. Schwartländer, Göttingen 1976, Kleine Vandenhoeck Reihe 1426, 108 ff.

[45] H. W. Wolff, Anthropologie des Alten Testaments, München 1973, 158 und 154.

[46] M. W. Wolff, a.a.O., 163 ff.

[47] J. Becker, Auferstehung der Toten im Urchristentum, Stuttgart 1976, 15.

[48] Erst recht mußte die Botschaft vom Gekreuzigten, welcher gerade der Urheber des Lebens ist, in der antiken Kulturwelt auf Widerstand stoßen. Vgl. die Auseinandersetzung des Paulus mit den Stoikern und Epikureern im 17. Kapitel der Apostelgeschichte. Auch die Auseinandersetzungen zwischen Paulus und der Gemeinde von Korinth spiegeln wohl dieselbe Problematik wider. Nicht ein „Selbst" muß erlöst und befreit werden, sondern der Mensch selber. Gerade darum ist der Mensch durch „Vergeistigung", Erkenntnis und Weisheit auch noch nicht am Ziel, sondern hat die eigentliche Zukunft noch vor sich, die durch den Tod in die Auferweckung führt.

[49] Die Analogie zu Buddha, für den es auch darauf ankommt, aus dem Kreislauf der Wiedergeburten herauszukommen, sich nicht mehr im Rad der Wiedergeburten mitdrehen zu müssen, sei wenigstens vermerkt.

[50] In diesem Zusammenhang müßte, wenn hier mehr Raum zur Verfügung

stände, auch noch Schelers Begründung des Fortlebens jenseits des Todes durch den Hinweis auf das „Überschwingen" dargestellt werden, in welchem wir in unserer jetzigen, phänomenologisch zugänglichen Existenz alle Grenzen unseres Leibes übersteigen. S. dazu die im I. und II. Kapitel dieses Buches wiederholt zitierte Schrift ›Tod und Fortleben‹.

[51] G. Greshake und G. Lohfink, Naherwartung, Auferstehung, Unsterblichkeit, Freiburg-Basel-Wien 1975, 91.

[52] Zur theologischen Kontroverse um diese Frage, die auf Konfessionsunterschieden beruht, s. G. Greshake, Das Verhältnis „Unsterblichkeit der Seele" und „Auferstehung des Leibes" in problemgeschichtlicher Sicht, a.a.O., 82 ff.

[53] De Anima B, 1; 412 b 4.

[54] J. Hirschberger, Geschichte der Philosophie, Bd 1, 9. Aufl., Basel-Freiburg-Wien 1973, 210.

[55] De Anima III, 430 a und De Gen. Animal. B, 3; 736 b 27.

[56] Summa Theologica I, 76, 1 und 3.

[57] J. B. Metz, Leiblichkeit, Handbuch theologischer Grundbegriffe II., München 1963.

[58] Greshake, a.a.O., 92.

[59] Das Sein, das esse, ist nach Thomas die Wirklichkeit der Form. Die Materie versteht er mit Aristoteles als bloße Möglichkeit, wobei allerdings der Unterschied von *materia prima* und *materia secunda* beachtet werden muß. Die uns empirisch vorfindliche Materie ist immer schon geformte Materie und darf nicht mit dem metaphysischen Prinzip verwechselt werden, das bei Aristoteles und Thomas *materia prima*, reine Möglichkeit heißt.

[60] Es entsteht aber die Frage, ob eine wirkliche ontologische Konstitution zustande kommen kann, ein Zusammenspiel der verschiedenen Prinzipien Form und Materie, beim Menschen Geist und Materie, wenn die Materie als bloße Möglichkeit verstanden wird. H. E. Hengstenberg hat in dieser Hinsicht auch Thomas noch den Vorwurf der ontologischen Depotenzierung der Materie nicht erspart, welcher die gesamte Metaphysik bestimmt. Hengstenberg versucht daher den Ansatz des Thomas bei der Seele als *forma corporis* noch zu überbieten, indem er die Materie als co-existentiell begreift. S. dazu vor allem H. E. Hengstenberg, Philosophische Anthropologie, 3. Aufl., Stuttgart 1957, und: Sein und Ursprünglichkeit, München 1958. Meine eigenen Versuche zur Fortführung der thomistischen Theorie finden sich in G. Scherer, Ehe im Horizont des Seins, 2. Aufl., Essen 1967, und: Strukturen des Menschen, Essen 1976.

[61] S. dazu J. Pieper, Tod und Unsterblichkeit, München 1968, 48—66.

[62] H. J. Weber, Die Lehre von der Auferstehung der Toten in den Haupttraktaten der scholastischen Theologie, Freiburg i. Br. 1973, 172.

[63] Wichtig ist noch der Hinweis, daß sich nach der Auffassung des Thomas von der Einheit der Seele mit der Materie im menschlichen Leibe her ergibt, daß die „Selbigkeit des Auferstehungsleibes ... durch die Selbigkeit der Seele" garantiert ist. Denn nach Thomas gestaltet ja die Seele erst den menschlichen Leib, und zwar von Grund auf. Darum ist es für Thomas nicht nötig, hinsichtlich der Auferweckung von den Toten „über die Selbigkeit der Leibesmaterie als Materie zu spekulieren". Denn die „Identität von irdischem und auferstandenem Leib ist bei Thomas nicht ‚numerisch', sondern ‚formale' Identität, oder besser: ‚numerische' durch ‚formale' Identität" (Greshake, a.a.O., 94). Allerdings hat Thomas auch in diesem Punkt die Konsequenzen aus seinem Ansatz noch nicht vollständig gezogen. Es könnte sein, daß erst heutiges Denken solche noch unausgeschöpften Möglichkeiten im Anschluß an Thomas weiterentwickelt. Ähnliches gilt für Fragen der Ethik und Spiritualität. Auch hier hat Thomas die Möglichkeiten seines anthropologisch-metaphysischen Grundansatzes weithin nicht zu realisieren vermocht.

[64] Choron, a.a.O., 119.

[65] E. Coreth, Einführung in die Philosophie der Neuzeit, Bd 1, Freiburg 1972, 55.

[66] Descartes, Über die Leidenschaften der Seele, Artikel 6.

[67] Ethik I, Def. 3.

[68] Ethik I, Def. 4.

[69] Coreth, a.a.O., 74 f.

[70] E. Morin, L'homme et la mort dans l'histoire, Paris 1951, zitiert nach Choron, a.a.O.,133.

[71] Der große Gegenentwurf gegen die Metaphysik von Descartes und Spinoza stellt die Monadenlehre von Leibniz (1646—1716) dar. In ihr begründet Leibniz aufs neue die Vielheit der einzelnen Seienden, der Individuen, die er Monaden nennt, und zwar im Anschluß an Giordano Bruno. Monaden stellen ein einfaches, unteilbares individuelles und substantielles Sein dar. Jede von ihnen stellt die Totalität der Wirklichkeit in sich selber dar, ist ein Spiegel des Ganzen. Die Unterschiede zwischen den einzelnen Seienden ergeben sich nach Leibniz daraus, daß jede Monade den Weltinhalt auf eine andere Weise, klarer und unklarer, bewußter oder weniger bewußt darstellt. Darum schreibt Leibniz allem Seienden (Monaden) in einer gewissen Weise Bewußtsein zu. Der Mensch überragt die übrigen Monaden aber dadurch, daß er Selbstbewußtsein hat, um sich selbst weiß. Bei Leibniz sehen wir also einen deutlichen Vorrang der *res cogitans* des Descartes, der bereits auf den deutschen Idealismus vorweist. Leibniz will auch das bloß quantitative Verständnis der Natur bei Descartes überwinden und führt qualitativ verschiedene Seinsstufen und zweckgerichtetes Handeln der Monaden wieder ein. Diese richten sich in ih-

rem Wirken aber nur auf sich selbst und nicht etwa auf die anderen Monaden. Daß sie dennoch zusammenzuwirken scheinen, rührt daher, daß Gott sie wie unabhängig voneinander laufende Uhren aufeinander abgestimmt hat, daß sie in ihrem Wirken immer übereinstimmen. Dies nennt Leibniz prästabilierte Harmonie. Die Unsterblichkeit der menschlichen Monade, die nicht nur um sich selber weiß, sondern Gott auch dadurch nachahmt, daß sie schöpferisch zu sein vermag, folgt für Leibniz aus einer Verbindung von metaphysischem und moralischem Denken: Gott ist nicht nur die Weltursache, sondern das Oberhaupt aller vernünftigen Wesen, zu denen die Menschen gehören. Damit verweist Leibniz auf die Unsterblichkeit als ein Postulat der praktischen Vernunft, das wir später bei Kant finden.

72 Kritik der reinen Vernunft, A 341.

73 Kritik der reinen Vernunft, A 339, 341

74 A.a.O., 346.

75 Vorrede zur 2. Ausgabe der Kritik der reinen Vernunft, B XV.

76 Kritik der reinen Vernunft, A 851.

77 A.a.O., A 813, B 841.

78 Fichtes Werke, X, Berlin 1971, 158.

79 W. Janke, Leben und Tod in Fichtes ›Lebenslehre‹, in: Philosophisches Jahrbuch, 74. Jahrg., München 1966/67, 79.

80 Fichtes Werke, a.a.O., V, 413.

81 Wissenschaftslehre von 1801, a.a.O., II 13.

82 A.a.O., X 212.

83 A.a.O., VI, 361.

84 W. Janke, a.a.O., 88. Janke weist mit Recht auf den Bedeutungszusammenhang von Leben und Bleiben hin. Leben gehört nämlich zu gotisch „bileiban", was mit Verbleiben, Beharren und Kleben zusammenhängt.

85 Fichtes Werke, a.a.O., IV, 431, W. Janke, 89.

86 A.a.O., V, 448.

87 Der Beziehung dieses Grundgedankens Fichtes zu dem an sich selbst erschlossenen und gelichteten Dasein bei Heidegger können wir hier nicht näher nachgehen. S. dazu W. Janke, a.a.O., und: Fichte, Sein und Reflexion. Grundlagen der kritischen Vernunft, Berlin 1970.

88 W. Janke, a.a.O., 81.

89 Fichtes Werke, a.a.O., V, 404.

90 W. Janke, a.a.O., 81, mit Bezug auf VII, 375/76.

91 Näheres W. Janke, a.a.O.

92 Alle Zitate aus: Fichtes Werke II, Die Bestimmung des Menschen, Berlin 1971, 315 ff. Völlig einseitig sind Interpretationen Fichtes wie wir sie z. B. bei J. Pieper, Tod und Unsterblichkeit, 160, oder auch bei Choron, 155 f. finden.

[93] A. Kojève, Hegel, Frankfurt/Main 1975, STW 97.

[94] Vorrede zur Phänomenologie des Geistes, Philosophische Bibliothek Bd. 114, 6. Aufl., Hamburg 1952, 29—31. ›Vermittlung‹ ist der abschließende Titel, in welchem Hegel das Geschehen zusammenfaßt, in welchem der geschilderte Prozeß des Aufhebens kraft der „Zauberkraft" der Negativität geschieht.

[95] Hrsg. von H. Nohl, Tübingen 1907.

[96] Jugendschriften, 377 f.

[97] A.a.O., 378 ff.

[98] H. Kuhn, „Liebe". Geschichte eines Begriffs, München 1975, 224—229.

[99] Hegel, Vorlesung über die Ästhetik, Sämliche Werke, Stuttgart 1928, XIII, 184.

[100] § 158—163.

[101] Hegel verlor als 13jähriger seine Mutter. Er wurde dadurch, ähnlich wie G. Marcel durch den Tod seiner Mutter, tief erschüttert, später ebenso durch den Tod seiner Tochter. Er hat aber solche Erfahrungen nirgendwo in seine Phänomenologie der Bewußtseinsstufen und des Geistes eingebracht. Das Denken ist überhaupt über Jahrtausende blind dafür geblieben, die Erfahrungen der Interpersonalität für die Grundfragen der Ontologie, Anthropologie und Erkenntnistheorie fruchtbar zu machen. Auch Aristoteles, bei dem sich Ansätze finden, weil er den Menschen keineswegs nur als politisches, sondern auch als Wesen der Zweiergemeinschaft bezeichnet hat, kennt die interpersonale Todeserfahrung. Im Gegensatz zum platonischen Sokrates, der am Tage seines Todes Frau und Kinder von sich weist, bestimmt Aristoteles in seinem Testament, daß die Gebeine seiner früher verstorbenen Gemahlin Pythias mit seinen eigenen zusammen beigesetzt werden sollen, wie es auch der Wunsch der Pythias war. Dies scheint auf eine tiefe personale Beziehung hinzuweisen, in welcher der Gedanke an den Tod anwesend war.

[102] Philosophische Bibliothek 61 und 63, Hamburg 1966, Bd. 63, 157 ff.

[103] A.a.O., 164.

[104] Das ist der richtige Kern der These Kojèves, Hegel habe eine vollständig atheistische Philosophie entwickelt, in welcher die Unsterblichkeit des Menschen ausgeschaltet ist. Bezüglich der Unsterblichkeit des Menschen scheint dies zuzutreffen, bezüglich des Atheismus durchaus nicht. Hegels Denken will im ganzen philosophische Theologie sein.

[105] Choron, a.a.O., 161.

[106] Zitiert nach der 1922 in Leipzig erschienenen neuen Ausgabe der 2. Aufl. von Arthur Schopenhauers sämtlichen Werken, hrsg. von J. Frauenstädt, 3, Die Welt als Wille und Vorstellung II, 528 f.

[107] Einleitung Anm. 4.

[108] Choron, a.a.O., 190.

[109] S. vor allem M. Horkheimer, Die Aktualität Schopenhauers, in: Zur Kritik der instrumentellen Vernunft, Frankfurt 1967, 248 ff.

[110] Schopenhauer verbindet seine Lehre vom instrumentellen Charakter des Intellekts und der Sinnlichkeit folgerichtig mit seiner These von der Korrelation von Intellekt und Materie. Diese existiert nur als Vorstellung des Intellekts, der aber wird als bloße Gehirnfunktion betrachtet, wobei das Gehirn als Parasit des übrigen Organismus gilt. Unter Intellekt wird hier das bloße „Hilfsmittel" des Willens betrachtet, nicht das reine kontemplative Erkennen, von dem noch zu reden sein wird.

[111] A.a.O., 529.

[112] A.a.O., 532 f.

[113] Sämtliche Werke, a.a.O., 6.

[114] Die Welt als Wille und Vorstellung, 529.

[115] A.a.O., 530.

[116] Parerga, a.a.O.

[117] A.a.O., § 140.

[118] Außerdem kennt Schopenhauer eine Unvergänglichkeit der Ideen und der Materie in ihrer absoluten Beharrlichkeit.

[119] A.a.O.

[120] A.a.O., § 141.

[121] A. Schopenhauers handschriftlicher Nachlaß, hrsg. von E. Griesebach, Leipzig o. J., Bd IV, 350.

[122] Die Welt als Wille und Vorstellung, 581.

[123] A.a.O., 582 f.

[124] A.a.O., 738.

[125] A.a.O., 740.

IV. Das Problem des Todes im „neuen" Denken

[1] In der 14. Vorlesung der Philosophie der Mythologie erklärt Schelling, der Mensch müsse über das Allgemeine zur Persönlichkeit durchdringen. Denn nur die Initiative einer freien Person vermag dem Menschen Zukunft zu eröffnen und ihn aus seiner Verlorenheit herauszureißen. Wirklichkeit verweist auf Wille, dieser auf Person, vor allem auf eine absolute Person, den „Herrn des Seyns".

[2] Der philosophische Glaube, München 1948, 17.

[3] K. Jaspers, Philosophie, 2. Aufl., Berlin 1948, 484.

[4] A.a.O., 489.

[5] Alle Zitate, a.a.O., 487—491.

[6] A.a.O., 755.

[7] J.-P. Sartre, Das Sein und das Nichts, Hamburg 1962, 670 ff.

[8] A. Camus, Der Mythos von Sisyphos, rde 90, Hamburg 1960, 19.

[9] A.a.O., 10.

[10] S. zum Ganzen A. Camus, Der Mensch in der Revolte, rororo 1216—1217, Hamburg 1969.

[11] L. Feuerbach, Sämtliche Werke, neu hrsg. von W. Bolin und F. Jodl, Stuttgart-Bad Cannstatt 1960—1964, Bd IV, 334—363.

[12] Feuerbach VI, 184.

[13] III, 78.

[14] Die Auffassung des Todes durch das dialogische oder besser interpersonale Denken, welches sich ebenfalls als „neues Denken" (Rosenzweig) versteht, braucht hier nicht eigens dargestellt zu werden, weil es durch das, was zu G. Marcel im Zusammenhang des II. Kapitels gesagt wurde, repräsentiert wird. Um die Unterschiede zwischen Rosenzweig, Buber, Marcel, Ebner u. a. bezüglich der Todestranszendenz herauszuarbeiten, fehlt hier der Raum.

[15] K. Marx, Werke, Schriften, Briefe, hrsg. von H. J. Lieber und P. Furth, Stuttgart 1960, 488 ff. (Zur Kritik des Hegelschen Staatsrechts).

[16] H. J. Lieber und P. Furth, a.a.O., 598.

[17] a.a.O., 101. S. auch W. Post, Kritik der Religion bei Karl Marx, München 1969, 95 ff.

[18] J. Gevaert, zitiert nach F. Ormea, Marxisten angesichts des Todes, Internationale Dialogzeitschrift, 3. Jahrg. 1970/2, 98.

[19] Das Prinzip Hoffnung, Frankfurt 1959, 1378 f. Beispiele für das Sterben solcher Roten Helden finden sich bei F. Ormea, a.a.O. Versuche, das Problem des Todes innerhalb des marxistischen Denkens neu zu stellen, werden von A. Schaff, L. Kolakowski und E. Bloch unternommen, welcher von allen Marxisten am schärfsten erkannt hat, daß das Problem des Todes nicht einfach durch den Verweis auf die Gesellschaft der Zukunft gelöst werden kann, sondern gerade in einer Gesellschaft, die von Entfremdungen frei wäre, sich in seiner Unerbittlichkeit zeigen würde. Wir können uns mit diesen Versuchen hier nicht im einzelnen auseinandersetzen. Der Verfasser hat dies in: Der Tod als Frage an die Freiheit, Essen 1971, versucht. Dort findet sich auch eine genauere Darstellung der Thesen Feuerbachs und Marx und eine ausführliche Auseinandersetzung mit ihnen.

[20] S. dazu M. Horkheimer, Die Sehnsucht nach dem ganz Anderen, Hamburg 1970.

[21] M. Heidegger, Nietzsches Wort „Gott ist tot", in: Holzwege, Frankfurt/Main 1950, 220.

[22] A.a.O., 217.

[23] M. Heidegger, Nietzsche II, Pfullingen 1961, 289.

[24] A.a.O., 287.

[25] n 341.

[26] M. Heidegger, Nietzsche I. Pfullingen 1961, 279.

[27] A.a.O., 282.

[28] S. dazu H. P. Balmer, Freiheit statt Teleologie. Ein Grundgedanke von Nietzsche, Freiburg — München 1977.

[29] F. Nietzsche, Werke III, hrsg. von K. Schlechta, Frankfurt/Main 1972, Die fröhliche Wissenschaft, n 343.

[30] A.a.O., n 125.

[31] A.a.O.

[32] S. dazu A. H. Meier, OSA, Die Frage des Menschen nach Gott und Welt inmitten seiner Geschichte im Werk K. Löwiths, Würzburg 1977, 141 ff.

[33] Werke IV, Der Wille zur Macht, n 30.

[34] Also sprach Zarathustra, I. Von der schenkenden Tugend, III.

[35] A.a.O., Vorrede, n 7.

[36] Also sprach Zarathustra, III. Vom Geist der Schwere, n 2.

[37] A.a.O.

[38] A.a.O., IV. Die Begrüßung.

[39] B. Welte, Nietzsches Atheismus und das Christentum, in: Auf der Spur des Ewigen, Freiburg 1965, 256.

[40] A.a.O., III. Von der großen Sehnsucht.

[41] B. Welte, a.a.O.

[42] M. Heidegger, Nietzsche II, a.a.O., 285.

[43] Nietzsches Philosophie der ewigen Wiederkehr, Stuttgart 1956, 82.

[44] Werke II, Also sprach Zarathustra, III. Der Genesende, n 1.

[45] A.a.O., Der Genesende, n 1 und 2.

[46] Ausführliche Interpretationen vor allem bei M. Heidegger, Nietzsche I, a.a.O.; Die ewige Wiederkehr des Gleichen, 255—473; E. Fink, Nietzsches Philosophie, Stuttgart-Berlin-Köln-Mainz 1960, 82—119, und K. Löwith, a.a.O.

[47] Gemäß der Bestimmung der Ewigkeit durch Boethius, wonach Ewigkeit der in seiner ganzen Fülle immer gegenwärtige Vollbesitz eines unbegrenzten Lebens ist.

[48] Alle Zitate aus: Der Genesende.

[49] Also sprach Zarathustra, III. Das andere Tanzlied I.

[50] A.a.O., n 3.

[51] A.a.O., Von der großen Sehnsucht.

[52] A.a.O., Vor Sonnenaufgang. S. auch die Bedeutung des Blauen als Erfahrung des Lichtabgrundes bei Hölderlin, Trakl und dem Maler Y. Klein.

[53] A.a.O., III. Von der großen Sehnsucht.

[54] S. dazu des Verfassers Versuch, Reflexion-Meditation-Gebet, Essen 1970, 58—78. Eine genauere Untersuchung könnte auch zeigen, daß Ewigkeit u. a. als so etwas wie das Wiederfinden der verlorenen Zeit im Sinne von Proust bedeutet, weil uns in ihr das Vergangene und scheinbar Verlorene in erfüllter Weise neu geschenkt zu werden vermag. S. dazu B. Welte, Meditation über Zeit, in: Zeit und Geheimnis, Freiburg-Basel-Wien 1975, 15 ff.

[55] K. Rahner, Zur Theologie des Todes, Quaestiones disputatae II, Freiburg 1958, 38 f.

[56] Weil es so ist, hat Schwartländer Recht, wenn er fordert, daß in „der Diskussion über Tod und Sterben die größte Toleranz" zu beachten ist, „zu der auch gehört, die notwendigen Grenzen einer solchen ‚Diskussion' anzuerkennen. Ohne diese Toleranz können auch die normativen Konflikte um Sterbehilfe, Behandlungsabbruch, Euthanasie, Tötung auf Verlangen, Recht auf Tod nicht gelöst werden." Der Mensch und sein Tod, 13.

[57] W. Biemel, Erinnerungen an Heidegger, in: Allgemeine Zeitschrift für Philosophie, 1/1977, 22 (Grußwort an die Teilnehmer des 10. Heideggerkolloquiums vom 14. bis 16.5.1976 in Chicago.)

[58] A.a.O., § 53, 348.

[59] Vorträge und Aufsätze, Pfullingen 1954, 177.

[60] Gesamtausgabe, I. Abt., Bd 9, Wegmarken, Frankfurt 1976, 306 f.

[61] M. Heidegger und E. Fink, Heraklit, Frankfurt/Main 1970, 242 ff. Schon im § 53 von ›Sein und Zeit‹ war erklärt worden, daß das Dasein sich im Erwarten zu einem „Möglichen in seiner Möglichkeit verhält" und es als ein Mögliches in seinem „ ‚ob oder ob nicht oder schließlich doch' ungehindert und ungeschmälert" begegnen zu lassen vermag (347).

[62] Bauen, Wohnen, Denken, in: Vorträge und Aufsätze, 153.

[63] Rheinischer Merkur vom 4.6.76, 25.

[64] Martin Heidegger zum 80. Geburtstag von seiner Heimatstadt Meßkirch, Frankfurt 1969, 10.

[65] Erläuterungen zu Hölderlins Dichtung, 4, Frankfurt 1971, 165.

[66] A.a.O., 329 f.

[67] Im Anschluß an die Verse Hebels

Kein Wort der Sprache sagt's —
kein Bild des Lebens malt's,

die Heidegger selber in seiner Rede zur Feier des 200. Geburtstages des Dichters zitiert hatte.

[68] Nämlich in der oben zitierten Stelle aus dem Vortrag ›Das Ding‹. Die Rede Weltes findet sich in: Erinnerung an Martin Heidegger, Pfullingen 1977, S. 253 ff. S. auch B. Welte, Erinnerung an ein spätes Gespräch, a.a.O., 249 ff.

[69] S. z. B. den Schluß von Wiplingers Buch, Der personal verstandene Tod.

[70] H. Hrachovic, Was läßt sich von Erlösung denken? Gedanken von und über Th. W. Adornos Philosophie. Philosophisches Jahrbuch 83, Jahrgang 1976, 2. Halbband, 360.

[71] Th. W. Adorno, Minima moralia, Bd 236 der Bibliothek Suhrkamp, Frankfurt/Main 1969.

[72] Negative Dialektik, Frankfurt 1960, 29.

[73] Minima Moralia, 334.

[74] Negative Dialektik, 362.

[75] 368.

[76] 366.

[77] Hrachovic, 368.

[78] 382, 395, 26.

[79] Th. W. Adorno und M. Horkheimer, Dialektik der Aufklärung, Amsterdam 1947, 294.

[80] S. auch R. Spaemann, Sinnstiftung in einer hypothetischen Zivilisation, Neue Zürcher Zeitung, 10.12.76, Fernausgabe Nr. 289, 38.